呼吸重症疾病的诊断与治疗

主 编 杨敬平 徐喜媛 田红军 乌日娜 王 慧

HUXI ZHONGZHENG JIBING DE
ZHENDUAN YU ZHILIAO

U0200841

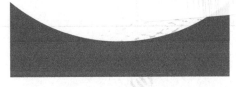

科学技术文献出版社
SCIENTIFIC AND TECHNICAL DOCUMENTATION PRESS
·北 京·

图书在版编目（CIP）数据

呼吸重症疾病的诊断与治疗 / 杨敬平等主编. — 北京：科学技术文献出版社, 2018.4
ISBN 978-7-5189-4286-2

Ⅰ.①呼… Ⅱ.①杨… Ⅲ.①呼吸系统疾病—险症—诊疗 Ⅳ.①R56

中国版本图书馆CIP数据核字(2018)第087630号

呼吸重症疾病的诊断与治疗

策划编辑：曹沧晔	责任编辑：曹沧晔	责任校对：赵 瑗	责任出版：张志平

出 版 者　科学技术文献出版社
地　　址　北京市复兴路15号　邮编 100038
编 务 部　(010) 58882938，58882087（传真）
发 行 部　(010) 58882868，58882874（传真）
邮 购 部　(010) 58882873
官方网址　www.stdp.com.cn
发 行 者　科学技术文献出版社发行　全国各地新华书店经销
印 刷 者　济南大地图文快印有限公司
版　　次　2018年4月第1版　2018年4月第1次印刷
开　　本　787×1092　1/16
字　　数　420千
印　　张　13
书　　号　ISBN 978-7-5189-4286-2
定　　价　148.00元

前　言

随着现代社会及医学的发展，我国呼吸系统疾病的病死率明显下降，然而呼吸系统疾病尤其是危重症仍严重危及人们的身体健康，及早实施正确、有效、快速、敏捷的急诊救护和强化院内系统专业性治疗，是提高抢救成功率、降低死亡率、改善患者生存质量的有效途径。用先进实用的诊疗技术及高超的医术挽救患者生命，仍然是我们所不懈追求的目标。每一名临床医师都必须具有高度的敬业精神、很强的责任心，才有可能用自己精湛的诊疗技术为患者提供最佳的服务。

本书系统、全面、深入地阐述了呼吸治疗的各种方法和技术，将与呼吸系统相关的生理功能、病理、检查、疾病的临床表现与诊疗技术综合起来。全书内容全面新颖，密切结合临床实际，实用性强，尤适用于呼吸内科医师和呼吸治疗师阅读，也可供ICU、急诊科、麻醉科及其他相关科室的医护人员参考使用。

本书在编著的过程中力求达到从内容到形式的完美统一，但由于本书容量大，参编人员较多，书中如有错漏不当之处，欢迎读者批评指正。

编　者
2018 年 4 月

目　录

第一章

呼吸系统病史采集和体格检查

第一节　呼吸系统疾病的病史采集

一、概述

　　病史是指疾病的发生、发展及健康状况有关的病史，可为诊断或进一步检查提供线索。临床医生必须在深入了解病史的基础上，详细查体并结合必要的实验室检查和其他检查所见，综合分析后方能做出正确的临床诊断。有些疾病通过患者所提供的典型病史即可做出初步诊断。病史采集临床上主要是通过问诊来实现的，呼吸系统的病史采集与其他系统的疾病问诊有其共同的特点和规律，我们要注意问诊的内容和技巧。

　　问诊应直接询问对自己病情最清楚、体会最深刻的患者。当病情危重、意识不清、小儿、精神失常、聋哑等情况不能亲自叙述时，则由最了解其病情者代述。病史采集不仅限于查体以前进行，在体格检查中、检查后及诊治过程中都应根据需要加以补充询问或深入追问，以充实病史内容。问诊完毕后，将患者所述按时间先后、症状主次加以整理，对患者所提出的病名、治疗用药的记录，应冠以引号。

　　询问病史时首先要有高度的同情心和责任感，言语通俗，避免医学术语。恶性疾病对患者应保密，但必须对其家属或领导说明病情与预后。应专心听患者叙述，对患者的俗语、方言要细心领会其含义，但记录时须应用医学术语。对有精神病或性病史可婉转、间接询问与该病有关的症状，使患者容易接受，以得到真实的材料。对危重患者需紧急处理时，应简单询问主要症状及经过，结合必要的体格检查，首先给予急救处理，待病情稳定后再作详细问诊，注意保守患者的隐私。

　　问诊一般以主诉症状为重点，由简易问题开始，然后深入进行有目的、顺序、层次询问，把主诉问深问透，再对与鉴别诊断相关的阳性或阴性症状询问。问诊内容包括一般项目、主诉、现病史、既往史、个人史、家族史。

　　一般项目包括姓名、性别、年龄、婚否、籍贯、民族、部别（工作单位）、职业（详细的职业及工种）、现住址、就诊或入院日期、病史记录日期、病史叙述者等。若病史陈述者非本人，则应注明其与患者的关系。这些项目在疾病的诊断和治疗上有一定的意义，例如性别可以帮助诊断结缔组织病所致的肺间质纤维化，该病女性较男性好发；许多疾病与年龄有一定的关系，如肺结核病多见于青年，癌多见于中年以上者；籍贯、民族可以帮助了解生活习惯，作为诊断某些疾病的参考，如长江流域的血吸病等；职业中某些工种应写清楚从事工作的年限，可供诊断参考，如矿井工作与硅沉着病等可能有关。

主诉是患者就诊的主要原因，是感觉最明显、最痛苦的症状，包括一个或数个主要症状及持续时间。主诉记载应简练、扼要，用 1~2 句话，反映疾病的突出问题或概貌，同时注明主诉自发生到就诊的时间。如病程长、病情复杂、主要症状不突出时，医生可根据其病史中主要的症状或就诊的主要原因加以整理记录。主诉必须包括症状、部位、时间。

现病史是病史中最重要的部分，应包括从所患疾病的开始至本次就诊时整个阶段的发生、发展、演变的全过程。起病情况包括起病时间、发病时的环境、急缓、诱因或原因；症状的部位、性质、持续时间和程度等；症状出现、减轻或加重与时间的关系；症状与所发生部位的生理功能关系；病情发展与演变；起病后主要症状的变化是持续性还是发作性，是进行性加重还是逐渐好转，并注意描述缓解或加重的因素；伴随症状应详细询问各种伴随症状出现的时间、特征及其演变情况，并了解伴随症状与主要症状之间的关系。此外，某些疾病应该有而实际并未出现的一些重要症状，也应询问清楚，并加以记录。例如考虑为大叶性肺炎患者，未出现铁锈色痰，病历中也应记录为无铁锈色痰，以资鉴别诊断。诊治经过应问清楚此次发病后曾在何时、何处诊治；曾作过哪些检查、结果如何；曾用过什么药，剂量、疗效如何。除对呼吸系统疾病的症状及时间要全面了解外，应对呼吸系统以外的症状进行了解，可能与呼吸系统疾病密切相关。如肺癌的骨转移可能叙述有腰腿痛等局部转移处骨痛；肺动脉血栓栓塞症多并存有下肢不对称的肿痛；肺间质纤维化可能有结缔组织病的表现。此外，对每个患者都应询问病后的饮食、大小便、睡眠、精神、体力状态及体重增减等一般情况。

既往史即指患者此次就诊前的健康与疾病情况，有助于正确全面诊断，重点应放在与现在疾病有密切关系的问题上。儿童时期的哮喘可经过无病症的青春期到成年后再发。

个人生活史、旅居史、职业史与某些疾病、传染病或地方病可能有关，如长江流域的血吸病等；吸烟嗜好的程度、每日用量及持续时间可能影响慢性阻塞性肺疾病或肺癌的发病和进程；饲养鸽子等易引起肺间质纤维化；矿井工作与硅沉着病、接触石棉与间皮瘤等可能有关。应了解接触时间、工作环境、工作防护等情况。

家族史应询问患者的父母、兄弟、姐妹及子女的健康状况，患病病况及死亡原因。对变态反应性疾病、结核病等，应询问家属中有无相似患者。家属成员的遗传性疾病对后代有影响，必要时追问家谱情况，如囊性纤维化和纤毛不动综合征有明显的家族遗传征象。此外，家族成员密切接触可出现多数成员患病，近年的 SARS 等重大呼吸道传染病可累及家庭内多数成员。

二、主要症状病史采集

针对呼吸系统常见的症状，病史采集应当注意相关的重点以达到诊断和鉴别诊断的目的。

（一）咳嗽与咳痰

咳嗽是一种反射性防御动作，当呼吸道黏膜受到异物刺激或由于炎症及其他原因引起的分泌物增多时，即可导致咳嗽，将分泌物排出体外。如为频繁的刺激性咳嗽而致影响休息与睡眠，则失去保护性的意义，成为病理状态。痰是喉以下的呼吸道内生理或病理性分泌物，借助咳嗽将其排出称为咳痰。在病史采集时，应注意咳嗽的性质、时间和节律、音色及其伴发症状。

1. 发病缓急与持续时间　咳嗽按发病急缓和持续时间分为急性咳嗽时间 <3 周、亚急性咳嗽 3~8 周、慢性咳嗽≥8 周。

急性咳嗽常见的病因有上呼吸道感染（包括急性支气管炎），多伴有流涕、鼻黏膜红肿、喉咙痛、精神萎靡；肺炎可由病毒、细菌、真菌、误吸所致，多伴有发热、咳痰、呼吸困难、胸膜炎性胸痛等症状；COPD 急性加重在既往有 COPD 病史的基础上，多伴有呼吸困难、呼吸费力等症状；异物吸入多是在既往没有上呼吸道感染或全身症状的幼儿急性起病；肺栓塞时多伴有胸膜炎胸痛、呼吸困难、心动过速；心力衰竭时多伴有呼吸困难和心脏病的其他表现。

慢性咳嗽在慢性支气管炎（吸烟患者）中最常见，患者既往有 COPD 或吸烟史，1 个月几乎每日咳痰或连续 2 年每年有 3 个月咳痰，多伴有频繁清理喉咙、呼吸困难；咳嗽变应性哮喘可由多种诱因（如过敏原、冷空气、运动）引起的咳嗽，夜间发作为重，可能发生哮鸣和呼吸困难；上气道感染综合征是呼吸道感染缓解后气道高反应性，在急性呼吸道感染后持续数周或数月的干咳。也有鼻后滴漏者多伴有头痛、咽喉痛；胃食管反流多伴有胸部烧灼感或腹痛，在进食、活动或体位改变时加重，反酸尤其在清醒的时候可出现声音嘶哑；血管紧张素转化酶抑制剂所致的咳嗽是在血管紧张素转化酶抑制剂治疗后出现数日或数月干咳；百日咳表现为反复在呼气相出现 >5 次的连续快速的用力咳嗽，紧接着快而深的吸气相或者止咳后的呕吐；恶性肿瘤常伴有不典型症状，如体重下降、发热、咯血等；结核或真菌感染伴有不典型症状，如体重下降、发热、咯血、夜间盗汗，常有结核分枝杆菌或真菌的暴露史，部分患者有免疫抑制状况。

2. 咳嗽性质　分为干咳或湿咳。

（1）干咳：多无痰或痰量极少，干咳或刺激性咳嗽常见于急性或慢性咽喉炎、喉癌、急性支气管炎初期、气管受压、支气管异物、支气管肿瘤、胸膜疾病、原发性肺动脉高压以及二尖瓣狭窄等。

（2）湿咳：伴有咳痰，痰的性质可分为黏液性、浆液性、脓性和血性等。黏液性痰多见于急性支气管炎、支气管哮喘及大叶性肺炎的初期，也可见于慢性支气管炎、肺结核等；浆液性痰见于肺水肿；脓性痰见于化脓性细菌性下呼吸道感染；血性痰是由于呼吸道黏膜受侵害、损害毛细血管或血液渗入肺泡所致。恶臭痰提示有厌氧菌感染；铁锈色痰为典型肺炎球菌肺炎的特征；黄绿色痰提示铜绿假单胞菌感染；痰白黏稠且牵拉成丝难以咳出，提示有真菌感染；大量稀薄浆液性痰中含粉皮样物，提示棘球蚴病（包虫病）；肺阿米巴病痰呈咖啡色；粉红色泡沫痰是肺水肿的特征。日咳数百至上千毫升浆液泡沫痰还需考虑肺泡癌的可能。

3. 咳嗽的时间和体位特征　晨起时咳嗽多见于慢性支气管炎、肺脓肿、肺结核、支气管扩张等；夜间咳嗽多以肺瘀血、咳嗽变异型哮喘为主。肺瘀血所致咳嗽在患者坐起后可明显缓解。白天或直立位咳嗽以胃食管反流为主。进食诱发的咳嗽为吞咽机制紊乱、食管憩室炎或食管支气管瘘。

4. 咳嗽的音色　指咳嗽声音的特点。咳嗽声音嘶哑，多为声带的炎症或肿瘤压迫喉返神经所致；鸡鸣样咳嗽，表现为连续阵发性剧咳伴有高调吸气回声，多见于百日咳及会厌、喉部疾患或气管受压；金属音咳嗽，常见于因纵隔肿瘤、主动脉瘤或支气管癌直接压迫气管所致的咳嗽；咳嗽声音低微或无力，见于严重肺气肿、声带麻痹及极度衰弱者。

5. 咳嗽的伴随症状　伴发热多见于呼吸道感染、肺结核、肺脓肿；伴胸痛多见于肺炎、胸膜炎、支气管肺癌、肺栓塞和自发性气胸等；伴呼吸困难多见于喉水肿、喉肿瘤、支气管哮喘、慢性阻塞性肺疾病、重症肺炎、肺结核、大量胸腔积液、气胸、肺瘀血、肺水肿及气管或支气管异物；伴咯血常见于支气管扩张、肺结核、肺脓肿、支气管肺癌、二尖瓣狭窄、支气管结石、肺含铁血黄素沉着症等；伴大量脓痰常见于支气管扩张、肺脓肿、肺囊肿并发感染和支气管胸膜瘘。伴有哮鸣音多见于支气管哮喘、慢性喘息性支气管炎、心源性哮喘、弥漫性泛细支气管炎、气管与支气管异物等。当支气管肺癌引起气管与支气管不完全阻塞时可出现呈局限性分布的吸气性哮鸣音；伴有杵状指（趾）常见于支气管扩张、慢性肺脓肿、支气管肺癌和脓胸等。

（二）咯血

喉部以下的呼吸道出血，经口腔咯出称为咯血，咯血大多数是由于呼吸系统疾病和心血管系统疾病引起。在病史采集时，应注意咯血的鉴别、咯血量、发病年龄、咯血性状及其伴发症状。

咯血首先需与口腔、鼻腔出血和上消化道的呕血相鉴别。咯血前多有喉部痒感、胸闷、咳嗽等，略血颜色鲜红，血中混合痰、泡沫，咯血后常有血痰数日。呕血的前驱症状多为上腹部不适、恶心、呕吐等，呕血可为喷射状，颜色呈暗红色、棕色，出血量多时可为鲜红色，血中混合食物残渣、胃液，若咽下血液量较多时可有柏油样便，呕血停止后仍可持续数日，但无痰。鼻咽部出血多自前鼻孔流出，若鼻腔后部出血，患者在咽部有异物感。

咯血量每日小于100mL为小量，100～500mL为中等量，大于500mL或一次咯血100～500mL为大量。大量咯血主要见于空洞性肺结核、支气管扩张和慢性肺脓肿。支气管肺癌少有大咯血，主要表现为痰中带血，呈持续或间断性。慢性支气管炎和支原体肺炎也可出现痰中带血或血性痰，但常伴有剧烈咳嗽。

发病年龄及咯血性状对分析咯血病因有重要意义。①如青壮年大咯血多考虑肺结核、支气管扩张、二尖瓣狭窄等；中年以上有长期吸烟史（纸烟每日20支，20年）者间断或持续痰中带血则须高度警惕支气管肺癌的可能；中老年有慢性潜在疾病，出现咳砖红色胶冻样血痰时多考虑克雷伯杆菌肺炎等；儿童慢性咳嗽伴少量咯血与低色素贫血，须注意特发性含铁血黄素沉着症的可能。②因肺结核、支气管扩张、肺脓肿和出血性疾病所致咯血，其颜色为鲜红色；铁锈色血痰可见于典型的肺炎球菌肺炎，也可见于肺吸虫病和肺泡出血；砖红色胶冻样痰见于典型的肺炎克雷伯杆菌肺炎；二尖瓣狭窄所致咯血多为暗红色；左心衰竭所致咯血为浆液性粉红色泡沫痰；肺栓塞引起咯血为黏稠暗红色血痰。

咯血的伴随症状：咯血伴发热多见于肺结核、肺炎、肺脓肿、流行性出血热、肺出血型钩端螺旋体病、支气管肺癌等。肺结核患者可有低热、乏力、盗汗和消瘦等结核中毒症状；肺炎可有咳嗽、咳痰、呼吸困难和胸膜炎胸痛；肺脓肿可有亚急性发热、咳嗽、夜间盗汗、厌食、体重下降等；恶性肿瘤（支气管肺癌、卡波西肉瘤）可有夜间盗汗、体重下降、重度吸烟史、卡波西肉瘤高危因素（如艾滋病）。咯血伴胸痛多见于肺炎球菌肺炎、肺结核、肺栓塞（梗死）、支气管肺癌等。肺栓塞者常见突然发作尖锐胸痛、呼吸急促和心动过速。咯血伴呛咳多见于支气管肺癌、支原体肺炎等。咯血伴脓痰多见于支气管扩张、肺脓肿、空洞性肺结核继发细菌感染等；其中干性支气管扩张仅表现为反复咯血而无脓痰。咯血伴皮肤、黏膜出血可见于血液病、风湿病及肺出血型钩端螺旋体病和流行性出血热等。咯血伴杵状指多见于支气管扩张、肺脓肿、支气管肺癌等。咯血伴黄疸须注意钩端螺旋体病、肺炎球菌肺炎、肺栓塞等。

咯血其他少见病因还有支气管结石病者、既往有肉芽肿疾病患者出现钙化淋巴结；肺出血—肾炎综合征患者有疲劳、体重下降、经常血尿、有时伴水肿；韦格纳肉芽肿患者有经常慢性鼻流血和鼻腔溃疡，经常关节痛和皮肤病变（结节、紫癜）、牙龈增厚和牙龈炎、马鞍鼻和鼻中隔穿孔，有时肾功能不全；狼疮性肺炎者有系统性红斑狼疮病史、发热、咳嗽、呼吸困难和胸膜炎胸痛；动静脉畸形者有皮肤、黏膜毛细血管扩张或外周发绀；肺内子宫内膜异位症者在月经期反复咯血；动静脉畸形者可有皮肤、黏膜毛细血管扩张或外周发绀；主动脉瘤漏出至肺实质则有背痛。

（三）呼吸困难

呼吸困难是指患者主观感到空气不足、呼吸费力，客观表现呼吸运动用力，严重时可出现张口呼吸、鼻翼扇动、端坐呼吸，甚至发绀、呼吸辅助肌参与呼吸运动，并且可有呼吸频率、深度、节律的改变。呼吸困难可分为器质性呼吸困难和心因性呼吸困难。心因性呼吸困难主要与紧张和焦虑有关，患者常常出现不自主的、反复进行的深长呼吸，患者呼吸困难发作时常伴有头晕眼花、手足麻木、心悸甚至晕厥等，可能是过度通气引起的呼吸性碱中毒，与自主呼吸调节丧失稳定性有关。器质性呼吸困难表现为深快呼吸，通气量增加或由于通气功能下降造成通气量减低。在病史采集时，应注意呼吸困难发生的诱因及呼吸困难发生的快与慢，呼吸困难与活动、体位的关系，呼吸困难的伴随症状。

呼吸困难发病的年龄、性别可协助诊断。儿童出现的呼吸困难要考虑气道异物、支气管哮喘、先天性心脏病；老年人考虑慢性阻塞性肺疾病、心力衰竭、肿瘤等；孕妇产后考虑羊水栓塞。

呼吸困难发生的诱因指引起呼吸困难的基础病因和直接诱因，如心、肺、肾病，代谢性疾病病史，有无药物、毒物摄入史，有无头痛、意识障碍、颅脑外伤史，有无失血、休克和血液病等。①心脏疾病基础者引起的为心源性呼吸困难，主要是由于左心和（或）右心衰竭引起，尤其是左心衰竭时呼吸困难更为严重。左心衰竭引起的呼吸困难特点为：有引起左心衰竭的基础病因，如风湿性心脏病、高血压性心脏病、冠状动脉硬化性心脏病等；呈混合性呼吸困难，活动时呼吸困难出现或加重，休息时减轻或消失，卧位时明显，坐位或立位时减轻，故而当患者病情较重时，往往被迫采取半坐位或端坐体位呼吸；两肺底部或全肺出现湿性啰音；应用强心剂、利尿剂和血管扩张剂改善左心功能后呼吸困难症状随之好转。急性左心衰竭时，常可出现夜间阵发性呼吸困难，表现为夜间睡眠中突感胸闷气急，被迫坐起，惊恐不安。轻者数分钟至数十分钟后症状逐渐减轻、消失；重者可见端坐呼吸、面色发绀、大汗、有哮鸣音、咳浆液性粉红色泡沫痰，两肺底有较多湿性啰音，心率加快，可有奔马律。此种呼吸困难称心源性哮喘。右心衰竭严重时也可引起呼吸困难，主要见于慢性肺源性心脏病、某些先天性心脏病或由左心衰竭发展而来。另外，也可见于各种原因所致的急性或慢性心包积液。②肺脏疾病基础者引起的为肺源性呼吸困难，分为吸气性呼吸困难、呼气性呼吸困难和混合性呼吸困难。吸气性呼吸困难主要表现为吸气显著费力，严重者吸气时可见"三凹征"，表现为胸骨上窝、锁骨上窝和肋间隙明显凹陷，此时亦可伴有干咳及高调吸气性喉鸣。常见于喉部、气管、大支气管的狭窄与阻塞。呼气性呼吸困难主要表现为呼气费力、呼气缓慢、呼吸时间明显延长，常伴有呼气期哮鸣音。常见于慢性支气管炎（喘息型）、慢性阻塞性肺气肿、支气管哮喘、弥漫性泛细支气管炎等。混合性呼吸困难主要表现为吸气期及呼气期均感呼吸费力、呼吸频率增快、深度变浅，可伴有呼吸音异常或病理性呼吸音。常见于重症肺炎、重症肺结核、大面积肺栓塞（梗死）、弥漫性肺间质疾病、大量胸腔积液、气胸、广泛性胸膜增厚等。③肾病、代谢性疾病，如尿毒症、糖尿病酮症等导致的代谢性酸中毒可引起呼吸困难，出现深长而规则的呼吸，可伴有鼾音，称为酸中毒大呼吸（Kussmaul 呼吸）。④药物、毒物摄入可引起呼吸困难。某些药物如吗啡类、巴比妥类等中枢抑制药物和有机磷杀虫药中毒时，可抑制呼吸中枢引起呼吸困难，表现为呼吸缓慢、变浅伴有呼吸节律异常的改变如 Cheyne - Stokes 呼吸（潮式呼吸）或 Biots 呼吸（间停呼吸）。化学毒物中毒可导致机体缺氧引起呼吸困难，常见于一氧化碳中毒、亚硝酸盐和苯胺类中毒、氰化物中毒。⑤神经系统疾病可引起神经性呼吸困难，表现为呼吸变为慢而深，并常伴有呼吸节律的改变，如双吸气（抽泣样呼吸）、呼吸遏制（吸气突然停止）等，临床上常见于重症颅脑疾患，如脑出血、脑炎、脑膜炎、脑脓肿、脑外伤及脑肿瘤等。⑥失血、休克和血液病可引起血源性呼吸困难，表现为呼吸浅快，常见于大出血或休克、重度贫血、高铁血红蛋白血症、硫化血红蛋白血症。

呼吸困难按其发作快慢分为急性、慢性和反复发作性。急性气急伴胸痛常提示肺炎、气胸、肺栓塞、异物、哮喘、左心衰竭、中毒、癔症。慢性进行性气急见于慢性阻塞性肺疾病、弥散性肺间质纤维化疾病。支气管哮喘发作时，出现呼气性呼吸困难，且伴哮鸣音，缓解时可消失，下次发作时又复出现。

呼吸困难与活动、体位、昼夜的关系：呼吸困难在活动时出现或加重，休息时减轻或消失，卧位明显、坐位或立位时减轻，出现夜间阵发性呼吸困难，多为左心衰竭引起的呼吸困难。

呼吸困难的伴随症状表现为：发作性呼吸困难伴有哮鸣音见于支气管哮喘、心源性哮喘；骤然发作的严重呼吸困难见于急性喉水肿、气管异物、大块肺栓塞、自发性气胸等。伴发热见于肺炎、肺脓肿、胸膜炎、急性心包炎、咽喉壁脓肿等。伴有一侧胸痛见于大叶性肺炎、急性渗出性胸膜炎、肺栓塞、自发性气胸、急性心肌梗死、支气管肺癌等。伴咳嗽、咳脓痰见于慢性支气管炎、阻塞性肺气肿并发感染、化脓性肺炎、肺脓肿、支气管扩张症并发感染等；伴大量泡沫痰见于有机磷杀虫药中毒；伴粉红色泡沫样痰见于急性左心衰竭；伴有意识障碍，考虑肺性脑病、中毒性疾病、糖尿病酮症酸中毒、脑出血、脑膜炎、尿毒症等。

（四）胸痛

1. 胸痛原因　胸痛是临床上常见症状，主要由胸部疾病所致，少数由其他疾病引起，其临床意义可大可小，有时起源于局部轻微损害。如由于内脏疾病所致，则往往有重要意义。肺脏是没有感觉神经的，所以肺组织本身的疾病是无痛的，除非累及体层胸膜。在病史采集时，应注意一般资料包括发病年龄、发病急缓、诱因、加重与缓解的方式；胸痛的特点包括胸痛部位、性质、程度、持续时间及其有无放射痛；胸痛的伴随症状。

2. 胸痛的发病年龄　青壮年胸痛多考虑结核性胸膜炎、自发性气胸、心肌炎、心肌病、风湿性心瓣膜病，对年龄 >40 岁者则须注意心绞痛、心肌梗死和支气管肺癌。

3. 胸痛的诱因、加重与缓解的因素　剧烈咳嗽或强力劳动后胸痛可能为肌肉损伤；咳嗽、负重或屏气后出现胸痛伴有呼吸困难考虑气胸；心绞痛、心肌梗死在劳累或情绪激动后出现胸骨后或心前区疼痛，休息后或含服硝酸甘油或硝酸异山梨酯后于 1~2min 内缓解，而对心肌梗死所致疼痛则服上药无效；长期卧床、瓣膜病史或下肢静脉血栓患者出现胸痛伴呼吸困难考虑肺栓塞；外伤后考虑肋骨骨折及局部软组织损伤；吞咽异物或腐蚀剂后要考虑急性食管炎，食管疾病多在进食时发作或加剧，服用抗酸剂和促动力药物可减轻或消失；胸膜炎及心包炎的胸痛可因咳嗽或用力呼吸而加剧，胸膜炎在屏气时减轻；心脏神经官能症的胸痛因运动而减轻。

4. 胸痛部位　大部分疾病引起的胸痛常有一定部位特点。胸膜炎引起的疼痛多在胸侧部；肺尖部肺癌引起的疼痛多以肩部、腋下为主，向上肢内侧放射；心绞痛及心肌梗死的疼痛多在胸骨后方和心前区或剑突下，可向左肩和左臂内侧放射，甚至达环指与小指，也可放射于左颈或面颊部；夹层动脉瘤引起的疼痛多位于胸背部，向下放射至下腹、腰部与两侧腹股沟和下肢；食管及纵隔病变引起的胸痛多在胸骨后；肝胆疾病及膈下脓肿引起的胸痛多在右下胸，侵犯膈肌中心部时疼痛放射至右肩部；肋软骨炎引起的胸痛，常在第一、二肋软骨处见单个或多个隆起，局部有压痛、但无红肿表现；带状疱疹所致的胸痛，可见成簇的水泡沿一侧肋间神经分布伴剧痛，且疱疹不超过体表中线；胸壁疾病所致的胸痛常固定在病变部位，且局部有压痛，若为胸壁皮肤的炎症性病变，局部可有红、肿、热、痛表现。

5. 胸痛性质　带状疱疹呈刀割样或灼热样剧痛；食管炎多呈烧灼痛；肋间神经痛为阵发性灼痛或刺痛；心绞痛呈绞榨样痛并有重压窒息感，心肌梗死则疼痛更为剧烈并有恐惧、濒死感；气胸在发病初期有撕裂样疼痛；胸膜炎常呈隐痛、钝痛和刺痛；夹层动脉瘤常呈突然发生胸背部撕裂样剧痛或锥痛；肺梗死亦可突然发生胸部剧痛或绞痛，常伴呼吸困难与发绀。

6. 胸痛程度和时间　胸痛的程度可呈剧烈、轻微和隐痛。持续时间上，平滑肌痉挛或血管狭窄缺血所致的疼痛为阵发性，炎症、肿瘤、栓塞或梗死所致疼痛呈持续性。

7. 胸痛的伴随症状　胸痛伴有咳嗽、咳痰和（或）发热常见于气管、支气管和肺部疾病；胸痛伴呼吸困难常提示病变累及范围较大，如大叶性肺炎、自发性气胸、渗出性胸膜炎和肺栓塞等；胸痛伴咯血主要见于肺栓塞、支气管肺癌；胸痛伴苍白、大汗、血压下降或休克者多见于心肌梗死、夹层动脉瘤、主动脉窦瘤破裂和大块肺栓塞；胸痛伴吞咽困难多提示食管疾病，如反流性食管炎等。

（五）发绀

1. 发绀定义　发绀是指血液中还原血红蛋白增多使皮肤和黏膜呈青紫色改变的一种表现。这种改变常发生在皮肤较薄、色素较少和毛细血管较丰富的部位，如口唇、指（趾）、甲床等。严重时皮肤呈紫色。病史采集中应注意发绀的发病年龄与性别、发绀部位及特点、发绀的诱因及病程、发绀的伴随症状等。

2. 发绀发病年龄与性别　自出生或幼年即出现发绀者，常为发绀型先天性心血管病，多有心脏病的相关表现；先天性高铁血红蛋白血症，自幼即有发绀，而无心肺疾病及引起异常血红蛋白的其他原因，有家族史，身体一般状况较好。

3. 发绀部位及特点　如下所述。

（1）中心性发绀：表现为全身性，除四肢及颜面外，也累及躯干和黏膜的皮肤，但受累部位的皮肤是温暖的。肺性发绀常见于各种严重的呼吸系统疾病，如喉、气管、支气管的阻塞，肺炎，阻塞性肺气肿，弥漫性肺间质纤维化，肺瘀血，肺水肿，急性呼吸窘迫综合征，肺栓塞，原发性肺动脉高压等。心性混合性发绀常见于发绀型先天性心脏病，如法洛（Fallot）四联征、Eisenmenger 综合征等。

（2）周围性发绀：常出现于肢体的末端与下垂部位，皮肤冷，按摩或给予加温可使皮肤转暖，发绀消退。瘀血性周围性发绀常见于引起体循环瘀血、周围血流缓慢的疾病，如右心衰竭、渗出性心包炎、心包压塞、缩窄性心包炎、血栓性静脉炎、上腔静脉阻塞综合征、下肢静脉曲张等；缺血性周围性发绀常见于引起心排出量减少的疾病和局部血流障碍性疾病，如严重休克、暴露于寒冷中和血栓闭塞性脉管炎、雷诺（Raynaud）病、肢端发绀症、冷球蛋白血症等。

（3）混合性发绀：是中心性发绀与周围性发绀同时存在，可见于心力衰竭等。

4. 发绀的诱因　须询问有无摄入相关药物、化学物品、变质蔬菜以及在有便秘情况下服用含硫化物病史。苯胺、硝基苯、伯氨喹、亚硝酸盐、磺胺类等中毒引起高铁血红蛋白血症，发绀特点是发绀出现急剧，抽出的静脉血呈深棕色，虽给予氧疗但发绀不能改善，只有给予静脉注射亚甲蓝或大量维生素 C，发绀方可消退，用分光镜检查可证实血中高铁血红蛋白存在。由于大量进食含亚硝酸盐的变质蔬菜而引起的中毒性高铁血红蛋白血症也可出现发绀，称肠源性青紫症。便秘或服用某些含硫药物或化学品后，肠内形成大量硫化氢导致硫化血红蛋白血症，发绀持续时间长，可达数月以上，血液呈蓝褐色，分光镜检查可证明有硫化血红蛋白的存在。

5. 发绀的伴随症状　发绀伴呼吸困难常见于重症心肺疾病及急性呼吸道梗阻、大量气胸等；发绀伴杵状指（趾）提示病程较长，主要见于发绀型先天性心脏病及某些慢性肺部疾病；发绀伴意识障碍及衰竭主要见于某些药物或化学物质中毒、休克、急性肺部感染或急性心力衰竭等。

（杨敬平）

第二节　呼吸系统疾病查体

呼吸系统查体是呼吸系统疾病诊断的基本功。相当一部分典型的肺部疾病通过问诊和查体就可以得出初步临床诊断，如老年男性，长期吸烟，口唇发绀，桶状胸，双肺呼吸音低，或急性发作时有呼气相干性啰音，可初步诊断为慢性支气管炎或慢性阻塞性肺疾病。查体的准确运用可引导医生选择最恰当的深入检查，避免大包围，缩短就诊至确诊时间。查体与问诊不同，查体具有客观性，用实证取代臆断，用事实取代印象，好的查体是临床诊断的重要依据，一些呼吸系统的查体如肺部的叩诊，肺部的听诊，容易被重复，是目前仪器检查不能取代的。另外简单易行的查体可以帮助医生随访病情变化。

本节呼吸系统查体包括两大部分，一是胸部体表标志：对体表标志的牢固掌握可以帮助医生进行准确的描述和记录，同时也可帮助医师进行有创操作时的定位，如胸腔穿刺、经皮肺穿刺、经纤支镜放置支架等。二是胸膜和肺的查体，是本节的重点，也是呼吸科医师在临床上最常使用的技能。

一、胸部的体表标志和胸壁

（一）骨骼标志

1. 胸骨角　又称路易角（Louis角），为胸骨柄和胸骨体的连接处。它代表：①气管分叉处；②主动脉弓和第4胸椎的水平；③与第2肋软骨相接。是计算肋骨的重要标志。

2. 剑突　位于胸骨体下端，呈三角形，其底部与胸骨体相连。

3. 第7颈椎棘突　位于颈根部的第7颈椎棘突最为突出，其下为第1胸椎，常以此作为计数胸椎的标志。

4. 肩胛下角　为双肩下垂时通过肩胛下角的垂直线。平第7肋间，为计数后肋骨的标志。

（二）自然窝陷

1. 胸骨上窝　即胸骨上方的凹陷处，正常情况下气管位于其正后方，且胸骨上窝富含淋巴结，收集前胸上部的淋巴液。

2. 锁骨上窝　锁骨上方的凹陷处，相当于两肺上叶肺尖的上部，锁骨上窝同样富含淋巴结，收集前胸壁以及乳房的淋巴液。

3. 锁骨下窝　锁骨下方的凹陷处，相当于两肺上叶肺尖的下部，下界为第三肋下缘。

4. 腋窝　上肢内侧与胸壁所形成的凹陷部位。

（三）解剖区域

1. 肩胛上区　为背部肩胛区以上的区域，其外上界为斜方肌的上缘。相当于上叶肺尖下部。

2. 肩胛下区　背部两肩胛下角连线与第12胸椎水平之间的区域。

3. 肩胛间区　两肩胛骨内侧区域。

（四）垂直线标志

1. 前正中线　即胸骨中线，为通过胸骨的正中线。

2. 锁骨中线　为锁骨肩峰端和胸骨端两者中点所做的与前正中线平行的直线。

3. 腋前线　通过腋窝前皱襞沿前侧胸壁所做的一条垂直线。

4. 腋后线　通过腋窝后皱襞沿后侧胸壁所做的一条垂直线。

5. 腋中线　通过腋前线腋后线连线中点所做的一条垂直线，即由腋窝顶部向下所做的一条垂直线。

6. 肩胛下角线　双臂下垂时，通过肩胛下角部位的垂直线。

7. 后正中线　为通过脊柱棘突的垂直线，它与前正中线相对应。

（五）胸廓与胸壁

1. 正常胸廓　正常胸廓两侧大致对称，呈椭圆形。成年人胸廓左右径较前后径长，比例一般1.5：1。小儿或老年人的胸廓左右径与前后径几乎相等或略长，故呈圆柱形。

2. 异常胸廓　如下所述。

（1）扁平胸（flat chest）：胸廓前后径明显小于左右径，可见于瘦长体形，也可见于慢性消耗性疾病，如肺结核。

（2）桶状胸（barrel chest）：胸廓的前后径增宽，有时甚至超过左右径，呈圆桶状。见于婴儿、老年人、矮胖体形，也可见于肺气肿、COPD 者。

（3）漏斗胸（funnel chest）：胸前壁正中凹陷，形如漏斗，称漏斗胸。多为先天性。

（4）鸡胸（pigeon chest）：胸壁的前后径略长于左右径，侧壁向内凹陷，胸骨向前突出，形如鸡的胸廓。多为佝偻病所致。

3. 胸壁　检查胸壁时，除了一般状态所应注意的如营养、皮肤、脂肪、淋巴结和骨骼发育等情况外，应着重检查以下内容。

静脉：正常的胸壁无明显可见静脉，当上下腔静脉血流受阻时，侧支循环建立和开放。胸壁静脉就会充盈或曲张。当上腔静脉阻塞时，静脉血流方向自上而下，下腔静脉阻塞时，血流方向自下而上。

皮下气肿：胸部皮下组织有气体积存时称为皮下气肿。多由于肺、气管、胸膜受损后，气体自病变部位逸出积存皮下所致，偶见于产气杆菌感染。触诊时，用手按压皮下气肿部位，可有握雪感或捻发感。听诊时，用听诊器按压皮下气肿的部位，可听到似捻动头发的声音，称为皮下气肿捻发音。

胸壁压痛：多见于肋间神经炎，肋软骨炎及肋骨骨折，白血病。需与气胸时的胸部刺痛相鉴别，气胸时，当患者作深吸气时，可有定位不清的胸壁针刺样疼痛，呼气时减轻，严重时可伴有呼吸困难。

二、肺和胸膜检查

肺和胸膜检查是呼吸系统查体的重点，第一步需掌握正常体格检查的步骤和意义，然后通过对患者的检测，发现异常体征，并掌握体征的临床意义。呼吸系统查体一般包括视诊、触诊、叩诊、听诊 4 个部分。

（一）呼吸系统的视诊

1. 呼吸运动　①男性与儿童为腹式呼吸，女性为胸式呼吸。②运动异常包括：胸式呼吸减弱而腹式呼吸增强，如肋骨骨折、胸膜炎、胸腔积液等。

腹式呼吸减弱而胸式呼吸增强，如腹膜炎腹水、腹腔巨大肿瘤等使膈向下运动受限疾病。呼吸运动减弱或消失，如肺气肿、气胸等。呼吸运动增强，如酸中毒的深大呼吸等。

2. 呼吸频率　正常情况下，成年人呼吸频率为每分钟 16~20 次，呼吸/脉搏 = 1：4；新生儿一般为每分钟 30~50 次，节律规整。①呼吸频率减慢：每分钟 <12 次，称为呼吸过缓，见于麻醉剂过量。②呼吸频率加快：每分钟 >24 次，称为呼吸过速，见于剧烈运动、发热、甲亢及气胸等。

3. 呼吸节律　如下所述。

（1）潮式呼吸（tidal breathing）：呼吸运动的特点为呼吸运动呈波浪状增大或减小，并与呼吸暂停交替出现，即由浅慢→深快→浅慢→停。通常由于呼吸中枢兴奋性降低，常见于中枢系统疾病，如脑炎、脑膜炎、糖尿病酸中毒和巴比妥中毒等。

（2）间停呼吸（Biots breathing）：特点为呼吸与呼吸暂停交替出现，比较有规则，呼吸每次深度相等。机制一般为呼吸中枢兴奋性降低。常见病因为脑膜炎、颅内高压、中毒、尿毒症、临终前等。

（3）叹气样呼吸（sighing breathing）：正常呼吸节律中插入一次深大呼吸。常见于神经衰弱、精神紧张或抑制等，多为功能性（图1-1）。

（二）呼吸系统的触诊

1. 语音震颤（触觉语颤）　①定义：被检查者发出声音时所产生的声波振动，沿着气管、支气管及肺泡传到胸壁，可用手掌触知，称为语音震颤（触觉语颤）。②检查方法：医师将两手掌或手掌尺侧缘平贴在患者胸壁的对称部位，令被检查者用同样的强度重复发"一、二、三"音或拉长音发"一"音，注意对比两侧语颤是否相同。语音震颤异常的病理生理意义及代表疾病见表1-1。

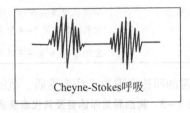

Cheyne-Stokes呼吸

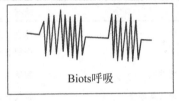

Biots呼吸

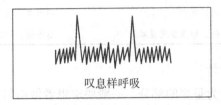

叹息样呼吸

图1-1　常见的3种呼吸节律

表1-1　语颤变化的病理生理意义及代表疾病

语颤变化	病理改变	疾病举例
语颤↑	肺实变	大叶性肺炎
	肺内浅在大空洞	肺结核、肺脓肿
语颤↓	肺不张	肺不张
	胸腔积液	胸腔积液
	肺气肿	COPD、哮喘
	胸膜增厚	结核性胸膜炎
	胸壁增厚	胸壁水肿、脂肪过多

2. 胸膜摩擦感　正常胸膜脏层和壁层之间润滑，呼吸运动时不产生摩擦感，当由于各种原因引起胸膜炎症时，胸膜表面粗糙，呼吸时两层胸膜相互摩擦，可触及摩擦感。可见于胸膜炎，原发性或继发性胸膜肿瘤，肺部疾病累及胸膜如肺炎、肺脓肿等。

（三）呼吸系统的叩诊

1. 正常的胸部叩诊音 正常的胸部叩诊音为清音，各部位略有不同，前胸上部较下部稍浊，右上肺叩诊较左上肺稍浊，背部较前胸稍浊。右侧心缘旁稍浊，左腋前线下方因靠近胃泡叩诊呈鼓音，右下肺受肝脏影响叩诊稍浊（表1-2）。

表1-2 胸部叩诊音类型及部位

类型	部位	解剖部位
清音	正常肺部	肺部
浊音	肺与实质脏器重叠部分	胸壁肌肉厚实部位；右侧第5~6肋间隙以下为肝浊音区；左侧前胸部第3~4肋间隙因近心脏叩诊音稍浊
鼓音	胃泡区	左侧第5~6肋间隙以下为胃泡鼓音区

2. 异常的胸部叩诊音 异常的叩诊音取决于病变性质、范围大小、部位深浅（表1-3）。

表1-3 胸部异常叩诊音及其代表疾病

类型	机制	疾病
异常浊音或实音	肺含气组织减少	肺炎、肺结核、肺脓肿
	胸膜病变	胸腔积液、胸膜肿瘤、胸膜肥厚
	胸壁组织局限性肿胀	胸壁水肿、肿瘤等
过清音	肺弹性减弱，含气量增多	肺气肿、COPD
鼓音	肺含气量明显增加	肺大疱、肺空洞
浊鼓音	肺泡壁松弛，肺泡含气量减少	肺不张、肺炎充血期、肺水肿等

（四）呼吸系统的听诊

听诊是呼吸系统查体最为重要的部分。一般要求患者做均匀而深长的呼吸，必要时行深呼吸，屏气或咳嗽。听诊顺序为肺尖开始，自上而下，由前胸到侧胸，最后检查背部，需要双侧对称部位进行对比。

1. 正常呼吸音 如下所述。

（1）支气管呼吸音：由口鼻吸入或呼出的空气在声门、气管或主支气管形成湍流而产生的声音。特点为声音似将舌抬高张口呼气时发出的"哈"音。呼气音调高、音响强、持续时间长。听诊部位正常人在喉部，胸骨上窝，背部 S_6、S_7 及 T_1、T_2 附近。

（2）肺泡呼吸音：为呼吸气流在细支气管和肺泡内进出所致。吸气时气体经过支气管进入肺泡，冲击肺泡壁，使肺泡由松弛变为紧张，呼气时变为松弛，肺泡弹性变化和气流产生的振动形成的。声音似上齿咬下唇向内吸气时发出的"呋"音。吸气时音响较强，音调较高，时相较长；呼气时音调较低，音响较弱，时相较短。听诊部位分布于除支气管呼吸音及支气管肺泡呼吸音分布区域以外的大部分肺组织。

（3）支气管肺泡呼吸音：为支气管呼吸音和肺泡呼吸音混合音，又称为混合呼吸音。吸气音似肺泡呼吸音的吸气音但音略强调略高，呼气音似支气管呼吸音的呼气音但音略弱调略低。吸气时间与呼气时间大致相等。听诊部位分布于胸骨角附近，背部肩胛间区 T_3、T_4 水平及肺尖部。

2. 异常呼吸音 异常呼吸音包括上述3种呼吸音出现增强、减弱，或出现于非常规部位，见表 1 - 4。

表 1 - 4　异常呼吸音产生机制及代表疾病

类型	机制	疾病
异常肺泡呼吸音		
肺泡呼吸音减弱	呼吸音传导减弱或呼吸动力不足	气胸、胸腔积液、呼吸肌疲劳、COPD
肺泡呼吸音增强	呼吸运动增强导致流量、流速增加	发热、酸中毒、运动后
粗糙呼吸音	支气管黏膜轻度水肿，使气流进出不畅	支气管炎或肺炎早期
异常支气管呼吸音	应该听到肺泡呼吸音处闻及支气管呼吸音，一般为实变的肺、空洞传导所致	大叶性肺炎、肺脓肿、肺空洞
异常支气管肺泡呼吸音	病变肺组织与正常组织间杂存在	肺炎初期、胸腔积液上方肺膨胀不全区域

3. 啰音　为呼吸音以外的附加音，正常人一般无啰音，按照其性质不同，分为如下。

湿性啰音：为吸气时气体通过呼吸道内的稀薄分泌物时形成的水泡破裂而产生的声音。由于小支气管壁因分泌物黏着而陷闭，当吸气时突然张开重新充气所产生的爆裂音。湿性啰音的特点为：断续而短暂，一次即连续多个出现；吸气时或吸气终末时较为明显；部位比较固定和局限；大中小水泡音可同时存在；咳嗽或排痰后可减轻或消失。

湿性啰音按照出现的时间和累积支气管口径的大小分为：①捻发音；②细湿性啰音；③中湿性啰音；④粗湿性啰音（图 1 - 2）。

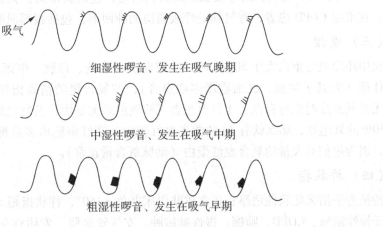

吸气

细湿性啰音、发生在吸气晚期

中湿性啰音、发生在吸气中期

粗湿性啰音、发生在吸气早期

图 1 - 2　湿性啰音示意图

湿性啰音的临床意义：满布双肺——急性肺水肿，严重支气管肺炎；两侧肺底——心力衰竭所致肺瘀血、支气管肺炎；局限性——局部病变、结核、支扩，高调提示空洞存在；细小湿性啰音——支气管炎或细支气管炎。

干性啰音：为气管、支气管或细支气管狭窄或部分阻塞，气流通过时，产生湍流或黏稠分泌物振动产生的。干性啰音的特点为：持续时间较长；带乐音的呼吸附加音，音调较高；吸气及呼气均可闻及，尤以呼气时明显；强度、性质、部位不固定，易变性（表 1 - 5）。

表1-5 干性啰音的特征

	哨笛音（Wheeze）	鼾音（Sonoroos）
音调	高	低
性质	乐音性	鼾声
部位	较小的支气管或细支气管	气管或主支气管炎

4. 胸膜摩擦音 与胸膜摩擦感相同，胸膜面由于炎症变得粗糙时，随着呼吸可出现胸膜摩擦音。用听诊器听及。似一手掩耳另一手手指在其手背上摩擦时所听到的声音。其特点：性质粗糙，似两手背或两张皮革互相摩擦的声音；呼吸两相均可听到，深吸气明显，屏气时消失。最常听到的部位是前下侧胸壁。变化快，短期内出现短期内消失；常伴有胸痛。当出现胸膜摩擦音时可考虑如下疾病。①胸膜炎症：如结核性胸膜炎、化脓性胸膜炎；②胸膜的原发或继发肿瘤；③胸膜高度干燥：如严重脱水；④肺部病变累及胸膜：如肺炎、肺梗死；⑤其他：如尿毒症。

三、常见呼吸系统异常体征及临床意义

（一）桶状胸

一般为慢性支气管炎或慢性阻塞性肺疾病的体征。

（二）呼吸辅助肌的参与

COPD进展期，吸气辅助呼吸肌协助膈肌运动，包括斜角肌、胸锁乳突肌、胸大肌和斜方肌；在重症COPD患者，呼气辅助呼吸肌协助肺回缩，包括腹部肌群和肋间肌。

（三）发绀

血中还原血红蛋白大于50g/L时，组织变蓝（皮肤、口唇、甲床、耳郭），非缺氧可靠临床体征（尤其于贫血、红细胞增多症患者），非氧含量的精确指标；并不仅见于低氧血症；无低氧血症时也可存在：①贫血患者可缺氧但并无发绀；若贫血患者的血红蛋白含量为6g，50%的氧饱度，那么就有3g的游离血红蛋白；②红细胞增多症患者有发绀但可无低氧血症，因为他们有大量的氧合血红蛋白（动脉氧含量正常）。

（四）杵状指

特征为手指无症状性增厚；正常皮肤甲床夹角<160°，杵状指则>180°。病因：可能部分由于慢性缺氧、COPD、肺癌、慢性肺脓肿、支气管扩张、发绀性先天性心脏病，以及结节病等慢性组织缺氧性疾病。

（五）周围性水肿

由于血浆从毛细血管漏入组织，常发生于脚及踝部；常见于充血性心力衰竭患者。手指按压下陷1mm为+1，2mm为+2，依次类推。

（六）颈静脉怒张（JVD）及胸壁静脉怒张

颈静脉怒张是指当患者平卧位床头抬高30°~45°时，锁骨以上的颈静脉充盈、显露；常见于右心衰竭患者（肺源性）、体液过多、COPD及机械通气时通气压力过高。胸壁静脉怒张通常见于上腔静脉阻塞的患者，侧支循环建立，血流自上而下，通过下腔静脉辅助

回流。

（七）毛细血管再灌注

用手指按压指床5s左右，放开后3s内甲床颜色恢复为粉红色；如 >3s，则表示外周血流量减少（心输出量减少）。

（八）出汗

大量出汗：①卧床休息者大量出汗为异常；②常见于休克、低氧血症、心肌梗死及风湿病患者。

（九）呼吸困难

患者自觉呼吸急促（SOB），见于呼吸做功增加的肺部或肺外疾病；轻微活动或休息时出现呼吸困难者为重度呼吸困难。

1. 端坐呼吸　平躺时出现呼吸困难，坐位或立位减轻，提示充血性心力衰竭伴或不伴阻塞性肺疾病。

2. 斜卧呼吸　站起时呼吸困难，提示右向左分流性心脏病。

3. 夜间阵发性呼吸困难（PND）　睡眠时突然发生的呼吸急促和端坐呼吸，提示充血性心力衰竭。

（杨敬平）

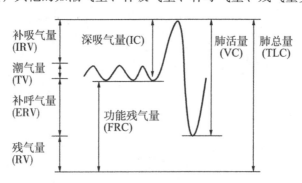

第二章

呼吸生理学诊断技术

第一节　肺功能

呼吸系统的主要功能是提供氧气，排出血液内过多的二氧化碳。呼吸功能测定不仅是理解呼吸系统疾病的病理生理所必需，而且能够对呼吸功能损害作出质和量的评估，为疾病诊断、治疗和疗效评估提供客观依据。本节从临床应用角度按通气功能、换气功能和最终反映通气与换气损害的动脉血气，分别就测定指标及临床相关问题进行叙述。

一、通气功能及其障碍

肺容量与患者的性别、年龄、身高和体重有关，与人种也有关。任何肺功能的报告需基于测定人所属正常人群的标准值，并根据自身的身高、性别、年龄和体重报告实测值占预计值的百分比。

1. 肺容积（lung volume）和肺容量（lung capacity）　肺容积是不能分割的最小单位，不仅具静态解剖意义，也反映肺和胸廓扩张的程度。而肺容量包括≥2个肺容积，如图2-1所示。它们各自具有不同的生理和临床意义。严格意义上只有功能残气量、肺活量、肺总量、深吸气量称为量，其他的如潮气量、补吸气量、补呼气量、残气量实为容积。

图2-1　肺容量与肺容积组成

潮气量（tidal volume，VT）：平静呼吸时，每次吸入或呼出的气体量为潮气量。成人静息状态的潮气量为500mL（男性7.8mL/kg，女性6.6mL/kg），运动时潮气量明显增加。正常情况下吸入和呼出的气体量非常接近，但在运动时，呼出气潮气量可大于吸入气潮气量

（部分由于 CO_2 产生）。

深吸气量（inspiraory capacity，IC）、补呼气量（expiratory reserve volume，ERV）、肺活量（vital capacity，VC）和补吸气量（inspiratory reserve volume，IRV）：IC 和 ERV 分别为平静呼气末作深吸气所能吸入或平静呼气末作深呼气所能呼出的最大气量。IC 常作为慢性阻塞性肺疾病（慢阻肺）患者呼吸困难的指标之一，IC 的改善往往伴随着呼吸困难的减轻。而 VC 为深吸气末再呼气的最大呼气量，即为 IC 与 ERV 之和。IRV 为潮气量吸气末所能吸入的最大气量，IRV 与 VC 相加即为 IC。IC、ERV、IRV 和 VC 的大小均与体表面积、性别、年龄、胸廓结构和肺的弹性，以及呼吸肌强度有关，亦受职业、体力锻炼等因素影响。评估肺活量以实测值占预计值百分数来表示，如低于预计值的80%以下，定为异常。

残气量（residual volume，RV）和功能残气量（function residual capacity，FRC）：RV 和 FRC 分别为深呼气末和平静呼气末肺内剩留的气量，后者为 ERV 和 RV 之和。为排除体表面积对残气的影响，将 RV 占 TLC 的百分比作为肺泡内气体滞留的指标。RV/TLC% 和 FRC/TLC% 均随年龄增长和肺弹性减退而递增。功能残气能使肺气体交换连续进行，对稳定肺泡气体浓度具缓冲作用，其多少取决于胸廓与肺组织的弹性平衡及气道阻力。严重阻塞性肺气肿因肺弹性下降，加上呼气末之陷闭气量（小气道萎陷），使 FRC/TLC% 增加，若超过胸廓的自然位置的67%（图2-2），则患者吸气时除需克服肺弹性回缩力外，还要克服胸廓的弹性回缩力，使呼吸功增加，患者感气急和呼吸劳累。哮喘发作和阻塞性肺气肿，RV/TLC% 显著增加。但前者经支气管扩张剂治疗，支气管痉挛解除后，RV/TLC% 可恢复为可逆性动态过度充气，而后者则不能，存在不完全可逆的气流受限。

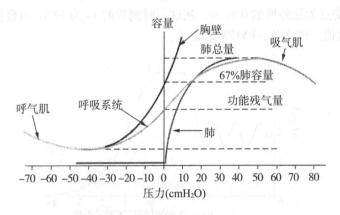

图2-2 肺容量与压力曲线

肺总量（total lung capacity，TLC）：TLC 为深吸气后肺内所含的气量，即各部分肺容积的总和（VC + RV 或 IRV + FRV，或 IRV + TV + ERV + RV）。严重肺气肿患者，肺总量由于肺的容积增大而增加。慢阻肺患者 TLC 往往是增加的，而肺间质病变往往是减少的。

2. 常用通气功能测定指标 胸廓扩张和收缩改变肺容量而产生通气（ventilation），测定单位时间内吸入或呼出的气量称为通气量。

每分钟静息通气量（minute ventilation，MV）和肺泡通气量（alveolar ventilation）：基础代谢测得 MV 为潮气量（VT）与呼吸频率（f）的乘积（MV = VT × f）。而肺泡通气量（或称有效通气量，V_A）为潮气量减去生理无效腔（解剖无效腔 + 肺泡气无效腔，VD）与呼吸频率乘积（f），即 $V_A = (VT - V_D) \times f$。在成年人生理无效腔约为 150mL。虽深而慢（VT 500mL、f 每分钟 12 次）与浅而快（VT 250mL、f 每分钟 24 次）的 MV 均为 6 000mL，但它们的 V_A 分别为 4 200mL 和 2 400mL，说明深而慢的呼吸通气效率高。V_A 与肺泡二氧化碳（P_ACO_2）密切相关，临床上以 P_ACO_2 或动脉血二氧化碳分压（$PaCO_2$）作为衡量 V_A 的指标。

最大通气量（maximum breathing capacity，MBC）：以最大努力所能取得的每分通气量，称为最大通气量。它能反映机体的通气储备能力，其大小取决于胸廓的完整性和呼吸肌的力量、肺的弹性和呼吸道的阻力，其中以气道阻力影响最大。最大通气量随年龄、性别、体表面积而异，故通常先计算出最大通气量预计值，再计算实测值占预计值的百分数，若降低 20% 以上可认为不正常。

用力肺活量（forced vital capacity，FVC）：深吸气后，以最大的力量所呼出的气量。在 1、2、3s 内所呼出的气量称 1、2、3s 用力呼气容积。临床常用 1s 用力呼气容积占用力肺活量比值（$FEV_{1.0\%}$），又称 1 秒率来考核通气功能损害的程度和鉴别阻塞与限制性通气功能障碍，$FEV_{1.0\%}$ 参照值为 80%。目前 2011 版 GOLD 指南的临床分级标准 I 级是 $FEV_{1.0\%} < 80\%$。

最大呼气中段流量（maximal mid-expiratory flow rate，MMFR）是测定用力肺活量的 25% 和 75% 之间的流量。用力呼气开始 25% 呼出容积的流量与用力有关，且不易掌握，弃去不用；呼气容积在最后 25% 流量因肺容积减小、肺组织弹性回缩力减低、支气管口径狭窄而减低，亦不予考虑。MMFR 的意义与最大通气量和用力肺活量相当，但其灵敏度较高。

用力肺活量的时间容量曲线在用力深吸气后到用力呼气的容量下降平滑曲线之间有一段钝形的曲线，因此确认 FEV_1 的 0 时刻显得非常重要。一般选择平滑曲线最陡段的切线与肺总量的平行线的交点为往外推的 0 时刻，从这一时刻后的 1s 为 FEV_1 的数值（图 2-3）。通常用 FEV_1 的绝对值，或 $FEV_1/FVC\%$ 来表示。

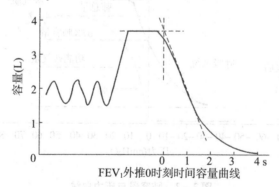

图 2-3 FEV_1 外推 0 时刻时间容量曲线

临床上常以 FEV_1 等占预计值的百分比的多少来对肺功能进行分级。常见分类方法见下表 2-1。

表 2-1 肺功能损伤分级（%）

程度	FVC	FEV_1	FEV_1/FVC	RV/TLC	DLco
正常	>80	>80		<35	>80
轻度	60~79	60~79	55~69	36~45	60~79
中度	40~59	40~59	35~54	46~55	45~59
重度	<40	<40	<335	>55	<45

需要注意与《GOLD 指南》的肺功能分级区分开来。《GOLD 指南》中用于肺功能分级时基于诊断慢阻肺（COPD）的基础上，按照 $FEV_1 > 80\%$（Ⅰ级），$50\% \sim 80\%$（Ⅱ级），$30\% \sim 50\%$（Ⅲ级），$< 30\%$（Ⅳ级）进行分级。

3. 间接反映通气功能的测定指标　最大呼气流量容积曲线（maximal expiratory flow – volume curves，MEFV）：作用力肺活量测定时，将呼出的流量为纵轴，与相对应的呼出容积为横轴，描记成流量容积曲线。在肺容量 > 75% 肺活量时最大呼气流量随呼气肌用力增加而增多；而在低肺容量即 < 50% 肺活量的最大呼气流量，因肺组织对小气道管腔牵引力减弱，加上胸膜腔内压对小气道管壁的挤压使管腔变细，气道阻力增加，呼气流量受限制（动态气流受限，dynamic airflow limitation），很少用力依赖，重现性好。所以低容积的最大呼气流量如 50% 以及 25% 肺活量的最大呼气流量（$\max_{50}$，$\max_{25}$），是反映小气道病变的较好指标。阻塞性与限制性通气功能障碍在 MEFV 描图上亦显示显著差别，见图 2 – 4。

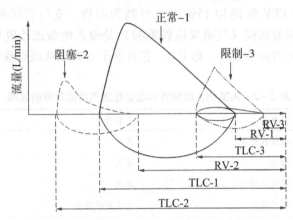

图 2 – 4　不同类型通气功能障碍患者流量容积曲线描图

最大呼气或吸气流量容积曲线测定对大气道阻塞有重要诊断价值。管腔狭窄固定在大气道（在胸腔内或外），吸气和呼气最大流量均减少，其高峰流量段呈平坦，表现为梯形的流量容积描图（图 2 – 5）；不固定的气管狭窄在胸外，呼气时气道不受胸膜腔内压影响，测流量容积环无明显改变，而吸气时，由于大气压大于气管内压，吸气最大流量受限制，出现吸气平坦的流量容积环；不固定的气管狭窄位于胸腔内，因受胸腔内压改变的影响，吸气时，胸腔负压增加，扩张阻塞管腔的阻力减小，吸气流量容积环无明显异常；而呼气时，因胸膜腔内压增加，挤压阻塞管腔，出现平坦的呼气高峰段。

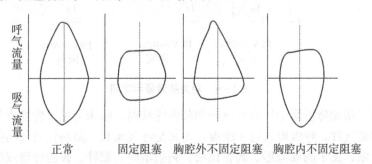

图 2 – 5　大气道不同阻塞情况下的最大吸气和呼气流量容积曲线图

二、通气功能障碍的类型

根据肺容量和通气功能测定，通气功能障碍分为阻塞性和限制性以及两型障碍兼具的混合型。阻塞性通气由轻到重的过程中，先为 FEV_1/FVC 的降低，随之 FEV_1 呈线性减少。中度阻塞者因气道陷闭导致残气增加和 FVC 减少。肺气肿时，TLC 明显增加伴弥散量减少；单纯性限制性通气功能障碍，则肺的所有容积均减少，FEV_1/FVC 增加；混合性通气障碍者如肺气肿伴轻度充血性心力衰竭，或肥胖伴支气管哮喘，其肺活量减少的同时有阻塞性通气的改变，FEV_1/FVC 降低。不同通气功能障碍类型的变化如表 2-2 所示。其中以 $FEV_{1.0}\%$ 最具特异性，在用力肺活量描图上亦显示两种不同类型通气功能障碍的典型改变（图 2-6）。用力肺活量测量阻塞性通气障碍时应同时作支气管扩张试验，即测定吸入支气管扩张剂后气道阻塞的可复性，其 $FEV_1\%$ 改善率为用药后测 FEV_1 减去吸药前测 FEV_1 的数值除以吸药前的 FVC 的百分数。若 $FEV_1\%$ 增加 15% 以上可判为阳性，支气管哮喘患者改善率一般 > 20%。相反，支气管激发试验（气道反应性测验）是吸入组胺或乙酰甲胆碱等支气管收缩剂，使 FEV_1 减少 20% 的最小浓度，称 P_{c20}，它有助于非典型性或隐性哮喘的诊断，尤其是咳嗽变异型哮喘。

表 2-2　阻塞性、限制性和混合性通气功能障碍的区别

	阻塞性	限制性	混合性
VC	减低或正常	减低	减低
RV	增加	减低	不一
TLC	正常或增加	减低	不一
RV/TLC	明显增加	正常或略增加	不一
$FEV_{1.0}\%$	减低	正常或增加	稍减低
MMFR	减低	正常或减低	稍减低
MEFV 环（降支）	马鞍形	接近直线	不一

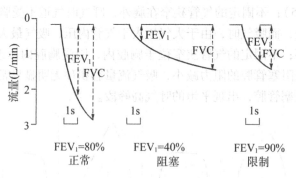

图 2-6　用力肺活量示意图

阻塞性通气功能障碍缘于气道不通畅和肺弹性减退。临床上见于慢性支气管炎、支气管哮喘和阻塞性肺气肿。呼吸形式趋于缓慢，尤其是呼气延长。限制性通气功能障碍是由于胸廓或肺扩张受限，见于胸廓畸形、胸腔积液、胸膜增厚、肥胖、腹腔肿瘤或腹水，以及妊娠所致膈肌抬高、肺纤维化、肺水肿、肺炎等疾病或状态，因气道并无阻塞而呈浅速呼吸形式。

三、呼吸动力

呼吸活动是个做功的过程，呼吸肌收缩必须克服呼吸器官弹性和非弹性阻力。按物理性质不同可分为弹性阻力、黏性阻力和惯性阻力，它们之和为呼吸阻抗。平静呼吸时，克服弹性阻力和非弹性阻力做功分别为 80% 和 20%。正常肺组织由于属于空腔结构，质地柔软，质量较轻，惯性阻力可以忽略不计。

（一）顺应性（compliance）

呼吸器官系弹性物体，以顺应性来表示，在单位压力作用下，所能改变的肺容积（C = $\triangle V/\triangle P$，L/cm1H$_2$O），包括肺顺应性（C$_L$）、胸壁顺应性（C$_{CW}$）和胸肺总顺应性（C$_{RS}$）。按照顺应性测定时有无气流流动，分为静态顺应性和动态顺应性。静态顺应性存在滞后现象，即充气相和排气相曲线并不重合。

肺顺应性（C$_L$）＝肺容积改变（$\triangle V$）/经肺压（$\triangle P$）

胸壁顺应性（C$_{CW}$）＝肺容积改变（$\triangle V$）/经胸壁压

总顺应性（C$_{RS}$）＝肺容积改变（$\triangle V$）/经呼吸系统压（经肺压＋经胸壁压）

肺顺应性是指肺扩张性，以 L/cmH$_2$O 为单位。肺弹性阻力为肺顺应性的倒数（1/C），又称肺硬度（lung stiffness），以扩大单位肺容积时所引起的经肺压变化来表示。肺顺应性与肺的弹性、表面张力，以及肺血容量等有关。肺顺应性的特点是"S"形，在较小和较大肺容量时较平坦，在中等肺容量时陡直，曲线斜率大，顺应性越大。平静呼吸时，肺容量处于曲线中段，此时顺应性最大，所以呼吸最省力。

从图 2－7 所示各种疾病的肺压力容量曲线（P－V）特点，从中可见支气管哮喘发作时，由于功能残气明显增加，使整个静态 P－V 曲线平行移位至较高的肺容量水平，但肺顺应性尚接近健康者。而肺气肿由于肺泡壁破坏，弹力组织减少，静态顺应性显著增加，对支气管环牵引力减弱，致支气管易塌陷或闭合，出现动态顺应性减低。在肺水肿、肺纤维化和 ARDS 的肺顺应性均有不同程度的降低。肺水肿和 ARDS 因肺泡间质水肿和肺表面活性物质减少，所致肺泡陷闭，肺顺应性减低，出现 P－V 曲线明显低位平坦，而影响换气功能。在机械通气时，测定 P－V 曲线的低位拐点，能协助确定最佳呼气末正压（PEEP）水平，以利改善氧合功能。一般选取拐点以上水平用于 PEEP 的设置。

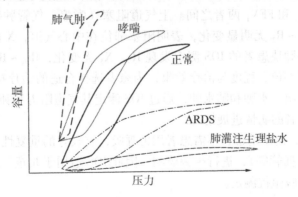

图 2－7　不同病理条件下的肺压力容量曲线环

（二）气道阻力

通常呼吸阻力称黏性阻力，包括气道阻力、肺组织阻力和胸壁阻力，又称呼吸总阻力。但其主要反映的是气道阻力、以单位流量所需要的压力差。可用公式表示：

$$气道阻力（Raw）= \frac{气道口腔压（Pmo）cmH_2O - 肺泡压（Palv）cmH_2O}{流量（V）L/S}$$

气道阻力大小取决于气道管径大小、气流形态、流量、气体特性（密度、黏度）等。若管径大、管壁光滑、气流形态平直，则阻力小；反之，管径狭小、曲折、内壁粗糙，流量大，气流呈涡流或湍流，则阻力大。

流量可通过流量仪测定，但压力差测定较困难，现有阻断法、食管测压法、体描法和脉冲振荡法4种。近10多年来脉冲振荡技术（impulse oscillometry，IOS）应用日趋广泛。它基于强迫振荡原理，传统的气道阻力测定是根据被测者自主呼吸的压力和流量比值来决定的。而IOS是采用外置发生器，由电控扬声器产生无数次频率正弦波形成的脉冲式矩形波施加在被测者的平静自主呼吸上，通过口腔压力脉冲的变化计算呼吸阻抗（impedance，Zrs），即指整个呼吸系统的黏性阻力（resistance，R）、弹性阻力（capacitance，Ers）和惯性阻力（intertance，Lz），后两者之和为电抗（reactance，X）。

当外加激励的频率低，波长长，能量大，振荡波能达到全肺各部分，所以低频率（5Hz）的 R_5 能反映总气道阻力。而高频率，波长短，能量少，振荡波不能达到细小的支气管，故 R_{20} 反映中心气道阻力。R_5 与 R_{20} 之差值（X）反映周围气道阻力。低频率时的惯性阻力甚小，电抗主要反映弹性阻力，故 X_5 为周边弹性阻力，弹性阻力X从负值到零，而惯性阻力X从零到正值，当弹性阻力等于惯性阻力，则电抗为零（X=0），称为响应频率（resonant frequency，Fres）。

IOS测定的 R_5 值与为体描仪测得的气道阻力（Raw）有很好的相关性（r=0.79~0.86），所以 R_5 可替代Raw。在慢性阻塞性肺疾病和哮喘患者中，所测得的Fres、R_5 和 X_5 值与用力呼气流量容积曲线参数相关性密切，而Fres与 $FEV_{1.0}$ 和Vmax相关性最密切，故Fres是IOS参数中诊断慢性阻塞性肺疾病和哮喘最为敏感的指标。R_5 还可替代 $FEV_{1.0}$ 了解支气管扩张剂的反应，由于作用力呼气会增加支气管平滑肌紧张性，R_5 比 $FEV_{1.0}$ 更有其优越性，并提示 $1/R_5$ 总气道传导率是评价支气管激发试验的一个可靠的指标，其敏感性介于比气道阻力（SRaw）和 FEV_1 两者之间。上气道阻塞（喉癌、气管肿瘤、气管异物等）患者的 R_{20} 增加，而 R_5 ~ R_{20} 无明显变化，表明阻塞部位在中心气道，X曲线呈特征性弓背向上弧形。而在气道外肿块患者的IOS测定发现 R_5、X_5 无变化，R_{20} ~ R_{35} 和 X_{20} 的增加。IOS测定能判断气道阻塞部位、程度与治疗效果，为患者选择合适的治疗提供客观依据。ARDS患者支气管有明显渗出、水肿和肺水肿，通过IOS测定其气道阻力和肺顺应性变化的动态随访，可了解ARDS患者的病情进展情况。

IOS由于体积小，便于携带，不需患者用力呼吸，有较好的重复性，还可连接气道不同开口（如口、鼻气管插管等），进行床旁监测。因此IOS适用于儿童、老人、病情重或昏迷的人工气道患者的呼吸阻抗测定。

四、换气功能障碍

（一）常用换气功能测定指标

1. **通气与血流比例（V_A/Q_A）**　进入肺泡的新鲜空气与肺泡毛细血管静脉血进行气体交换，为达到最有效交换要求 V_A/Q_A 保持 0.8。其比例增高引起无效腔增高，降低则导致静–动脉血混合或称静脉样分流（图 2-8）。测定 V_A/Q_A 有惰性气体法、核素法，不便普及。目前测定吸入气肺内分布均匀性间接反映 V_A/Q_A。①一口气氮分析法：令受检者从残气位开始深吸气，吸入纯氧，然后在函数记录仪上连续记录呼出气中氮（N_2）浓度，计算呼气 750mL 和 1 250mL 的 N_2 浓度差值。健康人 $\triangle N_2/750-1\ 250 < 1.5\%$。吸气分布不均时，通气不畅肺泡氧气进入少，$N_2$ 浓度高，呼气排出也相对困难，时间也滞后于通气畅、进氧多、N_2 浓度低的肺泡，故呼气中 N_2 浓度差增大。②7min 开放通路氧冲洗法：原理同前。受检者静息呼吸纯氧 7min 后作最大深呼气，收集并测定其 N_2 浓度。若吸气分布均匀，吸氧 7min 后所有肺泡内 N_2 气都被冲洗干净，呼出气 N_2 浓度一般应 $<2.5\%$，其增高表明气体分布不均。

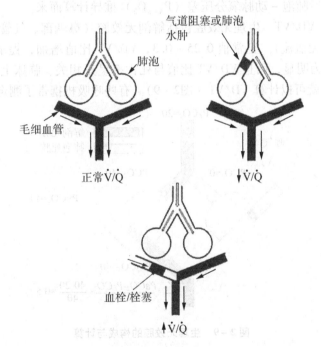

图 2-8　正常和异常情况下的通气/血流比例

2. **肺弥散（DL）**　弥散是 O_2 和 CO_2 气体分子通过肺泡毛细血管膜（肺泡膜）的过程。许多因素可以影响气体分子的弥散，其规律可用 Dalton 定律加以概括。

$$弥散能力 \propto \frac{\alpha \cdot A \cdot (P_1 - P_2)}{NMW \cdot d}$$

其中 A 是弥散面积、α 为弥散气体在肺泡间质液的溶解度、$P_1 - P_2$ 为肺泡膜二侧的气体分压差、d 为气体分子的弥散距离、MW 为弥散气体的分子量。弥散能力以弥散量为指标，即肺泡膜二侧弥散气体分压差为 0.133kPa（1mmHg）时，每分钟能通过肺泡的气量。由于 CO_2 的溶解系数远高于氧，其弥散量为氧的 20.7 倍，所以临床上不存在 CO_2 弥散障碍，只有 O_2 的弥散降低。氧弥散量还与肺血容量、红细胞数量和血红蛋白浓度有关。临床上测定肺毛细血管氧分压存在困难，故改测定一氧化碳肺弥散量（DLco），因为 CO 比 O_2 与血红蛋白结合的能力大 210 倍，所以当 CO 通过肺泡膜后，几乎全部与血红蛋白相结合，血液中不存在一氧化碳分子。这样肺泡膜两侧的 CO 分压差就等于肺泡中的 CO 分压，简化了技术。常用方法有 CO - 氦氧混合气 - 口气法和稳定 CO 弥散法。我国健康人静息 DLco 为 203mL/（kPa·min）。为排除肺容积对弥散量的影响，将 DLco 除以 VA（DLco/VA），称弥散常数或比弥散量。

3. 肺内分流（Q_S/Q_T）　健康人心输出量中约有3%的血流不经过肺毛细血管而直接进入人体循环动脉端，称为解剖分流，如心最小静脉、心前静脉及支气管静脉引流的血液。少量的分流量不会引起低氧血症。病理性解剖分流增加除心内分流外，亦见于肺内分流、肺实变、肺水肿、肺不张和肺动静脉瘘的肺毛细血管混合静脉血，流经无通气肺泡不能获得气体交换而流入肺静脉，这种由于分流量增加引起的低氧血症氧疗大多不能纠正。Q_S/Q_T 目前系通过吸纯氧 15min 后肺泡 - 动脉氧分压差（$P_{A-a}O_2$）推导计算而来。

4. 生理无效腔 VD/VT　生理无效腔包括解剖无效腔（鼻咽部、气管、支气管）和肺泡无效腔（有通气但无血流）。正常值 0.25 ~ 0.3，VD/VT 比值增加，提示生理无效腔增加，在 ARDS 的患者尤为明显，而且 VD/VT 比值与死亡率呈正相关。临床上通过测定动脉血和潮气末 CO_2 的数值就可以计算 VD/VT（图2 - 9）。有些呼吸机携带了测定 VD/VT 的功能。

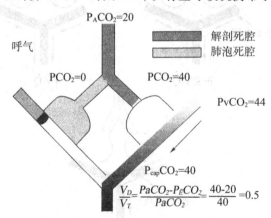

图 2 - 9　生理无效腔的构成与计算

（二）换气功能障碍及临床相关问题

在解剖上换气过程主要涉及肺泡、肺泡毛细血管及肺循环、肺间质，其功能障碍亦相应地主要见于这些部位的疾病。换气功能障碍以 V_A/Q_A 比例失调最常见和最重要，Q_S/Q_T 仅是 V_A/Q_A 等于零的一种极端类型。弥散降低见于肺间质纤维化，被称为肺泡毛细血管膜阻滞综合征，但后来小气道功能和核素检查发现病变亦影响小气道，它的提前关闭而导致 V_A/Q_A 失调是其低氧血症的主要原因。阻塞性肺气肿因毛细血管床减少可以出现弥散量降低，其通气分布不均致 V_A/Q_A 失调是最突出的病理生理紊乱。

换气功能障碍主要影响氧的交换，而二氧化碳很少受到影响。这是因为动静脉血氧差值大，如两者氧分压差为 6.65kPa（50mmHg）左右，而二氧化碳分压差仅有 0.8kPa（6mmHg），当 V_A/Q_A 比例降低或分流出现时，静脉血未充分氧合或原静脉血与氧合动脉血混合，导致低氧血症；二氧化碳分压虽然也可以轻度升高，而只要呼吸中枢对二氧化碳刺激敏感，会引起通气增加而得以代偿。此外氧离曲线呈"S"形特殊形态，通气良好肺区氧分压在 10.6kPa（80mmHg）以上时血红蛋白几乎完全被氧饱和，而不能携带更多氧以代偿通气不足肺区；二氧化碳离解曲线则不同，在生理范围内呈线性关系，通气良好肺区增加通气可以代偿低通气肺区的二氧化碳排出不足。就弥散而言，二氧化碳弥散量为氧气的 20.7 倍，故临床上只见氧弥散障碍导致低氧血症，不存在二氧化碳弥散障碍。从理论上说，V_A/Q_A 失调和弥散障碍引起低氧血症应用氧疗便可纠正。但严重低 V_A/Q_A 肺区可因氧疗促进"吸收性"肺不张，而导致分流，加重低氧血症，故改善通气十分重要，非单纯氧疗所能奏效。

五、动脉血气及其临床意义

通气或换气功能损害严重至一定程度会出现动脉血气异常。而通过计算或设定条件推导出若干动脉血气派生指标有助于追溯和分析肺部气体交换的不同病理生理过程。因为二氧化碳直接参与酸碱代谢，现代的动脉血气分析仪测定的同时报告酸碱指标。故动脉血气分析可以了解患者有无血气异常及其程度、推导肺部气体交换的病理生理改变，以及评价机体的酸碱状态，对指导临床具有十分重要的意义，它与 X 线、心电图被作为临床处理重危患者所必备的"三大常规"检查。

（一）测定和计算指标

1. 动脉血氧分压（PaO_2）　指物理状态存在、溶解于动脉血中氧所产生的分压力。健康人动脉血氧分压随年龄的增长逐渐降低，且受体位等生理影响。坐位：$PaO_2 = 104.2 - 0.27 \times$ 年龄；仰卧位：$PaO_2 = 103.5 - 0.42 \times$ 年龄。卧位 PaO_2 低于坐位，主要是体位改变血流在肺内的分布而影响通气/血流比例和换气效率。随着年龄增长，闭合容积相应增加，老年人闭合容量大于功能残气量，特别在肺底部，潮气末呼气前部分小气道已陷闭，引起肺泡通气量减退，其后果是通气/血流比例减少，生理静动脉分流增加，弥散功能亦随年龄的增加而减少，使 PaO_2 随之下降。如 PaO_2 低于预计值的 1.3kPa（10mmHg），提示低氧血症；$PaO_2 < 8kPa$（60mmHg）反映急性呼吸衰竭。

2. 动脉血氧饱和度（SaO_2）　血液中与血红蛋白（Hb）结合的氧量占 Hb 最大结合氧量的百分数，亦即 $SaO_2 = HbO_2/（HbO_2 + Hb）\times 100\%$。$SaO_2$ 随 PaO_2 而变化，它们之间的关系图为血红蛋白氧离解曲线，简称氧离曲线（O－D－C）。O－D－C 特殊的 S 形态十分有利于呼吸生理（图 2－10），当 PO_2 为 8kPa，Hb 即可达 90% 氧饱和度，$PO_2 < 8kPa$，氧离曲线处于陡直段，此时 PO_2 较小的变化即可引起 SaO_2 大幅度改变，使 HbO_2 释放许多氧供给组织。但以临床鉴别缺氧的敏感性而言，"S"形曲线形态使 SaO_2 不能作为轻度缺氧的指标，因为 PaO_2 从 13.3kPa 降至 8kPa（100mmHg 降至 60mmHg），下降 5.3kPa（40mmHg），SaO_2 仅有 5% ~7% 差异，所以 PaO_2 比 SaO_2 能更敏感地反映轻度低氧血症。相反，在缺氧状态（$PaO_2 < 8kPa$）O－D－C 处于陡直部分，PaO_2 少许变化即引起 $SaO_2\%$ 较大幅度升降，SaO_2 反映缺氧程度更为敏感和有意义。健康人 $SaO_2 \geq 95\%$。需要注意 SaO_2 受多种因素干扰，如指甲的厚度、颜色，血红蛋白浓度，局部温度，是否存在组织水肿等。

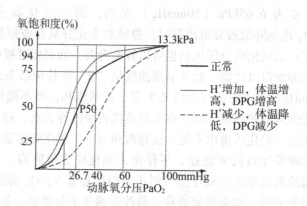

图2-10 氧饱和度-氧分压曲线

3. 动脉血二氧化碳分压（$PaCO_2$）　血液中溶解 CO_2 分子运动产生的压力称 $PaCO_2$。如前所述，换气功能障碍很少或者不影响 CO_2 交换。肺泡 CO_2 分压（$PACO_2$ 与 $PaCO_2$ 基本一致）与 CO_2 产生量（VCO_2）呈正比，与肺泡通气量（VA）呈反比。用公式表示即：$PACO_2 = VCO_2/VA \times 0.863$。因此，在通常 VCO_2 比较恒定的情况下，$PaCO_2$ 是衡量肺泡通气量最直接的指标。正常 $PaCO_2$ 为 $4.6 \sim 6.0kPa$（$35 \sim 45mmHg$），高于或低于此限分别表示通气不足和通气过度。

4. 派生指标　动脉血氧含量（CaO_2）：指 100mL 血液的含氧容积数。其中包括 Hb 结合氧和血浆中物理溶解氧的总和。动脉血氧含量 $CaO_2 = 0.003 \times PaO_2 + 1.34 \times SaO_2 \times Hb$。$CaO_2$ 与心输出量（Q）的乘积即单位时间的氧输送量（DO_2）。健康者 CaO_2 的参照值为 20mL%。混合静脉血氧饱和度为 75%，氧含量约 15mL%，说明在正常情况下，每 100mL 动脉血流经组织后有 5mL 氧供给组织利用。

肺泡-动脉氧分压差（$P_{A-a}O_2$）：PaO_2 除与肺泡氧分压（P_AO_2）有关外，还受肺泡与其毛细血管的肺泡膜气体交换的影响。动脉血氧分压较肺泡氧分压为低，其差称 $P_{A-a}O_2$。此差值即使在健康老年人亦 $\leqslant 2.66kPa$（20mmHg）。一般 $\leqslant 1.33kPa$。PaO_2 通过测定而来，P_AO_2 则需通过计算。根据简化肺泡气方程式：$P_AO_2 = P_IO_2 - 1.25 \times P_ACO_2$，$P_IO_2$ 指吸入气氧分压，以大气压（P_B）减去气道水蒸气压力（pH_2O），通常为 6.3kPa（47mmHg）乘以吸入气浓度（$F_IO_2\%$），即 $P_IO_2 = (P_B - pH_2O) \times F_IO_2\%$。$P_ACO_2$ 与 $PaCO_2$ 相同，以后者实测值代替。如患者呼吸空气时测得 PaO_2 6.65kPa（50mmHg），$PaCO_2$ 8kPa（60mmHg），计算其 $P_{A-a}O_2 = P_IO_2 - 1.25 \times P_ACO_2 - PaO_2 = (P_B - pH_2O) \times F_IO_2 - 1.25 \times PaCO_2 - PaO_2 = (760 - 47) \times 0.21 - 1.25 \times 60 - 50 = 3.32kPa$（25mmHg）。说明此患者低氧血症除有通气不足（$PaCO_2$ 增高）外，尚有换气功能障碍。$P_{A-a}O_2$ 是反映换气功能的一个粗略指标，不能区分 V_A/Q_A 失调、弥散减低或肺内分流。但由于它通过简单计算即可得出，对估计有无换气功能障碍仍很有用。

静脉血分流量（Q_S/Q_T）：在低氧血症患者吸入高浓度氧可克服 V_A/Q_A 失调和弥散障碍对氧交换的影响而对较高的肺内分流即使吸入纯氧亦不能纠正。据此令受试者吸 100% $O_2$15min 以上，抽取动脉血测定 PaO_2。按下列公式计算分流量：$Q_S/Q_T = 0.003 \times P_{A-a}O_2 1.0/ (0.003 \times P_{A-a}O_2 1.0 + Ca - VO_2)$。式中 $P_{A-a}O_2 1.0$ 表示吸 100% O_2 时的 $P_{A-a}O_2$，$Ca - VO_2$ 表示动脉与混合静脉血氧含量差，在疾病状态以粗略的常数 3.5% 代入。Q_S/Q_T 亦

可用 $PA-aO_2 1.0$ 除以 16，作出大概估计。

血红蛋白氧亲和力（P_{50}）：$O-D-C$ 位置反映血红蛋白与氧的亲和力，P_{50} 即指血氧饱和度50%时对应的 PaO_2 值。健康人当 $37℃$、pH7.40、$PaCO_2$ 5.3kPa（40mmHg）、碱过剩为 0 时，P_{50} 为 3.59kPa（26.7mmHg）。P_{50} 降低表示 $O-D-C$ 左移，氧亲和力增高；其升高表示右移，亲和力下降。

（二）结果解释和临床应用

血气、酸碱、电解质和渗透压是机体内环境稳定的重要因素，因此在临床应用上应强调3点：①必须深入理解机体内环境稳定的病理生理和相关的基础理论，各种指标相互印证、对照，全面评价；②密切结合临床，不要陷入实验室数据和计算，而忽视患者临床状态和病史包括所用的治疗措施等；③本文主要阐述静息状态的肺功能和病理情况下的肺功能改变，严格意义上某些如 COPD、慢性肺动脉高压患者等，往往需要运动心肺功能的评价。动脉血气仅反映了肺的氧合功能和机体的代谢，而更重要的是组织器官的氧供，这必然与组织的血液灌流有关。所以，对患者的心肺功能包括运动心肺功能综合评价才能整体反应患者的组织供氧情况。

六、呼吸肌功能测定

呼吸的驱动和呼吸动作的完成离不开呼吸肌，包括肋间内肌、肋间外肌、胸锁乳突肌、膈肌。临床上常常遇见呼吸肌疲劳及无力的现象，如慢阻肺患者、急性和慢性呼吸衰竭患者，以及 ICU 中长期应用机械通气、激素和神经肌接头药物阻滞剂、镇静剂的患者。而有些神经肌肉病变的患者，如格林巴利综合征，即使充分休息后患者也不能产生正常的呼吸运动，称为呼吸肌无力。呼吸肌功能测定可用于评价呼吸肌功能及状态，以及临床疾病诊断及指导治疗。

（一）适应证和禁忌证

1. 适应证　用于临床判断能否撤机、慢阻肺患者呼吸肌功能评价、神经肌肉疾病诊断、呼吸肌功能评价等。

2. 禁忌证　包括近期颅内出血、恶性高血压、颅内压增高、眼底手术，及气胸患者。有食管梗阻、上消化出血者，不宜进行经食管的测压。安装起搏器者不宜进行磁波刺激膈神经测定膈肌功能。

（二）方法

1. 最大吸气压（maximal inspiratory pressure，MIP）　MIP 与胸廓位置、肋间肌的前负荷有关。若肺总量小于预计值70%或残气量占肺总量的百分比高于预计值40%，都会导致 IIP 和最大呼气压（MEP）的降低。最大吸气压的定义是患者在静息状态、残气量位（FRC）或功能残气位（FRC）、阻断气流状态下，用最大努力吸气能产生的最大吸气口腔压。

检测步骤：受试者夹上鼻夹，口含咬口，平静呼吸 3~5 次后，在平静呼气过程中旋转三通阀至单向呼气活瓣，在用力呼气末（平静呼气末）让受试者做最大努力吸气，持续1s，记录到的最大的吸气负压即为 MIP。MIP 测定值对用力的依赖性强，容易受到受试者努力程度及操作人员指导的影响。应反复多次检查。重复性好其结果较可靠。在平静吸气末关闭吸气管道在吸气 0.1s 时的压力称为 $P_{0.1}$，反应呼吸中枢驱动性。

临床意义：由于 MIP 变异较大，一般男性 ≥71cmH$_2$O，女性 ≥39cmH$_2$O，为正常范围。MIP 绝对值 >60cmH$_2$O，可排除呼吸肌无力。机械通气患者，如 MIP 绝对值 >30cmH$_2$O 预示脱机容易成功，而 MIP 绝对值 <20cmH$_2$O 时，多预示脱机失败。男性参照值 MIP = 143 - 0.55 × 年龄（cmH$_2$O），女性 MIP = 104 - 0.51 × 年龄（cmH$_2$O）。慢阻肺肺心病患者，其膈肌长期缺 O$_2$ 变薄，以及肺容量增加，使膈肌低平，曲率半径增大，膈肌收缩力下降，呼吸肌收缩产生的压力不能克服气道阻力和胸肺弹性阻力来维持足够通气量。通过呼吸肌锻炼和营养治疗，MIP 可明显增加，故 MIP 亦可用作评价呼吸康复锻炼的疗效。测定 $P_{0.1}$ 时，由于气流阻断，吸气流量为零，且无容量变化，因此不受气道阻力和胸肺顺应性的影响，它是膈肌收缩时需要的神经兴奋强度，常用于撤机评价，参照值（1.53 ± 0.51）cmH$_2$O。呼吸中枢驱动和神经肌肉疾患可引起 $P_{0.1}$ 低下，导致通气不足；$P_{0.1}$ 增加，提示可能是呼吸肌负荷过重导致的呼吸中枢代偿性功能能增加，或呼吸功能未完全恢复，需要更大的驱动力产生呼吸肌收缩。$P_{0.1}$ >6cmH$_2$O 往往提示不能撤机。

2. 最大呼气压（maximal expiratory pressure，MEP）　受试者吸气达肺总量（TLC），在呼气管路阻断条件下，用最大努力呼气能产生的最大口腔压，为最大呼气压。该数值综合反映全部呼气肌的力量，但不能完全反应膈肌收缩力。

检测步骤：操作与 MIP 测定类似。平静呼吸 3~5 次后，受试者深吸气达肺总量后阻断呼气管路，让受试者做最大努力呼气，持续 1s，所得到的最大口腔压为 MEP。

临床意义：目前无统一标准，通常在男性 MEP >100cmH$_2$O，女性 MEP >80cmH$_2$O 为正常范围。可用于神经肌肉疾病患者的呼气肌功能评价。在一般通气功能测定中不需要患者动员所有的呼吸机参与呼吸动作，因此常规肺功能检测不能有效发现呼吸肌疲劳或无力状态，需要行 MIP 或 MEP 以鉴别。

3. 最大跨膈肌压（maximal transdiaphragmatic pressure，Pdimax）　跨膈压（Pdi）是指横膈两侧胸膜腔内压和腹内压的差值，反应膈肌的收缩力。Pdimax 指在功能残气位且呼气管口阻断情况下，最大努力吸气时产生的 Pdi 最大值。临床上无法直接测定跨膈压，而是通过测量胃内压代替腹内压，食管压代替胸膜腔内压。

检测步骤：表面麻醉后，经鼻孔插入带气囊的导管，1 个置于胃内，1 个置于食管中下 1/3。先让受试者平静呼气至功能残气位时，转动三通阀门阻断呼吸，立即嘱受试者做最大努力吸气，记录的 Pdi 最大值为 Pdimax。

临床意义：Pdimax 能反映膈肌做最大收缩时所能产生的压力。当 Pdimax 明显下降时说明膈肌疲劳或无力。正常值国外的数据男性为 108 ± 30cmH$_2$O，女性为 65 ± 31cmH$_2$O。一般认为 Pdi 比正常平均值降低 40% 以上时考虑为异常。Pdi/Pdimax 的比值反应膈肌收缩功能，比值 <40% 提示膈肌疲劳。

七、肺功能检查中的交叉污染防控

鉴于目前肺功能测定依然通过咬口进行吸气和呼气，而用力呼气可以产生飞沫。有些受试者如开放性结核、乙型肝炎及艾滋病患者可能存在口腔黏膜破损等，在闭合回路的肺功能仪管路内产生污染，对下一例有免疫缺陷的受试者可能存在感染的风险。如果患者处于传染病潜伏期，对于没有防护措施的医护工作人员也有风险。因此完善并严格按照操作规范进行肺功能检查，是对受试者及医护工作人员的尊重和保护。

（一）医务人员的防护

要做好肺功能检查感染预防和控制，首先就要普遍提高广大医务工作者尤其是肺功能操作人员对肺功能检查感染预防和控制的认识。其次，正确的防护措施也是必不可少的。手套和其他一些屏蔽装置可以减少那些处理咬嘴、管道或阀门的专业技术人员被感染的风险。而那些患有乙型肝炎、人免疫缺陷病毒（HIV）或获得性免疫缺陷综合征（AIDS）的个体感染的风险是很少的。为避免交叉感染和暴露，如果技术人员手上有任何开放的切口或破损，在处理那些可能污染的设备时都应该戴手套。任何时候发现咬嘴或管道上有血时也都应该特别注意。获得性感染例如感染卡氏肺孢子虫导致的肺炎或者结核的风险也是存在的。在给那些有活动性肺结核或者是那些可以通过咳嗽传播的其他疾病的患者进行肺功能检查时，技术人员应该戴口罩。当检测那些免疫系统受损伤的患者时，也需要戴口罩来"反向隔离"。最后，那些对污染仪器经常暴露的技术人员，还可以通过正确的洗手来预防感染的传播。此外，每次脱手套后，或是在检查2例患者之间都应该进行洗手。

（二）实验室的准备

实验室保持通风对感染预防和控制是非常必要的。给那些已知有呼吸道疾病例如肺结核患者作检查时，要保证在通风的房间内进行。尤其是有许多患者要进行检查时，通过过滤空气和增加实验室房间的空气交换率可以大大降低交叉污染和感染的风险，也可以安排在他们自己病房里检测或者在一天检查将要结束时再进行检查，这样更有利于仪器的养护和消毒。

仪器的清洗、消毒和维护：肺功能仪应该按照制造商推荐的方法进行清洗消毒。容积式肺量计，每检查1例患者之后都应该用它们实际的总容积冲刷至少5次。气冲刷有助于清除飞沫颗粒或是类似的空气传播颗粒。水封屏式肺量计应该至少每周进行1次灌洗，完全晾干后，要用蒸馏水再次灌注。对于流量型肺量计来说，目前管道、阀门和接口等配件广泛使用的清洗和消毒方法完全遵照卫生部2009年版的《消毒技术规范》。主要步骤包括：①水洗。严格按要求清洗干净，管路中如有痰痂或血渍等污物，需用多酶清洗液浸泡后，再彻底清洗干净。②充分接触和浸泡。常见消毒液的有效氯浓度要达到1g/L，或者直接采用2%戊二醛溶液，后者更为常见。还需注意的是，消毒液要每周更换1次，条件允许还要进行消毒液浓度的监测。常规浸泡时间是30min，如遇到呼吸道传染性疾病或特殊感染的患者时，可按规范要求来延长浸泡时间。③纯化水冲洗。④晾干备用，保存时间≤1周。2005年的ATS和ERS并没有推荐任何有关清洗消毒频率的确切数值，主要根据制造商推荐的方法来具体执行，但清洗的频率应该与完成肺功能检查的人次数成比例，强调任何仪器设备的组件上如果看到呼出气体冷凝的水珠都要马上进行消毒。

对于开放－环路系统，其中进行重复呼吸的环路部分需要在每例患者检查之后进行清洗消毒，消毒后密封储存以备下次使用。那些用于支气管舒张试验和支气管激发试验的小型雾化器，导致交叉感染的可能性非常大，有报道发现这些小型设备装置9%～25%存在病原菌污染。这些装置如果重复使用就应该进行消毒以破坏有繁殖力的微生物、真菌孢子、结核菌和病毒。一次性使用的雾化器虽然好，但对于常规来说（如吸入激发药物时）却不实用。也可以通过使用一次性的咬嘴或者"储物罐"以防止雾化装置感染。

肺功能检测应该使用一次性的咬嘴和鼻夹。传感器如果是一次性的，就不应该再次重复使用。那些反复使用的传感器的清洗尤为重要。这些传感器大多是既精密又昂贵的电子元件，大多数制造商建议用去离子纯化水或蒸馏水来清洗后自然晾干才能继续使用。如果发现传感器上有唾液、飞沫等污染物难以冲洗时，也有制造商建议使用稀释的多酶清洗液浸泡3~5min或多酶加超声的方法处理传感器后再冲洗晾干。需要注意的是，与管道和阀门有所不同，传感器的清洗要考虑预防感染，同时还要保证传感器的准确性。尽管一些肺量计可能较难拆卸，但也要在常规的基础上消毒清洗。应该强调的是，为了保证测量的准确性，在每次拆卸、清洗消毒和晾干组装后，仪器应该重新进行定标。

吸过滤器的使用：一些仪器环路上可以使用细菌过滤器来防止肺功能检测设备被污染。那些检测流速、肺容量和弥散容积的设备很容易被污染，经常使用细菌过滤器就可以防止这些设备被污染。过滤器可能会增加阻抗，与影响气道阻抗或顺应性一样，会影响最大流速的测量。在持续使用过滤器测量呼出气体后，一些类型的传感器会增加阻抗，在定标时应该是带有过滤器一起进行定标。

在一些检测项目例如测定肺容量时使用过滤器，它们的容积就应该被计算在无效腔量内。遇到那些已明确患有呼吸道感染疾病但又必须进行肺功能检查的患者，使用细菌过滤器就会有效地防止肺功能设备被污染。使用一次性过滤器可能是一个有效防止设备污染的方法。尽管在测量FVC、FEV₁气道阻抗和特异性气道顺应性这些肺功能指标时，用和不用过滤器所测得的数据有明显差异，但几乎所有参数的变化都是在个体间短期可重复性的范围内，因此，性能理想的过滤器对测量数据的影响不认为具有临床意义，在辅助诊断上也没有发现有明显的误差。如果使用过滤器测量系统的精度，可重复性、所连接使用的过滤器的流速阻抗和后压都应该符合最小推荐标准。测定气道阻力时，必须考虑过滤器对结果的影响。根据文献的标准，当流速在0~14L/s，总的气流阻抗必须<0.15kPa/（L·s）。这里总的阻抗测量需要包括所有管道、阀门、前置过滤器等等，任何可以插入在受检者和肺量计之间的组件都要计算在内。如果给患者测量时使用了过滤器，气流阻抗的测量一定也要在连接了过滤器的状态下测量。过滤器的制造商应该提供证据证明他们生产的过滤器并不会影响一些肺功能指标（VC、FVC、FEV₁、FEF 25%~75%、PEF、TLC和DLCO）的准确测量。目前关于是否使用呼吸过滤器并没有强制规定，还存在着争议。一些肺功能检查设备，尤其是那些整合在多功能检测系统上的肺功能仪器使用了管道阀门，都是位于呼吸用的管道附近。呼出的雾状颗粒可能会沉积在这些管道阀门的内表面上。由于这种仪器结构复杂，很难做到检测每例患者后都进行拆卸和消毒。呼吸过滤器可以滤掉呼出气中的微生物，这样就可以防止气雾颗粒沉积在肺功能仪器上，从这个角度上说是建议使用过滤器的。另外，肺功能检查时常常会气流速度很快，此时过滤器对微生物过滤效果就相对降低，即使使用了过滤器，肺功能仪器也可能被污染。已有报道高效的过滤器对细菌过滤率可以达到>99%的程度，但它们对较小的微生物例如病毒的滤除效果却还不太清楚。在预防SARS患者肺功能检查的交叉感染的实践中，也有人推荐应用相应的呼吸过滤器。值得注意的是，即使使用呼吸过滤器，也并不能降低对肺功能仪器常规清洗和灭菌的要求。

（三）感染控制的监督

加强感染控制的监督工作，包括那些反复消毒、可重复使用的部件，如呼吸管道和阀门都应该定期在消毒后进行细菌培养，以保证感染防控的有效性。总之，在实际的肺功能检测过程中通过一些主要措施，如通风、洗手、口罩、管道清洗、浸泡消毒和一次性呼吸过滤器使用等来防护，就会有效地预防和控制患者之间以及医患之间的交叉感染，增强对包括肺功能操作人员在内的广大医务工作者的防护。我们应该在实践中不断地总结经验，完善感染预防和控制的内容，规范管理和加强监督，促进肺功能检查的标准化进程发展。

（杨敬平）

第二节 血气分析、酸碱和电解质平衡

酸碱平衡和电解质平衡是维持人体内环境稳定的重要因素，它们相互影响、相互制约，具有维持内环境稳定、保障生命的作用。酸碱失衡和电解质紊乱直接关系到患者的安危，有时成为危重患者致死的直接原因。维持酸碱和电解质平衡是危重患者救治过程中的重要环节。动脉血气分析自从 20 世纪 50 年代末应用于临床以来，特别是动态的动脉血气监测对于判断危重患者的呼吸功能和酸碱失衡类型、指导治疗、判断预后尤其在危重患者的救治中显示了重要作用。本节在阐述动脉血气分析、电解质平衡和酸碱平衡有关基础理论的基础上，主要就临床应用进展作一重点介绍，旨在为临床提供诊断和治疗依据。

一、血气分析

国外于 20 世纪 50 年代末将动脉血气分析应用于临床，我国于 20 世纪 70 年代开始逐步在临床上推广应用。随着动脉血气分析在临床上广泛应用，特别是由于酸碱失衡预计代偿公式、潜在 HCO_3^-（potential bicarbonate）和阴离子隙（anion gap，AG）概念应用于酸碱领域，使临床上酸碱失衡的判断水平有了明显提高。1967 年美国科罗拉多大学 Ashbaugh 研究小组专家通过对 12 例急性呼吸衰竭患者的动态监测动脉血气分析并结合临床，首次在 Lancet 上提出了急性呼吸窘迫综合征（ARDS）新概念。以下主要就动脉血气分析的临床应用作一阐述。

（一）动脉血气分析的作用

1. 判断呼吸功能 动脉血气分析是判断呼吸衰竭最客观指标，根据动脉血气分析可以将呼吸衰竭分为型和 Ⅱ 型。

（1）Ⅰ 型呼吸衰竭：其标准为海平面平静呼吸空气的条件下 $PaCO_2$ 正常或下降，PaO_2 < 60mmHg。

（2）Ⅱ 型呼吸衰竭：其标准为海平面平静呼吸空气的条件下 $PaCO_2$ > 50mmHg，PaO_2 < 60mmHg。

（3）吸 O_2 条件下判断有无呼吸衰竭。

若 $PaCO_2$ > 50mmHg，PaO_2 > 60mmHg 可判断为吸 O_2 条件下 Ⅱ 型呼吸衰竭。

若 $PaCO_2$ < 50mmHg，PaO_2 > 60mmHg 可计算氧合指数，其公式为氧合指数 = PaO_2/FiO_2 < 300mmHg 提示呼吸衰竭。

举例：鼻导管吸 O_2 流量 2L/min，PaO_2 80mmHg

分析：FiO_2 = 0.21 + 0.04 × 2 = 0.29

氧合指数 = PaO_2/FiO_2 = 8/0.29 < 300mmHg

提示：呼吸衰竭。

2. 判断酸碱失衡　如下所述。

（1）单纯性酸碱失衡：呼吸性酸中毒（呼酸）、呼吸性碱中毒（呼碱）、代谢性酸中毒（代酸）和代谢性碱中毒（代碱）。

（2）混合型酸碱失衡：传统认为有 4 型：呼酸并代酸、呼酸并代碱、呼碱并代酸和呼碱并代碱。

新的酸碱失衡类型：混合性代酸（高 AG 代酸 + 高 Cl⁻ 性代酸）、代碱并代酸包括代碱并高 AG 代酸和代碱并高 Cl⁻ 性代酸、三重酸碱失衡（triple acid base disorders，TABD）包括呼酸型三重酸碱失衡（呼酸 + 代碱 + 高 AG 代酸）和呼碱型三重酸碱失衡（呼碱 + 代碱 + 高 AG 代酸）。

（二）常用的考核酸碱失衡的指标

1. pH　它是指体液内氢离子浓度的反对数，即 $pH = \log \dfrac{1}{H^+}$，是反映体液总酸度的指标，受呼吸和代谢因素共同影响。正常值：动脉血 pH 7.35 ~ 7.45，平均值 7.40，静脉血 pH 较动脉血低 0.03 ~ 0.05。pH < 7.35 时为酸血症；pH > 7.45 时为碱血症。

2. PCO_2　血浆中物理溶解的 CO_2 分子所产生的压力称为 PCO_2。正常值：动脉血 35 ~ 45mmHg，平均值 40mmHg，静脉血较动脉血高 5 ~ 7mmHg。它是酸碱平衡呼吸因素的唯一指标。当 PCO_2 > 45mmHg 时，应考虑为呼酸或代碱的呼吸代偿；当 PCO_2 < 35mmHg 时，应考虑为呼碱或代酸的呼吸代偿。

3. HCO_3^-　即实际碳酸氢盐（acute bicarbonate，AB）。是指隔绝空气的血液标本在实验条件下所测的血浆 HCO_3^- 值。正常值 22 ~ 27mmol/L，平均值 24mmol/L，动、静脉血 HCO_3^- 大致相等。它是反映酸碱平衡代谢因素的指标。HCO_3^- < 22mmol/L，可见于代酸或呼碱代偿；HCO_3^- > 27mmol/L，可见于代碱或呼酸代偿。

4. 标准碳酸氢盐（standard bicarbonate，SB）　在标准条件下（PCO_2 40mmHg，Hb 完全饱和，温度 37℃）测得的 HCO_3^- 值。它是反映酸碱平衡代谢因素的指标。正常值 22 ~ 27mmol/L，平均值 24mmol/L。正常情况下 AB = SB；AB 增加大于 SB 增加，见于代碱或呼酸代偿；AB 减少低于 SB 减少，见于代酸或呼碱代偿。

5. 缓冲碱（buffer base，BB）　指体液中所有缓冲阴离子总和，包括 HCO_3^-、Pr^-、Hb^-。血浆缓冲碱（BBp）= HCO_3^- + Pr^- = 24 + 17 = 41mmol/L，全血缓冲碱（BBb）= HCO_3^- + Pr^- + Hb^- = 24 + 17 + 0.42 × 15 = 47.3mmol/L。仅 BB 一项降低时，应考虑为贫血（Hb 低）。

6. 碱剩余（base excess，BE）　表示血浆碱储量增加或减少的量。正常范围 ±3mmol/L，平均为 0。BE 正值时表示缓冲碱增加；BE 负值时表示缓冲碱减少或缺失（base defect，BD）。它是反映酸碱失衡代谢性因素的指标。全血碱剩余 = BE_b = BE_{15} = ABE；细胞外液碱剩余 = BE_5 = BE_{ECF} = SBE。

7. 总 CO_2 量（TCO_2）　反映化学结合 CO_2 量（24mmol/L）和物理溶解的 CO_2 量（0.03 × 40 = 1.2mmol/L）。正常值 = 24 + 1.2 = 25.2mmol/L。其意义同 HCO_3^- 值。

8. $CO_2 - CP$　是指血浆中呈化合状态的 CO_2 量，理论上应与 HCO_3^- 大致相等，但因有 $NaCO_3^-$ 等因素干扰，比 HCO_3^- 偏高。其意义同 HCO_3^- 值。

（三）常用判断低氧血症的参数

1. 氧分压（PO_2） 指血浆中物理溶解的氧分子所产生的压力。动脉血氧分压（PaO_2）正常值80～100mmHg，其正常值随着年龄增加而下降，预计 PaO_2 值（mmHg）= 102 − 0.33 × 年龄（岁）± 10.0。静脉血氧分压（P_vO_2）正常值40mmHg，静脉血氧分压不仅受呼吸功能影响而且受循环功能影响。呼吸功能正常的病例，当休克微循环障碍时，由于血液在毛细血管停留时间延长、组织利用氧增加，可出现动脉血氧分压正常，而静脉血氧分压明显降低。因此在判断呼吸功能时，一定要用 PaO_2，决不能用 P_vO_2 替代。

2. 血氧饱和度（SO_2） 指血红蛋白实际上所结合的氧含量被全部血红蛋白能够结合的氧除得的百分率。血氧饱和度的计算公式为：

$$SO_2 = 氧合血红蛋白/全部血红蛋白 \times 100\%$$

动脉血氧饱和度以 SaO_2 表示，正常范围为95%～99%，SaO_2 与 PaO_2 间的关系即是氧离解曲线。SaO_2 可直接测定所得，但目前血气分析仪上所提供的 SaO_2 是依 PaO_2 和 pH 推算所得，SaO_2 90% 时，PaO_2 约为60mmHg。

3. 氧合指数 氧合指数 = PaO_2/FiO_2，又称通气/灌注指数，正常值为400～500mmHg。ARDS 时由于存在严重肺内分流，PaO_2 降低明显，提高吸氧浓度并不能提高 PaO_2 或提高 PaO_2 不明显，故氧合指数常可 <300mmHg。

4. 肺泡-动脉血氧分压差 $[P_{(A-a)}O_2]$ 在正常生理条件下，吸空气时 $P_{(A-a)}O_2$ 为10mmHg 左右；吸纯氧时 $P_{(A-a)}O_2$ 正常不应超过60mmHg。ARDS 时 $P_{(A-a)}O_2$ 增大，吸空气时 $P_{(A-a)}O_2$ 常可增至50mmHg；而吸纯氧时 $P_{(A-a)}O_2$ 常可超过100mmHg。

$P_{(A-a)}O_2$ 的测定，由于肺泡气体较难直接采样测定，故临床上多采用下述公式计算：

$$P_{(A-a)}O_2 = P_AO_2 - PaO_2$$

$$P_ACO_2 = PiO_2 - \frac{P_AO_2}{R}$$

$$= FiO_2 \times (PB - 47) - PaCO_2/R$$

FiO_2 力吸入氧浓度，PB 为大气压，47 为呼吸道饱和水蒸气压。R 为呼吸商，通常为0.8。

5. 肺内分流量（QS/QT） 正常人可存在小量解剖分流，一般 ≤3%。ARDS 时，由于 V/Q 严重降低，QS/QT 可明显增加，达10% 以上，严重者可高达20%～30%。

QS/QT 计算公式如下：

$$QS/QT = \frac{P_{(A-a)}O_2 \times 0.003\,1}{P_{(A-a)}O_2 \times 0.003\,1 + (CaO_2 - CvO_2)}$$

其中 CaO_2 为动脉血氧含量 = $Hb \times 1.34 \times SaO_2 + PaO_2 \times 0.003\,1$，$CvO_2$ 为混合静脉血氧含量 = $Hb \times 1.34 \times SvO_2 + PvO_2 \times 0.003\,1$。

临床上使用上述公式时，$CaO_2 - CvO_2$ 常可以用5代入，以此计算所得肺内分流量虽不如直接测定混合静脉血含量精确，但为临床诊治参考仍有一定价值，尤其动态监测此值变化，可以作为病情恶化或好转的一项指标。

（四）静脉血取代动脉血行血气分析的可行性

血气分析原则上应采用动脉血，但在临床上常可遇到患者动脉穿刺困难，特别是婴幼儿，此时往往用静脉血取代动脉血测定。但必须牢记静脉血气分析只能用于判断酸碱失衡，不能用于判断呼吸功能。其理由为：①动、静脉血 pH、PCO_2、HCO_3^- 有明显替代关系，即静脉血 pH 较动脉血 pH 低 $0.03 \sim 0.05$，静脉血 PCO_2 较动脉血 PCO_2 高 $5 \sim 7mmHg$，动、静脉血 HCO_3^- 大致相等；②静脉血 PO_2 不仅受呼吸功能影响，而且受循环功能影响，当微循环障碍时，血液在毛细血管停留时间延长，组织利用氧增加，回到静脉血 PO_2 可明显下降，此时可表现为动脉血 PO_2 正常，而静脉血 PO_2 明显下降。

（五）酸碱失衡的判断方法

1. 分清酸碱失衡是原发的还是继发的（代偿）变化 酸碱失衡代偿必须遵循下述规律：

（1）HCO_3^-、PCO_2 任何一个变量的原发变化均可引起另一个变量的同向代偿变化，即原发 HCO_3^- 升高，必有代偿的 PCO_2 升高；原发 HCO_3^- 下降，必有代偿 PCO_2 下降。反之亦相同。

（2）原发酸碱失衡变化必大于酸碱代偿变化。

根据上述代偿规律，可以得出以下 3 个结论：①原发酸碱失衡决定了 pH 是偏碱抑或偏酸；②HCO_3^- 和 PCO_2 呈相反变化；必有混合性酸碱失衡存在；③PCO_2 和 HCO_3^- 明显异常同时伴 pH 正常，应考虑有混合性酸碱失衡存在。

牢记上述代偿规律和结论，对于正确判断酸碱失衡是极重要的。根据上述的代偿规律和结论，一般地说，单纯性酸碱失衡的 pH 是由原发失衡所决定的。如果 pH < 7.40，提示原发失衡可能为酸中毒；pH > 7.40，原发失衡可能为碱中毒。

2. 分析单纯性和混合性酸碱失衡 如下所述。

（1）$PaCO_2$ 升高同时伴 HCO_3^- 下降，肯定为呼酸并代酸。

（2）$PaCO_2$ 下降同时伴 HCO_3^- 升高，肯定为呼碱并代碱。

（3）$PaCO_2$ 和 HCO_3^- 明显异常同时伴 pH 正常，应考虑有混合性酸碱失衡的可能，进一步确诊可用单纯性酸碱失衡预计代偿公式。

正确认识混合性酸碱失衡的关键是要正确应用酸碱失衡预计代偿公式、AG 和潜在 HCO_3^-。目前在临床上所使用的酸碱失衡预计代偿公式较多，但要正确使用公式必须要遵从以下步骤：①必须首先通过动脉血 pH、PCO_2、HCO_3^- 3 个参数，并结合临床确定原发失衡；②根据原发失衡选用合适公式；③将公式计算所得结果与实测 HCO_3^- 或 PCO_2 相比作出判断。凡相比结果落在公式计算代偿范围内判断为单纯性酸碱失衡，落在范围外判断为混合性酸碱失衡；④若为并发高 AG 代酸的混合性酸碱失衡，则应计算潜在 HCO_3^-，将潜在 HCO_3^- 替代实测 HCO_3^- 与公式计算所得的预计 HCO_3^- 相比。

3. 用单纯性酸碱失衡预计代偿公式来判断 如下所述。

举例：pH 7.53、$PaCO_2$ 39mmHg、HCO_3^- 32mmol/L。分析：HCO_3^- 32 > 24mmol/L，提示有代碱可能。按代碱公式计算：$\triangle PaCO_2 = 0.9 \times \triangle HCO_3^- \pm 5 = 0.9 \times (32 - 24) \pm 5 = 7.2 \pm 5mmHg$，预计 $PaCO_2$ = 正常 $PaCO_2$ + $\triangle PaCO_2$ = 40 + 7.2 ± 5 = 47.2 ± 5 = 52.2 ~ 42.2mmHg，实测 $PaCO_2$ 39 < 42.2mmHg，提示：呼碱成立。虽然此时 $PaCO_2$ 39mmHg 在正常范围内，仍可诊断为在原发代碱的基础上并发相对呼碱。

4. 结合临床表现、病史综合判断 动脉血气分析虽对酸碱失衡的判断甚为重要，但单凭一张血气分析报告单作出的诊断，有时难免有错误的。为使诊断符合患者的情况，必须结合临床、其他检查及多次动脉血气分析的动态观察。

二、酸碱平衡

（一）酸碱平衡的基本概念

在正常生理状态下，血液的酸碱度，即 pH 经常维持在一个很狭小的范围内，即动脉血 pH 稳定在 7.35~7.45（平均 7.40）之间，此种稳定为酸碱平衡。如果体内酸与碱产生过多或不足，引起血液 pH 改变，此状态称酸碱失衡。凡是由原发 HCO_3^- 下降或 $PaCO_2$ 升高，引起 ［H^+］升高的病理生理过程称为酸中毒；凡是由原发 HCO_3^- 升高或 $PaCO_2$ 下降，引起 ［H^+］下降的病理生理过程称为碱中毒。而以 pH 正常又可分为酸血症或碱血症，pH < 7.35 为酸血症，pH > 7.45 为碱血症。

1. pH 和 ［H^+］ 体液酸碱度可用 pH 或 ［H^+］来表示。正常 pH 7.35~7.45（平均 7.40）；［H^+］为 35~45nmol/L（平均 40nmol/L）。pH 是 ［H^+］的负对数形式，即 $pH = \log\frac{1}{[H^+]}$，两者间负相关。在 pH7.35~7.45 范围内，两者近似于直线关系，即 pH 每变化 0.01 个单位，等于 ［H^+］往反方向变化 1nmol/L。

2. pH、$PaCO_2$ 和 HCO_3^- 之间的关系 人体体液中存在一系列重要的缓冲系统，根据等氢离子原则，只要通过测定任何一对缓冲系统的有关数据，即可分析体液的酸碱变化。碳酸氢盐缓冲系统是人体中唯一能自己更新的缓冲对，且在体内贮量丰富，HCO_3^- 反映酸碱变化的代谢成分，H_2CO_3 反映酸碱变化的呼吸成分，两者较易测定，故临床上常以测定 H_2CO_3/HCO_3^- 比值作为衡量体液酸碱平衡的主要指标。

pH、HCO_3^- 和 H_2CO_3 三者之间的关系可用 Henderson–Hasselbalch 公式（简称 H–H 公式）来表示：

$$pH = pK + \log\frac{[HCO_3^-]}{[H_2CO_3]}$$

因为 H_2CO_3 浓度是和被溶解在体内的 CO_2 浓度成正比，即 ［H_2CO_3］$= \alpha \cdot PCO_2$。因此上述公式可写成：

$$pH = pK + \log\frac{[HCO_3^-]}{\alpha \cdot PCO_2}$$

其中 pK = 6.1，a = 0.03mmol/（L·mmHg）。

从上述公式中可以看出：①pH 是随 HCO_3^- 和 PCO_2 两个变量变化而变化的变量；②pH 变化取决于 HCO_3^-/PCO_2 比值，并非单纯取决于 HCO_3^- 或 PCO_2 任何一个变量的绝对值。在人体内由于存在肺、肾、缓冲系统等多种防御机制，因此 HCO_3^- 或 PCO_2 任何一个变量的原发变化均可引起另一个变量的继发（代偿）变化，使 HCO_3^-/PCO_2 比值趋向正常，从而使 pH 亦趋向正常，但决不能使 pH 恢复到原有的正常水平。

（二）酸碱平衡调节

人体具有十分完善的酸碱平衡调节机制，主要由缓冲系统、肺调节、肾调节 3 部分组成，它们在酸碱平衡调节中起主要作用。

1. 缓冲系统 缓冲系统是人体对酸碱失衡调节的第一道防线，它的作用能使强酸变成弱酸，强碱变成弱碱，或者变成中性盐。由于缓冲系统容量有限，因此缓冲系统调节酸碱失衡的作用也是十分有限的。人体缓冲系统主要有以下 4 对缓冲对组成，即碳酸 – 碳酸氢盐（H_2CO_3 – HCO_3^-）、磷酸二氢钠 – 磷酸氢二钠（NaH_2PO_4 – Na_2HPO_4）、血浆蛋白系统（HPr – Pr^-）、血红蛋白系统。

（1）碳酸 – 碳酸氢盐系统（H_2CO_3 – HCO_3^-）：是人体中缓冲容量最大的缓冲对，在细胞内外液中均起作用，占全血缓冲能力的 53%，其中血浆占 35%，红细胞内占 18%。$H^+ + HCO_3 \rightarrow H_2CO_3 \rightarrow CO_2 \uparrow + H_2O$，$CO_2$ 可通过呼吸排出体外，从而使 HCO_3^-/H_2CO_3 比值趋向正常。

（2）磷酸二氢钠 – 磷酸氢二钠系统（NaH_2PO_4 – Na_2HPO_4）：在细胞外液中含量不多，缓冲作用小，只占全血缓冲能力的 3%，主要在肾脏排 H^+ 过程中起较大作用。

（3）血浆蛋白系统（HPr – Pr^-）：主要在血液中起缓冲作用，占全血缓冲能力的 7%。血浆蛋白作为阴离子而存在，因此血浆蛋白可以释放或接受 H^+ 而起缓冲作用。对 H^+ 调节作用是通过二氧化碳运输来完成的，当代谢产生的二氧化碳进入血浆后，Pr^- 可对 H_2CO_3 起缓冲作用，形成酸性更弱的蛋白酸（HPr）和 $NaHCO_3$。$NaHCO_3$ 又可成为 $NaHCO_3/H_2CO_3$ 缓冲对中的成分。

（4）血红蛋白缓冲对：它可分为氧合血红蛋白缓冲对（$HHbO_2$ – HbO_2^-）和还原血红蛋白缓冲对（HHb – Hb^-）两对，占全血缓冲能力的 35%。$HHbO_2$ 呈较弱酸性，可释放出较多的 H^+（$HHbO_2 \rightarrow H^+ + HbO_2^-$，pK = 6.08），HHb 呈弱碱性（HHb $\rightarrow H^+ + Hb^-$，pK = 7.93）。机体代谢产生的二氧化碳，在血液中以物理溶解（$\alpha \cdot PCO_2$）、化学结合（碳酸氢盐）形式及与 Hb 结合的氨基甲酸化合物形式运输。$HHbO_2$ 具弱酸性，在组织释放氧后成为弱碱性，有助于与二氧化碳反应过程中生成的 H^+ 相结合。组织产生的二氧化碳经弥散入红细胞内，然后通过以下两种形式运输和缓冲。①水合作用：CO_2 进入红细胞后，在碳酸酐酶（CA）作用下生成 H_2CO_3，随即解离出 HCO_3^- 和 H^+，经氯移作用排出；H^+ 与 Hb 结合成 HHb。②CO_2 与 Hb 形成氨基甲酸化合物，即 $HbNH_2 + CO_2 \rightarrow HbNHCOOH \rightarrow HbNHCOO^- + H^+$，此种反应不需要酶参与，且在生理 pH 范围内几乎完全电离，产生的 H^+ 则由 Hb 缓冲系统缓冲。机体代谢产生的 CO_2，其中 92% 是直接或间接由 Hb 所缓冲。

2. 肺的调节　如下所述。

（1）调节方式：肺在酸碱平衡调节中的作用是通过增加或减少肺泡通气量控制 CO_2 的排出量使血浆中 HCO_3^-/H_2CO_3 比值维持在 20 : 1 水平。正常情况下，若体内酸产生增多，H^+ 升高，肺则代偿性过度通气，CO_2 排出增多，致 pH 仍在正常范围；若体内碱过多，H^+ 降低，则呼吸浅慢，减少 CO_2 排出，维持 pH 在正常范围。肺泡通气量是受呼吸中枢控制的。延髓呼吸中枢接受来自中枢化学感受器和外周化学感受器的信息。中枢化学感受器位于延髓腹外侧浅表部位，接受脑脊液及脑间质液 H^+ 的刺激而兴奋呼吸，使肺泡通气量增加。它对 $PaCO_2$ 变动非常敏感，$PaCO_2$ 升高时，血浆 CO_2 弥散入脑脊液中，$CO_2 + H_2O \rightarrow H_2CO_3 \rightarrow H^+ + HCO_3^-$，升高 H^+ 刺激中枢化学感受器，使呼吸中枢兴奋引起肺泡通气量增加。由此可见，它不是 CO_2 本身的直接作用。但当 $PaCO_2$ 增高 >80mmHg 时，呼吸中枢反而受到抑制。外周化学感受器系指主动脉体和颈动脉体，HCO_3^- 降低、$PaCO_2$ 和 H^+ 升高均可使其受到刺激而增加肺泡通气量。例如代酸时 pH 由 7.4 降至 7.0 时，肺泡通气量由正常 5L/min 增到

30L/min。

（2）调节特点：肺脏调节作用发生快，但调节范围有限，当机体出现代谢性酸碱失衡时，肺在数分钟内即可代偿性增快或者减慢呼吸频率或幅度，以增加或减少 CO_2 排出。此种代偿可在数小时内达到高峰。但肺只能通过增加或减少 CO_2 排出来改变血浆中 H_2CO_3，故调节范围有限。

3. 肾脏调节　肾脏在酸碱平衡调节中起着很重要的作用，它是通过改变排酸或保碱量来维持血浆 HCO_3^- 浓度在正常范围内，维持血浆 pH 不变。

（1）调节方式：肾脏调节酸碱失衡的主要方式是排出 H^+ 和重吸收肾小球滤出液中的 HCO_3^-。由于普通膳食条件下，正常人体内酸性物质的产生量远远超过碱性物质的产生量，因此肾主要是针对固定酸负荷的调节。具体通过 HCO_3^- 重吸收、尿液的酸化和远端肾小管泌氨与 NH_4 生成 3 种途径排 H^+ 保 HCO_3^-。

HCO_3^- 重吸收：肾小球滤出的 HCO_3^- 约 90% 在肾近曲小管被重吸收，其中大部分是在这段起始的 1～2mm 处，即初段近曲小管相当于 S_1 和 S_2 段进行，其余 10% 的回收部分是在较远的节段，主要是在外髓集合管。HCO_3^- 重吸收是通过 H^+-Na^+ 交换机制，将肾小球滤液中的 Na^+ 重吸收，并与肾小管细胞中的 HCO_3^- 相结合生成 $NaHCO_3$，重吸收回血液循环。肾小管细胞中的 HCO_3^- 并不来自于肾小球滤液，而是来自肾小管细胞中 CO_2 和 H_2O 结合生成的 H_2CO_3。后者分解成 H^+ 与 HCO_3^-，其中 H^+ 被排出肾小管细胞入肾小球滤液，H^+ 又可与肾小管滤液中 $NaHCO_3$ 的 HCO_3^- 相结合生成 H_2CO_3，并转变为 CO_2 和 H_2O，CO_2 可扩散回到血液循环，H_2O 则成为终尿中的主要成分，由尿排出体外。此种将原尿中 $NaHCO_3$ 转变为 H_2CO_3 的过程，实质上是 H^+-Na^+ 交换形式下的 HCO_3^- 重吸收过程，在此过程中并无 CO_2 丢失。HCO_3^- 重吸收受多种因素影响，具体如下。①碳酸酐酶活性：肾小管上皮细胞的碳酸酐酶对 HCO_3^- 重吸收起着关键作用。动物实验证实，给予碳酸酐酶抑制剂后，尿液中可滴定酸明显减少，且肾小球滤液中 50% $NaHCO_3$ 不能被再吸收，而从尿液中排出。碳酸酐酶可以明显催化 $CO_2+H_2O \rightarrow H_2CO_3 \rightarrow H^++HCO_3^-$ 反应，肾小管上皮细胞，特别是近曲小管上皮细胞的刷状缘富含有碳酸酐酶，因此上述反应在此段明显加速。使用碳酸酐酶抑制剂后，上述反应被抑制，H_2CO_3 生成受限，断绝 H^+ 来源，H^+-Na^+ 交换无法进行，$NaHCO_3$ 再吸收减少。临床上应用碳酸酐酶抑制剂治疗代碱的机制也就在此。②$PaCO_2$：$PaCO_2$ 增高时，HCO_3^- 重吸收增加，临床上常见呼酸时 HCO_3^- 代偿性升高，是因 HCO_3^- 重吸收所致。③细胞外液容量减少：已有实验证明，细胞外液容量增多时，醛固酮分泌减少、尿钠排出增多、水分也随之排出增多；相反，当细胞外液容量减少时，醛固酮分泌增加，尿钠排出减少，除水分随之排出减少外，HCO_3^- 重吸收增加。

尿液的酸化：尿液的酸化主要是通过肾小管细胞内 H^+-Na^+ 交换机制，使肾小球滤液中 Na_2HPO_4 变成 NaH_2PO_4 的过程，该过程可使原尿的 pH 7.4 降为终尿 pH 4.4～6，故称尿液的酸化，当终尿 pH 4.4 时，所含 H^+ 可能比血浆多 1 000 倍。该过程是机体排泄可滴定酸的过程。但是通过磷酸缓冲系增加酸分泌的作用是有限的，一旦尿液 pH <5.0，实际上尿液中所有磷酸盐都已转变为 H_2PO_4，进一步发挥缓冲作用已不再可能。近端肾单位的酸化作用是通过近曲小管上皮细胞管腔膜的 Na^+-H^+ 交换完成的，Na^+-H^+ 交换所需的能量是由基侧膜 Na^+-K^+ATP 酶泵间接提供的。远端肾单位的酸化作用是由皮质集合管和髓质集合管

的润细胞承担。此细胞又称泌氢细胞，它并不能转运 Na^+，是一种非 Na^+ 依赖性酸碱调节，是借助于管腔膜 H^+ATP 酶泵向管腔中泌 H^+，同时重吸收等量 HCO_3^-。HCO_3^- 重吸收入血需与血 Cl^- 交换，是 $Cl^- - HCO_3^-$ 交换的结果。

远端肾小管泌氨与 NH_4^+ 生成：远端肾小管泌氨与 NH_4^+ 生成、排出是远端肾小管细胞重要的功能之一。此过程是 pH 依赖性的，酸中毒越重，尿排出 NH_4^+ 量越多。实际上是一强酸排泄的过程。因为远端肾小管泌氨率可能与尿的 H^+ 呈正比，尿越呈酸性，氨的分泌越快；尿越呈碱性，氨分泌越慢。所以氨的分泌率与尿的 pH 呈反比，氨的分泌越多，尿的 pH 越低，尿越呈酸性；反之，氨的分泌越少，尿的 pH 越高，尿越呈碱性。由此可见，正常远端肾小管泌氨作用，同样也是排酸或尿液酸化的过程。此过程，借助于 $Na^+ - H^+$ 交换和 H^+ATP 酶泵不断地泌 H^+，将来自肾小管细胞内谷氨酰胺及其他氨基酸的 NH_3 与来自肾小管滤液中 Cl^- 和来自肾小管细胞内 H^+ 结合成 NH_4Cl，并由终尿排出体外。

（2）调节特点：与肺的调节方式相比，肾脏调节酸碱平衡的特点如下。

慢而完善：肾脏调节酸碱平衡的功能完善，但作用缓慢，常需 72h 才能逐步完善，因此临床上常以代偿时间 3 天作为区分急性和慢性呼酸的依据。

调节酸的能力强：肾调节酸的能力大于调节碱的能力。肾在酸碱平衡中的调节作用是，一方面全部回收经肾小球滤出的 HCO_3^-，另一方面肾小管上皮细胞分泌 H^+ 与肾小管滤液中的 NH_3 或 HPO_4^{2-} 结合，形成 NH_4^+ 或可滴定酸（H_2PO_4）随尿排出。因此尿中排出的酸量 = 滴定酸 $+ NH_4^+ - HCO_3^-$。

远曲肾小管 $H^+ - Na^+$ 与 $K^+ - Na^+$ 交换机制：远曲肾小管除能分泌 H^+ 外，尚能分泌 K^+，K^+ 也可与原尿中 Na^+ 交换，称 $K^+ - Na^+$ 交换，这也是肾脏调节酸碱平衡的基本环节，两者之间始终存在着竞争机制，即当 $H^+ - Na^+$ 交换增多时，$K^+ - Na^+$ 交换必然减少；反之，$K^+ - Na^+$ 交换增多时，$H^+ - Na^+$ 交换也必然减少。由于上述竞争机制构成电解质紊乱与酸碱失衡之间的关系，即临床上常见的低钾碱中毒、碱中毒低钾和酸中毒高钾。①低钾碱中毒：低血钾时，$K^+ - Na^+$ 交换减少，$H^+ - Na^+$ 交换必然增多，$H^+ - Na^+$ 交换增多后，H^+ 排出增多，易引起碱中毒。②碱中毒低钾：碱中毒时，$H^+ - Na^+$ 交换减少，$K^+ - Na^+$ 交换必然增多，$K^+ - Na^+$ 交换增多后，K^+ 排出增多，血钾减低，容易出现低钾血症。③酸中毒高钾：酸中毒时，$H^+ - Na^+$ 交换增多，$K^+ - Na^+$ 交换必然减少，$K^+ - Na^+$ 交换减少后，K^+ 排出减少，血钾增高，出现高钾血症。

碳酸酐酶作用：碳酸酐酶活性降低时，肾小管分泌 H^+ 过程减弱，$H^+ - Na^+$ 交换减少，$K^+ - Na^+$ 交换必然增多，$K^+ - Na^+$ 交换增多后，K^+ 排出增多，血钾降低，如临床上应用碳酸酐酶抑制剂纠正代碱时，就会出现减少 H^+ 分泌，减少 $H^+ - Na^+$ 交换，同时 $K^+ - Na^+$ 交换增多，出现低钾酸中毒。而低钾又会引起碱中毒，因此在使用碳酸酐酶抑制剂纠正代碱时，应注意补钾。

（三）酸碱失衡类型及判断

传统认为，酸碱失衡类型仅有代酸、代碱、呼酸、呼碱、呼酸并代碱、呼酸并代酸、呼碱并代碱和呼碱并代酸 8 型。随着 AG 和潜在 HCO_3^- 概念在酸碱失衡领域应用，认为尚有以下几种酸碱失衡存在：①混合性代酸（高 AG 代酸 + 高 Cl^- 性代酸）；②代酸并代碱，包括高 AG 代酸并代碱和高 Cl^- 性代酸并代碱两型；③三重酸碱失衡（TABD），包括呼酸 + 代碱 +

高 AG 代酸（呼酸型 TABD）和呼碱 + 代碱 + 高 AG 代酸（呼碱型 TABD）两型。必须强调，迄今为止，在临床上只能对并发高 AG 代酸的 TABD 作出判断，而对伴有高 Cl^- 型代酸的 TABD，从理论上讲可以存在，但尚缺乏有效的判断手段。

1. 代酸　原发的血浆 HCO_3^- 减少称为代酸。临床上常按 AG 将代酸分为高 AG 型和高 Cl^- 型。不管何型代酸，其机体代偿作用和动脉血气特点相同；其不同点为：高 AG 型代酸 HCO_3^- 下降必有等量 AG 升高，而 Cl^- 不变，即 $\triangle HCO_3^- = \triangle AG$；高 Cl^- 型代酸 HCO_3^- 下降必有等量 Cl^- 升高，而 AG 不变，即 $\triangle - HCO_3^- = \triangle Cl^-$。

（1）机体代偿作用：代酸时，$[H^+]$ 的上升可刺激中枢和外周化学感受器，引起代偿性通气增加，其结果 $PaCO_2$ 下降。此种代偿完全需 12～24h。代酸预计代偿公式为 $PaCO_2 = 1.5 \times HCO_3^- + 8 \pm 2$。其代偿极限为 $PaCO_2$ 10mmHg。

（2）动脉血气和血电解质变化特点：①HCO_3^- 原发下降；②PCO_2 代偿性下降，且符合 $PCO_2 = 1.5 \times HCO_3^- + 8 \pm 2$；③pH 下降；④血 K^+ 升高或正常；⑤血 Cl^-：高 AG 型代酸时，血 Cl^- 正常，高 Cl^- 型代酸时，血 Cl^- 升高；⑥血 Na^+ 下降或正常；⑦AG：高 Cl^- 型代酸时 AG 正常，高 AG 型代酸时 AG 升高；⑧PaO_2 常正常。

2. 代碱　原发的血浆 HCO_3^- 升高称为代碱。

（1）机体代偿作用：代碱时，由于 pH 升高，$[H^+]$ 下降，抑制了中枢和外周化学感受器，使通气减弱，$PaCO_2$ 升高。以往认为代碱的呼吸代偿无明显规律，特别是低钾碱中毒常见不到呼吸代偿。其预计代偿公式为：$\triangle PaCO_2 = 0.9 \times \triangle HCO_3^- \pm 5$。其代偿完全时间为 12～24h，代偿极限为 $PaCO_2$ 55mmHg。

（2）动脉血气和血电解质变化特点：①HCO_3^- 原发升高；②PCO_2 代偿性升高，且符合 $PaCO_2 = $ 正常 $PaCO_2 + 0.9 \times \triangle HCO_3^- \pm 5$；③pH 升高；④血 K^+ 下降或正常；⑤血 Cl^- 下降；⑥血 Na^+ 下降或正常；⑦AG 正常或轻度升高；⑧PaO_2 常正常。

3. 呼酸　原发的 PCO_2 升高称呼酸。

（1）机体代偿作用：呼酸时机体可通过缓冲对系统、细胞内外离子交换、肾脏代偿等机制，使 HCO_3^- 代偿性升高。即使机体发挥最大代偿能力，但 HCO_3^- 升高始终不能超过原发 PCO_2 升高，即 HCO_3^-/PCO_2 比值肯定要下降（即 ≤0.6，pH <7.4）。又由于呼酸代偿主要靠肾脏代偿，因肾脏代偿作用发挥完全较缓慢，因此临床上按呼酸发生时间将其分为急性和慢性两型。呼酸 3 天以内为急性呼酸，3 天以上者为慢性呼酸。第三军医大学新桥医院研究表明，在慢性呼酸代偿程度为 PCO_2 每升高 1mmHg，可引起 HCO_3^- 代偿性升高约 0.3mmol/L，即国人慢性呼酸公式为：$\triangle HCO_3^- = 0.35 \times \triangle PCO_2 \pm 5.58$；其代偿极限为 $HCO_3^- < 42 \sim 45$mmol/L。急性呼酸时最大代偿程度为 HCO_3^- 升高 3～4mmol/L，即 HCO_3^- 代偿极限 30mmol/L。

（2）动脉血气和血电解质变化特点：①$PaCO_2$ 原发性升高；②HCO_3^- 代偿性升高，但慢性呼酸必须符合预计 $HCO_3^- = 24 + 0.35 \times \triangle PaCO_2 \pm 5.58$ 范围内；急性呼酸 $HCO_3^- < $ 30mmol/L；③pH 下降；④血 K^+ 升高或正常；⑤血 Cl^- 下降；⑥血 Na^+ 升高或正常；⑦AG 正常；⑧PaO_2 下降，<60mmHg，严重时 $PaO_2 < 40$mmHg。

4. 呼碱　原发的 PCO_2 下降称呼碱。

（1）机体代偿作用：一旦发生呼碱，机体通过缓冲对系统、细胞内外离子交换、肾脏

代偿等机制使血 HCO_3^- 代偿性下降，其中肾脏减少 HCO_3^- 重吸收，增加尿液排 HCO_3^- 是主要的代偿机制。代偿完全约需 3 天。因此呼碱 3 天以内为急性呼碱，3 天以上者为慢性呼碱。第三军医大学新桥医院研究表明，慢性呼碱的代偿程度为 PCO_2 每降低 1mmHg，可使 HCO_3^- 代偿性降低 0.49mmol/L，即国人慢性呼碱预计代偿公式为：$\triangle HCO_3^- = 0.49 \times \triangle PCO_2 \pm 1.72$，其代偿极限为 HCO_3^- 12～15mmol/L。急性呼碱预计代偿公式为：$\triangle HCO_3^- = 0.2 \times \triangle PCO_2 \pm 2.5$，其代偿极限为 18mmol/L。

（2）动脉血气和血电解质变化特点：①$PaCO_2$ 原发下降；②HCO_3^- 代偿性下降，但慢性呼碱必须符合 $HCO_3^- = 24 + 0.49 \times \triangle PaCO_2 \pm 1.72$ 范围内，急性呼碱符合 $HCO_3^- = 24 + 0.2 \times \triangle PCO_2 \pm 2.5$ 范围内；③pH 升高；④血 K^+ 下降或正常；⑤血 Cl^- 升高；⑥血 Na^+ 正常或下降；⑦AG 正常或轻度升高；⑧PaO_2 下降，常低于 60mmHg。

5. 混合性代酸　此型失衡为高 AG 代酸并高 Cl^- 型代酸。其动脉血气特点与单纯性代酸完全相同，pH 下降、HCO_3^- 原发下降、PCO_2 代偿性下降，且符合 $PCO_2 = 1.5 \times HCO_3^- + 8 \pm 2$。但检测 AG 可揭示此型酸碱失衡存在。单纯性高 Cl^- 型代酸符合 Cl^- 升高数（$\triangle Cl^-$）＝ HCO_3^- 下降数（$\triangle HCO_3^-$），若在此基础上再并发高 AG 代酸，HCO_3^- 继续下降数（$\triangle HCO_3^-$）＝ AG 升高数（$\triangle AG$），其结果为 $\triangle HCO_3^- = \triangle Cl^- + \triangle AG$。因此一旦出现 AG 升高时伴有 $\triangle HCO_3^- > \triangle Cl^-$ 或 $\triangle AG < \triangle HCO_3^-$，应考虑混合性代酸存在的可能。

6. 代碱并代酸　此型失衡的动脉血气变化复杂。pH、HCO_3^-、PCO_2 均可表现为升高、正常或降低，主要取决于两种原发失衡的相对严重程度，按 AG 正常与否，可分为 AG 升高型及 AG 正常型两型。

（1）AG 升高型：此型失衡为代碱并高 AG 代酸，AG 及潜在 HCO_3^- 是揭示此型失衡的重要指标。高 AG 型代酸时，$\triangle AG \uparrow = \triangle HCO_3^- \downarrow$，$Cl^-$ 不变。而代碱时，$\triangle HCO_3^- \uparrow = \triangle Cl^- \downarrow$，AG 不变。当两者同时存在时，则 $\triangle HCO_3^- = \triangle AG + \triangle Cl^-$；而潜在 HCO_3^- ＝实测 $HCO_3^- + \triangle AG$ 必大于正常 HCO_3^-（24mmol/L）；$\triangle HCO_3^- < \triangle AG$。当代碱严重时，AG 升高同时并不伴有 HCO_3^- 下降，HCO_3^- 反而升高。相反当高 AG 型代酸严重时，HCO_3^- 下降可与 Cl^- 下降同时存在。

（2）AG 正常型：此型失衡为代碱并高 Cl^- 型代酸。在临床上较难识别，在很大程度依赖详尽的病史。例如急性胃肠炎患者同时存在腹泻和呕吐，腹泻可引起高 Cl^- 型代酸；呕吐可引起低 K^+ 低 Cl^- 代碱。详尽病史及低钾血症存在可以帮助我们作出较正确的判断。

7. 呼酸并代酸　急性和慢性呼酸复合不适当 HCO_3^- 下降或者代酸复合不适当 PCO_2 升高，均可称为呼酸并发代酸。

（1）动脉血气与血电解质变化特点：①$PaCO_2$ 原发升高；②HCO_3^- 升高、下降、正常均可，以下降或正常多见，但必须符合实测 $HCO_3^- < 24 + 0.35 \times \triangle PaCO_2 - 5.58$；③pH 极度下降；④血 K^+ 升高；⑤血 Cl^- 下降、正常或升高均可，但以正常或升高多见；⑥血 Na^+ 正常或下降；⑦AG 升高；⑧PaO_2 下降，常 <60mmHg。

（2）临床上常见组合：①PCO_2 升高（>40mmHg），HCO_3^- 下降（≤24mmol/L），即所谓 PCO_2 升高同时伴 HCO_3^- 下降，肯定为呼酸并代酸。②PCO_2 升高伴 HCO_3^- 升高，但符合 $HCO_3^- <$ 正常 HCO_3^-（24mmol/L）$+ 0.35 \times \triangle PCO_2 - 5.58$。此时需要结合临床综合判断，若起病时间不足 3 天，应考虑为单纯呼酸；若起病时间超过 3 天，应考虑为呼酸并相对代酸。

③HCO$_3^-$ 下降伴 PCO$_2$ 下降，但符合 PCO$_2$ > 1.5 × HCO$_3^-$ + 8 + 2，即所谓代酸并相对呼酸。上述代酸若为高 AG 型代酸，那么 AG 升高常是揭示并发代酸的重要指标。

8. 呼酸并代碱　急性和慢性呼酸复合不适当升高的 HCO$_3^-$ 或代碱复合不适当升高的 PCO$_2$ 均可诊断呼酸并代碱。其动脉血气特点为 PCO$_2$ 升高，HCO$_3^-$ 升高，pH 升高、下降、正常均可。其 pH 主要取决于呼酸与代碱成分的相对严重程度。若两者相等，pH 正常；若以呼酸为主，则 pH 下降；若以代碱为主，pH 升高。

（1）动脉血气及血电解质变化特点：①PaCO$_2$ 原发升高。②HCO$_3^-$ 升高，且必须符合实测 HCO$_3^-$ > 24 + 0.35 × △PaCO$_2$ + 5.58。但必须牢记，慢性呼酸最大代偿能力是 HCO$_3^-$ 42 ~ 45mmol/L，因此当 HCO$_3^-$ > 45mmol/L 时不管 pH 正常与否，均可诊断为慢性呼酸并代碱。③pH 升高、正常、下降均可，其 pH 正常与否只要取决于两种酸碱失衡相对严重程度，但多见于下降或正常。④血 K$^+$ 下降或正常。⑤血 Cl$^-$ 严重下降。⑥血 Na$^+$ 下降或正常。⑦AG 正常或轻度升高。⑧PaO$_2$ 下降。

（2）临床上常见情况：①急性呼酸时，只要 HCO$_3^-$ > 30mmol/L，即可诊断急性呼酸并代碱。②慢性呼酸为主时，PCO$_2$ 原发升高，HCO$_3^-$ 代偿升高，且符合 HCO$_3^-$ > 正常 HCO$_3^-$（24mmol/L）+ 0.35 × △PCO$_2$ + 5.58，或 HCO$_3^-$ > 45mmol/L，pH 下降或正常。③代碱为主时，HCO$_3^-$ 原发升高，PCO$_2$ 代偿升高，且符合 PCO$_2$ > 正常 PCO$_2$（40mmHg）+ 0.9 × △HCO$_3^-$ + 5 或 PCO$_2$ > 55mmHg，pH 升高或正常。

9. 呼碱并代酸　呼碱伴有不适当下降的 HCO$_3^-$ 或代酸伴有不适当下降的 PCO$_2$，即可诊断为呼碱并代酸。

（1）动脉血气特点：PCO$_2$ 下降，HCO$_3^-$ 下降，pH 下降、升高、正常均可。其 pH 主要取决于呼碱与代酸的相对严重程度。

（2）临床上常见情况：①以呼碱为主的重度失衡：pH 升高，PCO$_2$ 下降，HCO$_3^-$ 下降且符合：急性为 HCO$_3^-$ > 正常 HCO$_3^-$（24mmol/L）+ 0.2 × △PCO$_2$ - 2.5；慢性为 HCO$_3^-$ > 正常 HCO$_3^-$（24mmol/L）+ 0.49 × △PCO$_2$ - 1.72。②以呼碱为主的轻度失衡或代酸为主的失衡：pH 正常或下降，HCO$_3^-$ 下降，PCO$_2$ 下降且符合 PCO$_2$ < 1.5 × HCO$_3^-$ + 8 - 2。此型失衡并发的代酸常为高 AG 代酸，因此 AG 升高是揭示并发高 AG 代酸的重要指标。

10. 呼碱并代碱　呼碱伴有不适当的 HCO$_3^-$ 变化，或代碱伴有不适当 PCO$_2$ 变化均可诊断呼碱并代碱，共存的呼碱和代碱可引起严重碱血症，预后较差。据 Wilson 报道，pH 7.60 ~ 7.64 时死亡率为 65%；pH > 7.64 死亡率为 90%。临床常见为 I 型呼吸衰竭患者在原有的呼碱基础上，不适当使用碱性药物、排钾利尿剂、肾上腺糖皮质激素和脱水剂等医源性因素存在，常可在缺氧伴有呼碱基础上并代碱。但少数患者也可见于 II 型呼吸衰竭呼酸患者，由于使用机械通气治疗排出 CO$_2$ 过多、过快，或呼吸衰竭患者经有效治疗后 CO$_2$ 排出而未能注意及时补钾，而引起呼碱或呼碱并代碱，即 CO$_2$ 排出后碱中毒。

（1）动脉血气和血电解质变化特点：①PaCO$_2$ 下降、正常和升高均可，但多见于下降或正常；②HCO$_3^-$ 升高、正常和下降均可，但多见于升高或正常；③pH 极度升高；④血 K$^+$ 下降；⑤血 Cl$^-$ 下降或正常；⑥血 Na$^+$ 下降或正常；⑦AG 正常或轻度升高；⑧PaO$_2$ 下降，常 < 60mmHg。

（2）临床上常见情况：①PCO$_2$ 下降（< 40mmHg），同时伴有 HCO$_3^-$ 升高（> 24mmol/

L），肯定为呼碱并代碱。②PCO_2 下降，HCO_3^- 轻度下降或正常，且符合急性：$HCO_3^- >$ 正常 HCO_3^-（24）$+0.2 \times \triangle PCO_2 + 2.5$；慢性：$HCO_3^- >$ 正常 HCO_3^-（24）$+0.49 \times \triangle PCO_2 + 1.72$，即所谓呼碱并相对代碱。③$HCO_3^-$ 升高并 PCO_2 轻度升高或正常，且符合 $PCO_2 <$ 正常 PCO_2（40）$+0.9 \times \triangle HCO_3^- - 5$，即所谓代碱并相对呼碱。

11. 三重酸碱失衡（TABD）　　TABD 是指同时混合存在 3 种原发失衡，即一种呼吸性酸碱失衡 + 代碱 + 高 AG 代酸。

（1）三重酸碱失衡类型：三重酸碱失衡因并发的呼吸性酸碱失衡不同，可分为呼酸型 TABD 和呼碱型 TABD 两型。AG 及潜在 HCO_3^- 是揭示 TABD 存在的重要指标。必须指出，至今为止在临床上只能对并发高 AG 代酸的 TABD 作出诊断；而对并有高 Cl^- 型代酸的 TABD，从理论上肯定存在，但尚缺乏有效诊断手段。

呼酸型 TABD：呼酸 + 代碱 + 高 AG 代酸。其动脉血气和血电解质特点为：①pH 下降、正常均可，少见升高；②PCO_2 升高；③HCO_3^- 升高或正常；④AG 升高，$\triangle AG \neq \triangle HCO_3^-$；⑤潜在 $HCO_3^- =$ 实测 $HCO_3^- + \triangle AG >$ 正常 HCO_3^-（24）$+0.35 \times \triangle PCO_2 + 5.58$；⑥血 K^+ 正常或升高；⑦血 Na^+ 正常或下降；⑧血 Cl^- 正常或下降；⑨PaO_2 下降，常低于 60mmHg。

呼碱型 TABD：呼碱 + 代碱 + 高 AG 型代酸。其动脉血气和血电解质特点为：①pH 升高、正常，少见下降；②PCO_2 下降；③HCO_3^- 下降或正常；④AG 升高，$\triangle AG \neq \triangle HCO_3^-$；⑤潜在 $HCO_3^- =$ 实测 $HCO_3^- + \triangle AG >$ 正常 HCO_3^-（24）$+0.49 \times \triangle PCO_2 + 1.72$；⑥血 K^+ 正常或下降；⑦血 Na^+ 正常或下降；⑧血 Cl^- 升高、正常、下降均可；⑨PaO_2 下降，常低于 60mmHg。

（2）三重酸碱失衡的判断：TABD 的判断必须联合使用预计代偿公式、AG 和潜在 HCO_3^-。其判断步骤可分为以下 3 步：①首先确定呼吸性酸碱失衡类型，选用呼酸抑或呼碱预计代偿公式，计算 HCO_3^- 代偿范围。②计算 AG，判断是否并发高 AG 代酸。TABD 中代酸一定为高 AG 代酸。③应用潜在 HCO_3^- 判断代碱，即将潜在 HCO_3^- 与呼酸抑或呼碱预计代偿公式计算所得 HCO_3^- 代偿范围相比。

虽然在临床上往往存在两种情况：①不使用潜在 HCO_3^-，仅使用实测 HCO_3^- 即可检出 TABD 中代碱存在；②必须使用潜在 HCO_3^- 才能检出 TABD 中代碱存在。但为了避免漏检 TABD，我们主张常规使用潜在 HCO_3^-。

（四）酸碱失衡的处理

1. 酸碱失衡的防治原则　　如下所述。

（1）积极治疗原发疾病和诱发因素，如糖尿病、休克、COPD、缺氧、呕吐、腹泻、感染等。因为这些原发疾病和因素是引起和加重酸碱失衡的主要因素。

（2）针对不同酸碱失衡类型及 pH，确定补充碱性或酸性药物。

（3）兼顾水、电解质紊乱的纠正：因为酸碱失衡常与水、电解质紊乱同时存在，且相互影响。

（4）维护肺脏、肾脏等主要酸碱调节器官功能。

2. 呼酸的处理　　如下所述。

（1）对呼酸处理原则：通畅气道，尽快解除 CO_2 潴留，随着 PCO_2 下降、pH 随之趋向正常。

（2）补碱性药物原则：原则上不需要补碱性药物，但 pH < 7.20 时，为了减轻酸血症对机体的损害，可以适当补给 5% $NaHCO_3$，一次量为 40~60mL，以后再根据动脉血气分析结果酌情补充。只要将 pH 升至 7.20 以上即可。因为只有在 pH < 7.20 时，酸血症对机体有四大危害作用：①心肌收缩力下降，使心力衰竭不易纠正；②心肌室颤阈下降，易引起心室纤颤。再加上酸血症伴高钾血症存在，更容易引起心室纤颤；③外周血管对心血活性药物敏感性下降，一旦发生休克不易纠正；④支气管对支气管解痉药物的敏感性下降，气道痉挛不易解除，CO_2 潴留得不到纠正。鉴于上述情况，在 pH < 7.20 时应补给碱性药物。但切记酸血症对机体危害的 pH 在 7.20 以下。呼酸并代酸时，由于同时存在代酸，补碱性药物的量可适当加大。但必须要在 pH < 7.20 时，一次补 5% $NaHCO_3$ 量控制在 80~100mL 即可，以后再根据动脉血气分析结果酌情处理。

（3）纠正低氧血症：呼酸往往与低氧血症同时存在，应尽快纠正低氧血症，最好将 PaO_2 升至 60mmHg 以上。临床上常出现肺性脑病患者经治疗后，CO_2 潴留减轻并不明显，但只要 PaO_2 升高，>60mmHg，患者常可清醒。

（4）应注意区分急性和慢性呼酸、慢性呼酸急性加剧。

（5）严防 CO_2 排出后碱中毒：特别是使用机械通气治疗时不宜通气量过大，CO_2 排出过多过快。

（6）注意高血钾对心脏的损害：严重酸中毒可因细胞内外离子交换，而出现细胞外液 K^+ 骤升，即为酸中毒高钾血症。

3. 呼碱的处理　对于此型失衡的处理原则是治疗原发病，注意纠正缺氧，对于呼碱不需特殊处理。值得注意的是：呼碱必伴有代偿性 HCO_3^- 下降，此时若将 HCO_3^- 代偿性下降误认为代酸，而不适当补碱性药物，势必造成在原有呼碱基础上再并发代碱。因此，我们认为在危重患者救治过程中，切忌单凭 HCO_3^- 或二氧化碳结合力下降作为补碱性药物的依据，特别是在基层医疗单位，无动脉血气分析检查，单凭血电解质来判断时，一定要结合临床综合分析血 K^+、Cl^-、Na^+ 和 HCO_3^-。若 HCO_3^- 下降同时伴有血 K^+ 下降，应想到呼碱的可能，不应再补碱性药物。牢记"低钾碱中毒，碱中毒并低钾"这一规律。

4. 代酸的处理　应在积极治疗原发疾病的同时，注意维持 pH 相对正常范围，尽快解除酸血症对机体的危害。其补碱性药物的原则为：轻度代酸（pH > 7.20）可以不补碱性药物；当 pH < 7.20 时，一次补 5% $NaHCO_3$ 量控制在 250mL 以内即可，以后再根据动脉血气分析结果酌情处理。严重酸血症时常伴有高钾血症，应注意预防和处理。

5. 代碱的处理　如下所述。

（1）治疗原则：危重患者的碱中毒可见于呼酸并代碱、呼碱、呼碱并代碱、代碱和呼碱型三重酸碱失衡（呼碱型 TABD）5 种类型。轻度碱中毒对于危重患者来说并无严重的不良后果，但是严重碱中毒，特别是伴有严重缺氧时可成为危重患者直接致死的原因。通常，其中代碱大部分是医源性引起的，临床上应注意预防。而对于呼碱不需要特殊处理，但应注意以下两点：①此型失衡常伴有缺氧，因此对此型失衡处理应是在治疗原发疾病同时，注意纠正缺氧即可；②此型失衡也可见于原有呼酸治疗后，特别是机械通气治疗时 CO_2 排出过快，即 CO_2 排出后碱中毒。因此在危重患者治疗中应注意不要 CO_2 排出过多。

对于混合性酸碱失衡所致的碱中毒，应按混合性酸碱失衡处理原则治疗。实际临床上需要用药物纠正的碱中毒，仅见于代碱或碱血症严重且伴有代碱的混合性酸碱失衡。

（2）常用的药物治疗。

补氯化钾：这既是纠正代碱，又是预防代碱最常用、有效的措施。口服和静脉滴注均可。肺心病患者只要尿量≥500mL，常规补氯化钾每日 3～4.5g，一旦发生低钾碱中毒，宜用静脉补氯化钾，500mL 静脉补液中加 10% 氯化钾 15mL。

补盐酸精氨酸：使用盐酸精氨酸纠正碱中毒的主要机制是其中的盐酸（HCl）发挥了作用。10g 盐酸精氨酸含有 48mmol H^+ 和 Cl^-。使用方法：10～20g 盐酸精氨酸加入 5% 或 10% 葡萄糖液 500mL 中，静脉滴注。

补乙酰唑胺（醋氮酰胺）：此药是碳酸酐酶抑制剂，主要作用于远端肾小管，H^+ 的生成和分泌减少，导致 H^+ – Na^+ 交换减少，从而使尿液中排出 Na^+ 和 HCO_3^- 增多。同时也可增加排 K^+ 量，加重低钾血症。因此，在临床使用时注意补氯化钾。另外，也应注意到乙酰唑胺可以干扰红细胞内碳酸酐酶的活性，影响 $CO_2 + H_2O \rightarrow H_2CO_3$，引起体内 CO_2 潴留加重。因此在通气功能严重障碍、CO_2 潴留明显的危重病例中，不宜使用乙酰唑胺。使用方法：乙酰唑胺每次 0.25g，每日 1～2 次，连用 2 天即可。

补氯化铵：在临床上常将氯化铵作为祛痰药使用。用于纠正碱中毒的机制是此药进入体内后可产生 H^+，即 $NH_4Cl \rightarrow Cl^- + NH_4^+$，$2NH_4^+ + CO_2 \rightarrow CO(NH_2)_2 + 2H^+ + 2H_2O$，产生的 H^+ 可起到酸化体液，纠正碱中毒的作用。但 NH_4^+ 仅在肝脏内可与 CO_2 相结合转化为尿素，尿素从尿中排出。因此，当肝脏功能不好时忌用 NH_4Cl，以免血 NH_3 积聚，引起肝性脑病（肝昏迷）。使用方法：NH_4Cl 口服每次 0.6g，每日 3 次。

使用稀盐酸：可从中心静脉缓慢滴注 HCl 0.1mol/L，每次 500mL。临床上也可用口服稀盐酸或胃蛋白酶合剂。

6. 混合性酸碱失衡的处理　对于混合性酸碱失衡处理的原则：治疗原发疾病，纠正原发酸碱失衡，维持 pH 相对正常，不宜补过多的碱性或酸性药物。

（1）积极治疗原发疾病：混合性酸碱失衡常见于危重患者，是危重患者重要的并发症，有时常可成为危重患者致死的直接原因，原发疾病不解除，酸碱失衡很难纠正。因此在危重患者救治中一定要积极治疗原发疾病，同时兼顾混合性酸碱失衡的处理，特别要注意维护肺脏、肾脏等重要的酸碱调节脏器的功能。

（2）同时纠正 2 种或 3 种原发酸碱失衡：混合性酸碱失衡是同时存在 2 种或 3 种原发酸碱失衡，因此在处理时应同时兼顾 2 种或 3 种原发酸碱失衡，针对不同原发失衡采取不同的治疗措施。

（3）维持 pH 在相对正常范围：不宜补过多的酸性或碱性药物。混合性酸碱失衡患者，只要 pH 在相对正常范围，不必补碱性或酸性药物，仅需要积极地治疗原发疾病，只要原发疾病纠正了，混合性酸碱失衡就自行缓解。因为酸碱失衡时对机体的损害主要是由于血 pH 过度异常所致，补碱性药物或酸性药物的目的也只能纠正其 pH 值，并不能治疗原发疾病。因此只要 pH 在相对正常范围，不必补过多碱性或酸性药物。只有在以下两种情况时可适当补一些碱性或酸性药物。

补碱性药物的原则：当 pH < 7.20 时，可在积极治疗原发病同时适当补一些碱性药物，特别是混合性酸时，高 AG 型代酸和高 Cl^- 型代酸复合，补碱量可适当多一些。

补酸性药物的原则：一般情况下，混合性酸碱失衡不必补酸性药物，即使是 pH 升高较为明显的呼碱并代碱。但应注意以下 3 点：①对并发呼碱的混合性酸碱失衡中呼碱不需特殊处理，只要原发疾病纠正，呼碱自然好转；②对混合性酸碱失衡中代碱处理应以预防为主，因为代碱绝大部分是医源性所造成的，所以要慎用碱性药物、排钾利尿剂、肾上腺糖皮质激素，但应注意补钾；③对于严重碱血症的混合性酸碱失衡，常见于呼碱并代碱，应尽快将碱性 pH 降下来。

（4）兼顾纠正电解质紊乱：混合性酸碱失衡常同时存在严重电解质紊乱，其中 HCO_3^- 和 Cl^- 变化与 CO_2 变化有关，不需特殊处理。临床上要重视对低 K^+、低 Na^+ 的纠正。

（5）注意纠正低氧血症：危重患者并发混合性酸碱失衡时，常存在低氧血症，特别是伴有呼吸性酸碱失衡的患者，常可存在严重的低氧血症。

三、电解质平衡

水、电解质和酸碱平衡是维持人体内环境稳定的 3 个重要因素，它们相互影响、相互制约，具有维持内环境稳定、保障生命的作用。机体电解质的主要功能为：①维持体液的渗透压平衡和酸碱平衡；②维持神经、肌肉、心肌细胞的静息电位，并参与其动作电位的形成；③参与新陈代谢和生理功能活动。人体电解质平衡对于维持上述功能至关重要，本节主要就电解质分布、调节、生理功能及常见电解质紊乱作一介绍。

（一）电解质分布与调节

电解质分布依细胞内、外液及各种不同体液，所含的浓度不尽相同。了解电解质在不同部位体液中的含量，有助于分析和判断不同部位体液丢失后电解质丢失的情况，为及时补充所缺电解质提供依据。然而，现有的常规方法尚不能测定细胞内液电解质的含量，故常以血清的电解质数值代表细胞内液的电解质含量；并以此作为判断、纠正电解质紊乱的依据。在相当程度上限制了对细胞内液电解质真实含量的了解，尤其是对那些主要存在于细胞内液的电解质，如细胞内液钾含量由血浆或血清钾含量测定所代替，血浆或血清钾含量降低不能完全代表细胞内缺 K^+ 的状况，血清 K^+ 增高也不能代表细胞内一定高 K^+。在判断与纠正高、低血钾时，必须综合判断，全面考虑。

1. 电解质分布　如下所述。

（1）细胞内、外液：细胞内、外液电解质分布差异是由于细胞代谢产生能量维持细胞膜"离子泵"作用的结果。病理情况下能源不足，"离子泵"功能障碍，细胞内外液离子可以重新分布，如库血中"钠泵"作用被阻滞，细胞内、外的 K^+ 和 Na^+ 相互弥散，血浆 K^+ 含量明显升高，故高血钾患者不易多使用库血，其确切机制尚待探讨。①细胞外液：主要阳离子是 Na^+，约占体内总钠含量的 90%；其余为少量 K^+、Ca^{2+}、Mg^{2+} 等；主要阴离子为 Cl^- 和 HCO_3^-。②细胞内液：主要阳离子是 K^+，浓度为 $150 \sim 160 mmol/L$，约占体内总钾含量的 98%，是细胞外钾浓度的 30 余倍，其余为 Na^+、Ig^{2+}；主要阴离子为磷酸盐（BH-PO_4），蛋白质占主要成分，少量硫酸盐（BSO_4）；Cl^- 只在少数组织细胞内含微量，而大多数组织细胞内缺如，因为 Cl^- 不易渗入细胞内。虽然细胞内、外液电解质分布种类不尽相同，但以 mEq/L 为单位，任何部位体液内阴、阳离子总数必须相等，这就是所谓的电中性规律。电解质在细胞外液的浓度可以通过化学的方法测得，故以细胞外液，即血浆或血清电解质含量为例。

（2）组织间液：组织间液电解质含量与细胞外液或血浆极为相似，唯一重要区别在于蛋白质的含量不同。正常血浆蛋白质含量是 70g/L，而组织间液仅为 0.05% ~ 0.35%，原因是蛋白质不易透过毛细血管。其他电解质浓度稍有差异，即血浆内钠离子浓度稍高于组织间液，而血浆内氯离子浓度稍低于组织间液。

（3）胃肠分泌液：胃肠道各段分泌液所含电解质的浓度不同。胃液中，H^+ 为主要阳离子，Cl^- 为主要阴离子；小肠液中，Na^+ 为主要阳离子，HCO_3^- 为主要阴离子。胃肠道各段分泌液均含一定量的 K^+，一般胃液中钾的浓度比血清高 2 ~ 5 倍，小肠液电解质中钾的浓度则与血清大致相等。

由于胃肠道各段分泌液中电解质浓度很不一致，当大量丢失胃肠液后，依据所丢失胃肠道各段分泌液的不同，丢失电解质的类别也不同。如大量丢失胃液后，损失较多的是 H^+ 与 Cl^-，而丢失大量肠液后，损失较多的是 HCO_3^- 与 Na^+；两者丢失均可造成不同程度 K^+ 丢失。因此，临床上多依照所丢失胃肠分泌液的部位和数量，判断和估价电解质紊乱的性质和程度，并作相应的处理。

（4）尿液：主要以排 Na^+ 和 K^+ 为主，其中排 K^+ 的意义尤为突出，因为人体丢失 K^+ 主要途径是通过尿液。

（5）汗液：分显性排汗和非显性排汗。非显性排汗以排水为主，电解质含量甚微，可以只当作丢失水分看待；显性排汗是汗腺活动的结果，虽然含有 Na^+、K^+、Cl^-，但以排 Na^+、Cl^- 为主，浓度是 10 ~ 70mmol/L，仅含少量 K^+。

2. 电解质的需要量与调节　如下所述。

（1）钠：Na^+ 为细胞外液中重要阳离子，占细胞外液中总阳离子的 90% 以上。Na^+ 对细胞外液渗透压、体液分布、阴阳离子平衡与酸碱平衡方面，具有重要作用。正常血清 Na^+ 为 134 ~ 145mmol/L，平均 142mmol/L。正常人每日钠的需要量约为 6.0g，从普通饮食中获得的钠足以维持。Na^+ 主要由尿液中排出，少量由汗和粪便中排出。人体保留钠的能力较强，排钠的原则是少食少排、多食多排；禁食后，如完全停止钠的摄入，2 天后钠的排出可减至最低限度。

（2）钾：正常血清 K^+ 3.5 ~ 5.5mmol/L，平均 4.0 ~ 4.5mmol/L。正常人每日需要钾量为 80mmol，相当于 KCl 6g。动、植物食物和水中均含有足量的钾，一般不致缺乏。85% ~ 90% 的 K^+ 由尿中排出，其余由粪便排出，仅微量由汗排出。人体保留钾的能力远不如保钠的能力强，K^+ 不断由尿中排出后，当 K^+ 摄入不足时，钾的丢失仍继续进行，每日有 30 ~ 50mmol 的 K^+ 由尿中排出，最终导致低血钾。临床上，多数危重患者摄食少，发生低血钾的机会远比发生低血钠的机会多，原因就在于机体对钾的排泄原则是不食仍排。

（3）钙：正常血清钙 2.25 ~ 2.75mmol/L。血清钙 50% 以游离状态存在，是维持生理作用的主要部分；另外 50% 与蛋白质结合。正常人每日需钙量尚未查到准确记载，但 500mL 牛奶中所含钙量即足够。99% 钙沉积在骨骼及牙齿内，1% 为细胞外液，细胞内液仅含少量钙。

影响钙吸收因素：①食物中含钙量，即摄入多寡。②机体吸收、利用程度，也受多种因素影响，如足量维生素 D，正常胃液酸度，促进可溶性钙盐吸收；正常的脂肪消化与吸收等。③食物中钙、磷比例，当脂肪消化、吸收不良时，钙与脂肪结合成不溶性皂，由粪便排出。正常情况下，约 80% 钙呈不溶性盐类由粪便排出，20% 由尿中排出。

影响钙排泄因素：①钙的摄入量；②肾脏的酸碱调节机制；③骨骼大小；④内分泌因

素，如甲状腺、甲状旁腺、性激素、脑垂体。此外，胃肠道分泌物内含大量钙盐，当发生胃肠道功能紊乱、肠瘘、肠梗阻、严重腹泻时，钙吸收减少，低钙血症产生。

（4）镁：正常血浆镁 1.5 ~ 2.5mmol/L 或 1.6 ~ 2.1mmol/L。人体每日需要 0.3 ~ 0.35mmol，主要由小肠吸收。每日由饮食摄入镁 5 ~ 10mmol/L，故一般不会发生镁缺乏症。人体镁 50% 沉积在骨骼中，50% 存在于细胞内。血浆中镁 65% 为游离形式存在，35% 与蛋白质相结合。

（5）氯：正常成年男性总氯量约为 33mmol/kg 体重。人体内 Cl^- 主要存在于细胞外液中，是细胞外液中的主要阴离子；少部分可存在于红细胞、肾小管细胞、胃肠黏膜细胞、性腺、皮肤等细胞内液中。血清氯 98 ~ 108mmol/L，平均 103mmol/L。每日需氯量 3.5 ~ 5g，相当于 0.9% 生理盐水或 5% 葡萄糖盐水 500mL。大量丧失胃液；如上消化道梗阻、胃肠减压、呕吐等，则大量 Cl^- 丢失。Cl^- 与机体酸碱平衡有着密切的联系。

（6）碳酸氢根（HCO_3^-）：HCO_3^-、Cl^- 均是细胞外液中的主要阴离子。正常血清 HCO_3^- 是 24mmol/L。血清 HCO_3^- 高低，直接反映机体酸碱状况。

3. 调节机制　如下所述。

（1）肾上腺皮质激素：①盐皮质激素：即醛固酮系统，主要通过对肾远曲小管和收集管对钠的重吸收增加和钾的分泌增加，促进钠的重吸收和钾的排出，起着保钠排钾的作用。这种作用并不局限于肾脏也在唾液、汗液及胃肠道液的分泌中起作用。②糖皮质激素：也有类似于醛固酮的保钠排钾作用，只是作用较醛固酮弱得多。该激素分泌受脑垂体促肾上腺皮质激素（ACTH）和丘脑下部调节的控制和影响。

（2）甲状旁腺：能分泌降钙素，主要抑制肾小管和胃肠道对钙的重吸收，降低血钙。此外，在抑制肾小管对钙重吸收的同时，也可抑制肾小管对磷、钠、钾的重吸收，并使这些离子从尿中排泄增多。因此，甲状旁腺能调节多种血电解质水平。

（二）电解质的生理功能

各种电解质均是机体维持生命和脏器功能不可缺少的物质。电解质种类不同，所起的生理功能也有所不同。

1. 钾的生理功能　如下所述。

（1）维持细胞的新陈代谢：钾的生理功能与细胞的新陈代谢有密切关系。细胞内许多酶的活动，需要一定浓度钾的存在，尤其是在糖代谢中，钾的作用十分重要。糖原合成时，需要一定量的钾随之进入细胞内；血中糖及乳酸的消长与钾有平行趋势；蛋白质分解时，钾的排出增多；每克氮分解时，可释放出 2.7 ~ 3mmol 钾；钾：氮为 （2.7 ~ 3）：1。

（2）保持神经、肌肉应激性（兴奋）功能：神经、肌肉系统正常的应激性能力需要钾离子，钾与其他电解质对神经、肌肉应激性影响的关系用下列比例式表示：

$$应激性 = \frac{Na^+、K^+（提高兴奋性）}{Ca^{2+}、Mg^{2+}、H^+（抑制兴奋性）}$$

钾浓度过高时，神经、肌肉兴奋性增高；反之则下降。如低血钾所致的肠麻痹和肌无力就是较好的例证。

（3）对心肌作用（图 2 - 11）：与骨骼肌和平滑肌相反，钾对心肌细胞有明显的抑制作用，血钾浓度过高可使心肌停止在舒张状态；相反，血钾过低时可使心肌的兴奋性增加，心肌异位节律点兴奋性增加，能引起一系列不同类型的心律失常。因此，在危重病救治过程中，由低血钾引起的心律失常十分多见，严重时可直接危及患者生命，如低钾引起的室性心动过速与室颤，其中室颤是常见心搏骤停的原因之一。

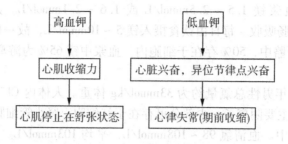

图 2-11　血钾浓度对心肌作用

（4）维持酸碱平衡：钾与酸碱平衡密切相关，并互为因果。血钾增高或降低能引起酸碱平衡失调，酸碱平衡失调也能引起血清钾的改变。因此，钾在维持机体酸碱平衡状况中起着重要作用。

2. 钠的生理功能　如下所述。

（1）维持细胞外液容量和渗透压：钠是细胞外液中的主要阳离子，在维持细胞外液容量和渗透压方面起了重要作用。血钠增高，血浆容量可随之增加，血浆渗透压也随之升高；反之则相反。

（2）缓冲盐：是在维持机体酸碱平衡中起主要作用的血浆缓冲系统，如 HCO_3^-，常受钠离子增减的影响而消长，故钠离子总量对体液的酸碱平衡亦具有重要作用。

（3）神经、肌肉应激性：体液中各种离子保持一定的比例是维持神经、肌肉正常应激功能的必要保障，Na^+ 浓度正常是保证其功能的重要因素。此外，血钠减低时，患者可能出现倦怠，以及乏力、定向力减低等精神神经系统症状。

3. 镁的生理功能　镁也是体液中重要的阳离子。随着对镁的临床研究增多，镁代谢的生理功能日益受到重视，目前已经明确的功能如下。

（1）细胞活动与代谢：镁是重要的辅酶。在试管内，镁能激活许多重要的酶，如胆碱酯酶、胆碱乙酰化酶、磷酸酶、碱性磷酸酶、羧化酶、己糖激酶等。在细胞的代谢活动中，均需要镁的参与；许多酶的功能活动也需要镁的作用。

（2）镁对心血管抑制作用：与钾对心肌细胞的抑制作用类似。低镁时也可出现心动过速、心律失常等。此外，镁能通过激活与 ATP 代谢有关的酶，刺激心肌线粒体内氧化磷酸化的过程，并影响细胞膜的 Na^+-K^+ ATP 酶，尔后激活心肌中的腺苷酸环化酶。镁还能通过参与肌原纤维对 ATP 的水解和肌凝蛋白的凝固以及肌浆网对钙离子的释放和结合，参与心肌的收缩过程。

（3）与钾代谢有关：临床上，低血钾常同时并发低血镁；有时低血镁得不到较好地纠正，低血钾也很难纠正。这说明镁代谢可能与钾的代谢有关。

（4）对血管和胃肠道平滑肌作用：镁能扩张血管使血压下降，镁也能解除胃肠道平滑肌痉挛，有较好的利胆和导泻作用。

（5）中枢神经系统作用：镁有抗惊厥和镇静作用。低血镁时，患者可出现激动、神经错乱及不安。

（6）抑制呼吸：镁过量或中毒能引起呼吸抑制，并造成呼吸衰竭。

4. 钙的生理功能　如下所述。

（1）对心肌作用：与钾对心肌的作用相反，Ca^{2+}能增加心肌收缩力，提高心肌兴奋性，应用强心苷时禁用。

（2）神经、肌肉应激性：与钾对骨骼肌应激性作用相反，钙离子抑制骨骼肌的兴奋性。当血钙降低时，患者可出现手足搐搦、肌肉抖动或震颤等一系列神经、肌肉应激性增高的症状。

（3）参与磷的代谢：钙、磷代谢密切相关，共同参与骨骼的发育和生长。

5. 氯的生理功能　主要功能体现在调节和维持酸碱失衡方面。如低氯性代碱和高氯性代酸，原因在于机体体液的电中和原理。即细胞外液的阴离子主要为Cl^-与HCO_3^-两者互为消长。当其中某一个离子减低时，必然引起另一个离子的增加。高氯时，HCO_3^-减少而引起代酸；低氯时，HCO_3^-增加而引起代碱。同样，代酸时，HCO_3^-减少而引起高氯；代碱时，HCO_3^-增加而引起低氯。血清Cl^-和HCO_3^-一样是维持机体酸碱平衡、水分交换和细胞内外渗透压的主要阴离子。但是，血Cl^-变化往往与血Na^+、HCO_3^-、K^+等其他主要细胞外液离子变化、酸碱平衡密切相关。其主要表现在：①血Cl^-水平往往是受血Na^+水平影响，根据电中和原理，正常情况下，细胞外液中Na^+、HCO_3^-、Cl^-之间有一较恒定常数，即$Na^+=HCO_3^-+Cl^-+AG$（负离子间隙，anion gap），AG为$8\sim16mmol/L$。当血Na^+下降时，血Cl^-或HCO_3^-相应减少或同时减少，以求阴、阳离子总和相等；反之，正好相反。②血Cl^-与HCO_3^-呈相反方向变化。同样，根据电中和原理，为了维持血液阴离子总数为一相对常数，当血HCO_3^-下降时，必有血Cl^-升高；反之，正好相反。即临床上常讲的：低氯性代谢性碱中毒，高氯性代谢性酸中毒。③血Cl^-变化与血K^+变化密切相关。即高氯性代酸时伴高K^+血症；低氯性代谢性碱中毒时伴低K^+血症。

（三）常见电解质紊乱

1. 低氯血症　如下所述。

（1）病因及发生机制：低氯血症有两大类：①代偿性（继发性）低氯血症，常为血CO_2潴留时机体代偿所致；②缺氯性（原发性）低氯血症。上述两种类型可以单独存在，但常同时存在。

血CO_2潴留时代偿作用：血CO_2潴留，机体可以通过血液缓冲系统、细胞内外离子交换与肾脏代偿作用，使HCO_3^-代偿性升高同时伴有血Cl^-下降。

氯摄入减少：食欲缺乏和长期低钠饮食是引起氯摄入减少的主要原因。

利尿剂使用：排钾利尿剂同时排氯，例如氢氯噻嗪、呋塞米等可抑制肾小管对Na^+和Cl^-的回吸收，增加其在尿液中的排出，而Cl^-的排出又较血Na^+为多。故可出现原发性低血氯。

呕吐：频繁或剧烈的呕吐可大量丢失胃液，而致低氯血症。因为胃液中含Cl^-约为$84mmol/L$，$Na^+60mmol/L$，大量胃液丢失可使血Cl^-降低，且血Cl^-降低大于血Na^+降低。

大量出汗：大量出汗时，从汗液中丢失大量的Cl^-和Na^+，这也是引起低血氯的原因之一。

（2）治疗：代偿性低氯血症是机体对CO_2潴留的代偿作用，不应处理，而应加以保护。血CO_2急骤上升时，机体为了维持pH在较小范围内变化，主要是通过代偿作用，使血

HCO_3^- 代偿性升高，从而使 HCO_3^-/PCO_2 比值在相对较小范围内变化。血 HCO_3^- 代偿性升高必引起血 Cl^- 降低。此时若不适当补氯，必使机体代偿性血 HCO_3^- 升高的作用减弱，从而使 pH 明显下降。酸性 pH，特别是当 pH < 7.20 时，对机体可产生极大危害。而对于原发性低血氯，应给予补氯。两种低血氯的治疗原则截然不相同，因此临床上应加以鉴别。Hating Ton 提出尿氯测定有助于鉴别。正常人每日尿氯排出量 40 ~ 120mmol/L；在原发性低血氯时，其尿氯排出量明显下降，< 10mmol/L，且补氯效果好；在代偿性低血氯时，尿氯量往往是随饮食摄入量的多少而增减，且补氯疗效差。实际上，临床医师只要把握以下两点，也能对两种低氯血症作出正确的判断：①单纯呼吸性酸中毒患者应是代偿性低血氯，不应补氯。但随着治疗好转，$PaCO_2$ 降低，应注意常规补 KCl，以防低氯、低钾碱中毒。②呼酸并代碱或 CO_2 排出后碱中毒患者，应考虑两种低血氯同时存在，而且是以原发性低血氯为主。此时必须补氯补钾，才能使血氯上升和代碱纠正。而对于轻度低氯血症一般从静脉滴注生理盐水即可。

2. 低钠血症　临床上根据病因和临床表现不同，可将低钠血症分为缺钠性低钠血症、稀释性低钠血症、无症状性低钠血症（又称低渗性低血钠）和混合性低钠血症 4 种类型。

（1）病因及发病机制：低钠血症的发生机制较为复杂，对于每个患者来说可能有多种病因同时存在。

缺钠性低钠血症：①长期使用利尿剂或大量多次应用，于短期内水肿迅速消除，钠排出增多。②肺心病患者长期低钠饮食和食欲缺乏进食少。③大量出汗伴有钠的丢失，汗液中含钠量 45mmol/L。④若伴有呕吐、腹泻，常因丢失大量消化液而引起低钠血症，胃液中含钠量为 60mmol/L，回肠液含钠量为 129mmol/L，结肠液含钠量为 80mmol/L。⑤肾上腺皮质功能减退，肾小管保钠排钾功能减退，而使尿钠排出增多。⑥肾功能不全可使肾小管泌氢功能减退，不能与肾小管腔中的钠进行交换，导致钠排出增多。

稀释性低钠血症：由于体内水分潴留多于钠潴留所致。稀释性低钠血症的原因有如下两种。①心力衰竭引起稀释性低钠血症：心力衰竭时，心输出量减少，有效血容量降低，刺激了位于大的肺静脉、左心房、颈动脉窦及主动脉弓上的压力感受器，促使抗利尿激素（ADH）分泌增多，造成水潴留。心力衰竭时，长期低盐饮食或限盐饮食而不限进水量，或静脉补液时只给葡萄糖而疏忽补盐水；心力衰竭为一慢性消耗病，常有低钾血症，再加上呼吸性酸中毒存在，机体细胞外 $2Na^+$、$1H^+$ 和细胞内 $3K^+$ 交换，使细胞外液钠转移入细胞内，造成稀释性低钠血症；心力衰竭病例若并发心源性肝硬化时，血浆渗透压降低，使水渗出到血管外，导致大量腹水、水肿和血容量降低，从而引起抗利尿激素分泌增加和稀释性低钠血症。另外，心源性肝硬化患者因营养不良，细胞内呈低张状态，为了细胞内外平衡，水潴留超过钠，亦可引起稀释性低钠血症。②低氧、高碳酸血症、严重肺部感染，可发生 ADH 分泌异常综合征。血浆 ADH 浓度增高使远端肾小管及集合管回吸收水分增加，导致水潴留，引起稀释性低钠血症，其机制尚不完全明确。ADH 分泌异常作为引起稀释性低钠血症的原因之一，必须引起足够重视。ADH 分泌异常综合征的诊断依据为：①低钠血症、低血浆渗透压；②尿渗透压 > 血浆渗透压；③血钠虽低而尿钠持续排出；④肾功能正常；⑤肾上腺皮质、脑垂体及甲状腺功能正常。

无症状性低钠血症：主要是慢性营养不良和细胞分解代谢增加，蛋白质及钾离子释出细胞外而使细胞内蛋白质、磷脂含量及钾含量减少，导致细胞内渗透压降低，为了维持新的细胞内外渗透压平衡，细胞外渗透压亦必降低。引起细胞外液渗透压降低的机制尚不完全明确，可能为：①细胞内水分移至细胞外液，使细胞外液容量扩大，致血钠浓度降低；②细胞内水分外移后，细胞内容量缩减，引起口渴和 ADH 分泌增多，而引起水潴留，致稀释性低钠血症。无症状性低钠血症常无低钠血症症状，一般无须补钠治疗。

（2）临床表现：低钠血症的临床表现常常是非特异性的，易被原发病所掩盖，并取决于血钠下降程度与速度，大体上可归纳为以下 3 方面。

消化道症状：常有明显食欲缺乏、恶心、呕吐、腹胀及呃逆等。

循环系统症状：低钠血症病例往往有明显血容量减少，因此容易先发生循环系统症状。表现为脉细而速，体位性低血压等循环衰竭症状。严重者出现体位性晕厥，在缺钠性低钠血症时较为常见。

神经精神症状：一般有疲乏、表情淡漠无神、肌阵挛、肌肉痛性痉挛、腱反射减退或亢进，严重者可有神志恍惚、嗜睡、谵语、幻觉，甚至半昏迷与昏迷。但临床上常以神志恍惚、嗜睡最常见。一旦出现神经精神症状时，除考虑低钠血症外，尚应与肺性脑病、代谢性碱中毒相鉴别。实际临床上后两者发生率远较低钠血症常见，且常与低钠血症同时存在，特别是肺源性脑病更常见。详尽的病史、临床症状、动脉血气及血电解质检查可有助于三者的鉴别，特别是动脉血气及血电解质检查是鉴别三者最客观的标准。低钠血症除血钠降低外，动脉血气检查各项参数属正常范围；肺性脑病必有 $PaCO_2$ 明显升高同时伴有 PaO_2 下降；而代谢性碱中毒必有低 K^+、低 Cl^-、HCO_3^- 升高与 pH 升高。

（3）诊断：根据失钠病史，结合临床表现和血钠及其他实验室检查，低钠血症的诊断一般不难。其诊断依据：①血清钠 <130mmol/L，并按血清钠水平分为轻、中、重度低钠血症。轻度低钠血症血钠为 120～129mmol/L，中度低钠血症血钠为 110～119mmol/L，重度低钠血症血钠为 <110mmol/L。②血清渗透压 <280mOsm/L；③具有低钠血症的病因及临床表现；④并能除外其他病因所引起神经精神症状。

必须强调，临床上对低钠血症的诊断应力求明确低钠血症的类型，特别是缺钠性低钠血症与稀释性低钠血症的鉴别，因为此两型低钠血症的治疗原则不尽相同。同时也应注意肺心病低钠血症常与肺源性脑病同时存在，在治疗上应注意兼顾。

（4）治疗：对于危重病例应重视低钠血症的预防，静脉补液时，注意每日给予 0.9% NaCl 液 500mL。一旦发生低钠血症，应针对不同的低钠血症类型，采取不同的治疗方法。

缺钠性低钠血症：此类型低钠血症的治疗主要是补钠。①补钠方法：轻症患者可以口服补充钠为主，如增加饮食中盐量或口服生理盐水，其他均尽量进行静脉补液，可用0.9% NaCl 溶液静脉滴注补充，但一般常用 3% NaCl 溶液静脉滴注。②补钠量计算：补钠量大致可按下述公式计算：所需补钠的 mmol 量 =（正常血 Na^+ – 实测血 Na^+）×0.6×体重（千克）。计算所得 mmol，根据 17mmol Na^+ =1g NaCl，换算成 NaCl 克数。③见下文"补钠原则"。

补钠原则：①分次补充。不应一次补入大量 NaCl。第一天补钠量应为计算量的 1/3，然后再根据血 Na^+ 复查值及病情变化而决定剩余量是否补充或多少。②补钠量宁可不足，切勿过量。严重低钠血症时不要短期内纠正血钠至正常，以免细胞内大量水分移至细胞外，引起心脏病患者心力衰竭的发生或加重。③补钠速度一般控制在每小时补 3% NaCl <50mL，或用 3% NaCl 静脉滴注时，控制每分钟滴速≤25 滴，以免血容量急剧增加，心脏负荷突然加大，加重心力衰竭和发生肺水肿。若心功能代偿良好，又为重度低钠血症伴低血压或休克者，则

开始补钠速度可控制在每小时 50～100mmol。④经补钠后血清钠水平有所回升，症状改善，则应及时改为口服。如血清钠量接近正常或出现口渴、水肿，则应立即停止补钠。⑤及时处理低钠血症的病因。⑥补钠同时注意补钾，因为大量补钠时，因 Na^+－K^+ 交换加强，尿液中排 K^+ 增多。特别是低钠血症伴低钾血症时，更应注意补 K^+。若低钠与低氯、低钾同时存在，补钠同时给予氯化钾，一方面可以预防补钠后钾的丢失，另一方面又可纠正低氯血症。

稀释性低钠血症：稀释性低钠血症患者体内总钠量不降低。若无症状，一般不需要特殊处理，但对于血 Na^+ ＜120mmol/L 且有症状者，应及时处理。其具体处理方法如下。①严格限制水摄入量：对于心脏病心力衰竭者，尤应注意。通常每日可限制补液量 500～700mL，同时限制补钠。②改善营养状况和心肺功能。③利尿是本类型低钠血症的主要治疗手段：利尿可排出体内过多水分，利尿同时应限制水分摄入，利尿后再酌情补 NaCl。利尿剂以氢氯噻嗪、呋塞米或甘露醇为主。甘露醇溶质利尿剂可纠正水排泄障碍，一般先用甘露醇 50mL 静脉推注，如尿量增加，再予以 100～150mL 快速静脉滴注。使用期间如利尿作用减弱或不明显时，应立即停用。但对心脏病心力衰竭者，为避免心脏负荷加重，应以少量多次静脉推注为主。④可配合使用肾上腺素糖皮质激素：因为肾上腺素糖皮质激素有保钠排钾、对抗抗利尿激素（ADH）作用，并能直接减少远曲肾小管和集合管对水的通透性，从而促进水的排泄，有利于低钠血症的纠正。同时，上述低钠血症的肺心病患者特别是伴有肾上腺皮质功能减退者，给予适量肾上腺素糖皮质激素如泼尼松等，有助于低钠血症的纠正。⑤对于此类型患者血 Na^+ 纠正到 120mmol/L，症状消失即可，不应强调补充至正常水平。

无症状低钠血症：主要治疗原发病并改善营养状况，一般不需补钠，进水不宜过多，大多随着病情好转可自行恢复。

3. 低钾血症　正常成人体内含钾总量为 50～55mmol/kg 体重，其中 98% 在细胞内，细胞外液中仅占 2%。钾为细胞内液中的主要阳离子，细胞内钾浓度高达 150～160mmol/L，而血浆钾浓度为 3.5～5.5mmol/L，故血浆钾不一定能正确反映细胞内钾的含量，细胞内钾并非都以游离形式存在，一部分与糖原、蛋白质相结合。正常人体每日可从饮食中摄入 2～4g 的钾，足够供生理的需要。正常钾的排泄有 3 条途径，即尿、汗液、粪便。其中 80%～90% 的钾从尿中排出体外。肾脏肾小管对调节钾的吸收和分泌起着决定性作用，肾小球滤过液中的钾 90%～95% 在近端肾小管被吸入。因此尿液中排出的钾主要由远端肾小管分泌而来。远端肾小管分泌钾的主要部位是：①远曲肾小管与集合管的连接段；②皮质集合管的主细胞；③乳头部和内髓集合管。肾脏排钾量因摄入量不同有很大差异：摄入量增加，排钾量增加；摄入量减少，排钾量减少。但是肾脏保钾能力远不如肾脏保钠能力强，以致当钾摄入量明显不足或低钾血症情况下，尿钾排出量虽有所减少，但每日仍维持排钾 15～20mmol，即机体对钾的排泄原则是不摄仍排。另外无论体内总体钾高低如何，只要血钾浓度增高，尿排钾量即可随之增加，例如肺心病呼吸性酸中毒时，虽有总体钾减低，但因钾从细胞内移至细胞外液，使血钾增高，故尿钾排出即增加。

（1）病因及发病机制：临床上所见低钾血症的病因，归纳起来可分为以下 3 类：①钾的摄入量不足；②钾的排出量增多；③钾在体内分布异常。

钾的摄入量不足：钾的摄入量不足是较常见的低钾血症的病因。食欲缺乏、进食少，若不注意常规补钾极易造成低钾血症。因为肾脏保钾的能力不完善，即使钾的摄入量明显不足，机体仍要从尿中排钾15～20mmol。

钾的排出量增多：钾排出量增多的常见病因有以下4种情况。第一，排钾利尿剂的使用：常使用排钾利尿剂如呋塞米、氢氯噻嗪。其作用机制：①此类利尿剂可使水、钠和氯的重吸收受到抑制，到达远端肾小管的流量增加，而 Cl^- 排泄超过 Na^+，多排出的 Cl^- 和 H^+ 及 NH_3 形成 NH_4Cl 或 Cl^- 与 K^+ 相结合由尿液排出，促使钾的分泌增加；②此类利尿剂作用于亨氏襻，可以抑制该段肾小管对钾的再吸收；③抑制亨氏襻上升支及远端肾小管对钠、氯的重吸收，促进水和钠的大量丢失，导致继发性醛固酮分泌增多，促进远端肾小管分泌钾增多。第二，肾上腺糖皮质激素的应用：肺心病急性发作患者常使用肾上腺糖皮质激素，可促使肾小管 $K^+ - Na^+$ 交换增加，故易出现低钾血症。第三，呕吐、腹泻：可引起大量钾丢失，因为胃液、十二指肠和结肠液含钾量分别为10～20、2～10和5～10mmol/L，较血液中含钾量高得多。呕吐、腹泻时必导致大量钾丢失，而引起低钾血症。第四，大量出汗：因汗液中含钾量16～19mmol/L，大量出汗时可使大量钾丢失，个别严重出汗者可从汗液中丢失钾达150mmol以上。

钾的体内分布异常：第一，碱中毒：呼碱、呼碱并代碱或 CO_2 排出后碱中毒，可引起低钾血症，即为碱中毒低钾。其作用机制：①碱中毒时细胞外液 H^+ 浓度降低，H^+ 从细胞内外移，而 K^+ 从细胞外移至细胞内，致血钾降低；②另外，碱中毒时肾小管细胞泌 H^+ 减少，使远端肾小管 $H^+ - Na^+$ 交换减少，而 $K^+ - Na^+$ 交换增加，结果导致尿液中排钾增多。值得注意的是，呼酸时，常可伴有血钾升高。若经治疗后，一旦酸中毒纠正，因大量 K^+ 进入细胞内，可使血钾明显下降。因此强调在呼酸纠正过程中应常规补钾。第二，高渗葡萄糖的应用：治疗时，大量或多次静脉输注高渗葡萄糖，特别是葡萄糖与胰岛素联合应用时，若未注意补钾，大量葡萄糖合成糖原时，随着糖原进入细胞内而促使血钾转入细胞内，引起低钾血症。

（2）临床表现：低钾血症的临床表现与低钾血症的严重程度密切相关，但有时也可不平行。因为低钾血症的临床表现不仅取决于血钾浓度降低的程度，更重要的是取决于低钾发生的速度及期限。起病缓慢的低钾血症即使低钾程度非常严重而临床症状不一定明显；相反，若短期内丢失大量钾，急骤发生的低钾血症，则临床症状明显和严重。

神经肌肉系统的症状：神经肌肉系统症状为低钾血症的突出表现，例如肌肉软弱无力、腱反射减退或消失、软瘫、呼吸肌麻痹等，在肺心病低钾血症时此类症状虽然不明显，但对于肺心病呼吸衰竭患者，因低钾血症而加重呼吸泵衰竭因素也不容忽视。

胃肠系统症状：常见食欲缺乏、腹胀，严重者可有恶心、呕吐、肠麻痹等症状。

循环系统症状：血钾降低可致心悸、心律失常，主要是房性及室性期前收缩。肺心病急性发作时常有严重低氧及 CO_2 潴留。若同时存在低钾血症，其心律失常较为严重。

碱中毒："低钾碱中毒，碱中毒低钾"这互为因果的规律，在肺心病患者更为明显。往往同时存在，特别是在治疗好转肺心病患者中更易发生。有时常因严重低钾碱中毒、严重碱血症而危及生命。此时患者出现神经精神症状多见兴奋、烦躁，也可昏迷。这时应与肺源性脑病加以鉴别。

（3）诊断：血钾浓度测定对诊断是非常重要的，当血钾浓度＜3.5mmol/L时，即可诊断为低钾血症。作为临床医师，对于低钾血症的诊断不能单凭血钾浓度作出简单的诊断，必须结合病史、临床表现、体征、心电图等全面分析，作出全面、正确的诊断。

（4）治疗：①积极治疗原发病。②除去引起低钾血症的因素，并尽早恢复患者的日常饮食。③补钾过程更应牢记"见尿补钾，多尿多补，少尿少补，无尿不补"的原则。④纠正低钾血症同时，应注意低钾血症伴代碱的纠正。补充氯化钾，不仅可以纠正低钾血症，而且补充了氯，有助于碱中毒的纠正。⑤对补钾效果不佳的顽固性低钾血症，应注意有无低镁血症同时存在。如存在低镁血症，单纯纠正低钾血症亦很难奏效。同时注意补镁，低钾血症常可很快纠正。⑥严重低钾血症应限制钠的入量，以免肾小管增加 $Na^+ - K^+$ 交换而使尿 K^+ 排出增多。牢记"大量补钠，大量排钾"的规律。⑦补钾过程中应反复多次测定血 K^+，并结合临床症状、失钾原因，必要时查心电图、24h 尿钾，随时调整补钾量及补钾速度。⑧血钾恢复正常并不等于总体钾已恢复正常，因为机体 98% 钾存在于细胞内。24h 尿钾测定对总体钾的估计有一定指导意义。一般情况下，纠正低钾血症往往需要 5 ~ 7 天或更长时间。⑨补钾方法：一般缺钾患者每日补 KCl 3 ~ 6g，严重缺钾者每日补 KCl 8 ~ 12g。轻度缺钾且能耐受者可口服补钾。对于有恶心、呕吐，不能进食或严重缺钾者，宜用静脉补钾，每 500mL 静脉滴注液中加 KCl 1.5g 为宜。

4. 高钾血症　高钾血症并不多见，但其对机体危害较大，有时可成为引起患者突然致死的重要原因之一。高钾血症常因不适当补钾等医源性因素引起，可以预防，因此临床医师更应重视。

（1）病因及发病机制

1）进钾过多，排钾过少：引起进钾过多、排钾过少的最主要原因是在肾功能减退基础上不适当补钾。作为临床医师一定要牢记：即使在总体钾量明显降低的情况下，一旦肾功能减退出现少尿或无尿，少量补钾或使用保钾利尿剂也可引起危害生命的高钾血症。在临床上常常碰到有些肺心病患者上午血钾浓度示低血钾给予静脉补钾，而在晚上却因患者十多小时无尿而出现高血钾。因此，在肺心病患者低钾血症补钾治疗中一定要牢记"见尿补钾、多尿多补、少尿少补、无尿不补"的原则。同时也应注意库存血（存血 2 周后，其血钾浓度可增加 4 ~ 5 倍、3 周后可高达 10 倍以上）、青霉素钾盐（每 100 万单位青霉素钾盐含 K^+ 1.5mmol）和中草药等药物中的含钾量。

2）酸中毒：呼酸可引起血钾浓度增高，特别是急骤发生的呼酸或呼酸并代酸可引起高钾血症。其机制：第一，呼酸或呼酸并代酸时，pH 下降，H^+ 浓度升高，$3K^+$ 从细胞内移至细胞外，同时 $2Na^+$、$1H^+$ 从细胞外移至细胞内，致血钾升高。第二，酸中毒时，远端肾小管 $H^+ - Na^+$ 交换增多，而 $K^+ - Na^+$ 交换减少，致血钾升高，血钾浓度与 pH 呈负相关，pH 每下降 0.1，血钾浓度升高 0.4 ~ 1.2mmol/L（平均 0.6 ~ 0.7mmol/L）。必须牢记：①酸中毒时，高血钾是一假象，体内总体钾量并不一定增高，相反却可能同时并存细胞内 K^+ 降低、总体钾降低，因此在纠正酸中毒后应重视及时补钾，以免造成因酸中毒纠正后的低钾血症发生；②酸中毒引起的高钾血症，只要患者肾脏功能良好，一般不会引起危及生命的高钾血症，但在呼酸患者治疗中，应避免不适当补钾及应用保钾利尿剂而加重酸中毒所致的高钾血症。

3）缺氧：严重缺氧时，由于细胞膜"$Na^+ - K^+ - ATP$ 泵"作用失调，K^+ 从细胞内逸出而引起血钾升高。若同时伴有肾功能减退和酸中毒时，则可引起高钾血症。临床上单纯缺氧引起高钾血症并不多见，只有当与肾功能减退、酸中毒共存时，才更易引起高钾血症。此时缺氧成为引起和加重高钾血症的原因之一。

一些可引起血钾升高的药物应用：①盐酸精氨酸：此药是纠正碱中毒的常用药物。文献报道有用盐酸精氨酸而发生高钾血症者，这可能是由于精氨酸能进入细胞内而交换排出钾。一般情况下不会产生高钾血症，但肾功能减退患者，若大量使用盐酸精氨酸，应注意高钾血症的发生。②保钾利尿剂：常用保钾利尿剂，有螺内酯和氨苯蝶啶。长期应用保钾利尿剂，特别是伴有肾功能减退者，也可以诱发高钾血症。③血管紧张素转化酶抑制剂：此药是临床常用血管扩张药，如卡托普利等，当此药与保钾利尿剂同时使用时，应注意高钾血症的发生。

（2）临床表现：高钾血症的临床表现主要是由于钾离子对心肌和神经肌肉毒性作用造成的结果。其临床表现取决于原发疾病、血钾升高程度及速度，以及有无并发其他电解质紊乱和酸碱失衡，往往当器质性心脏病心力衰竭和有心肌损害、酸中毒以及低血钠、低血钙时，易发生钾中毒。

心血管系统症状：通常出现心搏徐缓和心律失常。血钾升高速度与发生的心律失常种类往往有关，血钾快速增高时易产生室性心动过速、心室颤动，而血钾缓慢增高时易产生传导阻滞和心脏停搏。高钾血症对机体的主要危险就是心室纤维颤动和心脏停搏，这是高钾血症患者猝死的主要原因。因此高钾血症常列为内科急症之一，应重视对高钾血症的防治。

神经肌肉症状：早期常有肢体异常、麻木、乏力。严重者可出现吞咽、发音及呼吸困难，甚至出现上行性麻痹、松弛性四肢瘫痪。中枢神经系统可表现为烦躁不安、昏厥和神志不清。

（3）诊断：血钾浓度测定（血钾 >5.5mmol/L）和心电图的改变（T 波高耸基底变宽、P 波消失、QRS 波群增宽）是诊断高钾血症的主要指标。但某些器质性心脏病及其他电解质紊乱，如高血镁、高血钙等，亦可能产生某些与此相似的心电图变化。血钾浓度与心电图改变仅大致符合，而临床表现又并无特异性。因此，对于高钾血症的诊断，必须结合病史、临床表现、血钾浓度和心电图改变综合分析，才能作出正确的结论。

同时，必须强调要排除血钾测定中的假性血钾升高。常见引起假性血钾升高的因素：①抽血前前臂肌肉过度收缩或抽血时应用止血带使前臂组织瘀血缺氧；②抽血操作不当使红细胞破坏，细胞内钾移至血液中；③装血的试管不干燥，引起溶血。

（4）治疗

1）针对病因予以防治：危重患者高钾血症多见于并发肾功能损害而不适当补钾时。因此对于此类患者应慎用含钾食物和药物，同时注意纠正缺氧和酸中毒。一旦每日尿量 <500mL 或发生高钾血症，一定要停用一切含钾食物和药物，特别要注意青霉素钾盐与库存血中含钾量。一旦出现高血钾伴有心脏或神经系统毒性表现或血钾浓度 >7mmol/L 时，应积极采取应急措施。

2）钙盐的应用：钙盐具有兴奋和增强心肌收缩作用，直接拮抗高 K^+ 对心肌的影响。常用 10% 葡萄糖酸钙 20~30mL 缓慢静脉推注，往往数分钟内见效，可维持 30~60min，必要时 1h 可重复静脉推注一次，或在首次静脉推注后，接着以 10% 葡萄糖酸盐 20~40mL 加入 10% 葡萄糖液 250mL 中作静脉滴注，这对肺心病并发低钙血症患者，疗效更好。钙剂只作为应急措施，不能用作长期治疗。如患者正在使用洋地黄类药物时，使用钙剂应十分小心。钙剂不能与碳酸氢钠同时应用，以免钙质沉淀。

3）高渗碱性药物的应用：第一，高渗碱性药物治疗高钾血症的机制：①碱中毒作用。

当静脉注入高渗碱性药物后，使细胞外液 H^+ 浓度暂时降低，有利于细胞外液 K^+ 进入细胞内，使血 K^+ 浓度降低。在酸中毒时，疗效更为显著。②高渗透压作用。$NaHCO_3$ 为高渗碱性溶液，注入后细胞外液容量迅速增加，从而使血钾浓度相对下降。③钠离子拮抗作用。在房室传导阻滞时，乳酸钠使 $P-R$ 间期缩短，心房及心室率加快，表明抗迷走神经作用存在。第二，使用方法：急危重的高钾血症病例，可在 5min 内先静脉推注 11.2% 乳酸钠或 5% $NaHCO_3$ 溶液 $60\sim100mL$，往往数分钟后即可见效，必要时于 $10\sim15min$ 后再重复 1 次，或于首次注射后再以高渗碱性溶液 $100\sim200mL$ 作缓慢静脉滴注，每分钟 $15\sim30$ 滴；亦可一开始即用高渗碱性溶液 $300\sim500mL$ 静脉滴注，起初 10min 内滴入 100mL，以后缓慢维持每分钟 $15\sim30$ 滴。因为在短时间内输入大量 Na^+，有可能导致肺水肿，故在输入药物时，应密切观察病情。

4）葡萄糖和胰岛素的应用：因为钾的转移与葡萄糖正常代谢有密切关系，体内葡萄糖可促进细胞内糖原的生成，每生成 1g 糖原就需利用 K+0.36mmol，当输入葡萄糖和胰岛素时，细胞内糖原生成，K^+ 同时进入细胞内。所以应用葡萄糖和胰岛素可作为降低血 K^+ 的紧急措施之一。另外输入葡萄糖又可供应能量，减少体内蛋白质和脂肪分解，减少 K^+ 的释放。具体用法：25% 葡萄糖液 400mL 加入胰岛素 25U 或 10% 葡萄糖液 500mL 加入胰岛素 12U 静脉滴注。通常半小时即可见效，但也有 12h 后见效的。

5）阿托品类药物的应用：阿托品类药物对高钾血症引起的心脏传导阻滞可能有一定的作用和暂时性的缓解，可以酌情使用。

6）促使体内钾离子排出：①排钾利尿剂的使用：常用排钾利尿剂如呋塞米和氢氯噻嗪等。②腹膜和血液透析：应用上述方法不能使血 K^+ 降低至安全水平，如有条件时应积极采取腹膜或血液透析疗法，以降低血 K^+ 浓度。

（徐喜媛）

第三章

呼吸系统疾病的药物治疗

第一节 β 受体激动剂

一、概述

（一）作用机制

β 受体激动剂通过对气道平滑肌和肥大细胞膜表面的 β_2 受体的兴奋，舒张气道平滑肌、减少肥大细胞和嗜碱性粒细胞脱颗粒和递质的释放、降低微血管的通透性、增加气道上皮纤毛的摆动等，缓解哮喘和 COPD 患者的气喘症状，是临床最常用的支气管舒张药物之一。

（二）分类

β 受体激动剂的种类繁多。早期应用的肾上腺素对 β 受体和 α 受体均有作用，选择性不强。后来问世的异丙基肾上腺素主要作用于 β 受体，但对 β_2 受体和 β_1 受体均有作用，因此对心血管系统的不良反应较为明显。近年来临床推荐使用的 β_2 受体激动剂，对 β_2 受体的选择性强，不良反应小，较为安全、有效。

根据 β_2 受体激动剂起效的快慢与作用维持时间的长短，β 受体激动剂分为 4 类：①缓慢起效作用、维持时间短：如沙丁胺醇片和特布他林片。②迅速起效、作用维持时间短：如沙丁胺醇气雾剂和硫酸特布他林气雾剂。③缓慢起效、作用维持时间长：如沙美特罗（salmeterol）吸入。④迅速起效、作用维持时间长，如福莫特罗（formoterol）吸入（表 3 - 1）。

表 3 - 1 β_2 受体激动剂的分类

起效时间	作用维持时间	
	短效	长效
速效	沙丁胺醇吸入剂	福莫特罗吸入剂
	特布他林吸入剂	
	非诺特罗吸入剂	
慢效	沙丁胺醇口服剂	沙美特罗吸入剂
	特布他林口服剂	

1. **短效 β_2 受体激动剂（简称 SABA）** 常用的药物如沙丁胺醇（salbutamol）和特布他

林（terbutaline）等。有以下给药方法：

（1）吸入：可供吸入的短效 β_2 受体激动剂包括气雾剂、干粉剂和溶液等。这类药物松弛气道平滑肌作用强，通常在数分钟内起效，疗效可维持数小时，是缓解轻至中度急性哮喘症状的首选药物，也可用于运动性哮喘的预防。如沙丁胺醇每次吸入 $100\sim200\mu g$ 或特布他林 $250\sim500\mu g$，必要时每20min重复一次。1h后疗效不满意者，应向医生咨询或去看急诊。这类药物应按需间歇使用，不宜长期、单一使用，也不宜过量应用，否则可引起骨骼肌震颤、低血钾、心律失常等不良反应。压力型定量手控气雾剂（pMDI）和干粉吸入装置吸入短效 β_2 受体激动剂不适用于重度哮喘发作；其溶液（如沙丁胺醇、特布他林、非诺特罗及其复方制剂）经雾化泵吸入适用于轻至重度哮喘发作。

（2）口服：如沙丁胺醇、特布他林、丙卡特罗片等，通常在服药后 $15\sim30$min 起效，疗效维持 $4\sim6$h。如沙丁胺醇 $2\sim4$mg，特布他林 $1.25\sim2.5$mg，每天3次；丙卡特罗 $25\sim50\mu g$，每天2次。使用虽较方便，但心悸、骨骼肌震颤等不良反应比吸入给药时明显。缓释剂型和控释剂型的平喘作用维持时间可达 $8\sim12$h，特布他林的前体药班布特罗的作用可维持24h，可减少用药次数，适用于夜间哮喘患者的预防和治疗。长期、单一应用 β_2 受体激动剂可造成细胞膜 β_2 受体的向下调节，表现为临床耐药现象，故应予避免。

（3）注射：虽然平喘作用较为迅速，但因全身不良反应的发生率较高，已较少使用。

（4）贴剂：如妥洛特罗（tulobuterol）透皮吸收剂型，由于采用结晶储存系统来控制药物的释放，药物经过皮肤吸收，可以减轻全身性不良反应，每天只需贴附1次，效果可维持24h。对预防晨僵有效，使用方法简单。

2. 长效 β_2 受体激动剂（long-acting beta-adrenergic agonists，LABA）　由于它们的分子结构中的侧链较长、具有高度亲脂性，因此能与 β_2 受体的"外结合位点（exosite）"牢固结合，可对支气管产生持久的舒张作用。尤其适合夜间哮喘的治疗。LABA对 β_2 受体的选择性比短效 β_2 激动剂高。例如以异丙肾上腺素对气管平滑肌的作用为1，沙美特罗的作用为5，而后者对心肌细胞的作用仅为 0.0001。即沙美特罗对 β_2 受体的作用强度约为对 β_1 受体作用的 50000 倍，故其对心血管系统的不良反应较小。

目前在我国临床使用的吸入型 LABA 有两种。

（1）沙美特罗（salmeterol）：经气雾剂或碟剂装置给药，给药后30min起效，平喘作用维持12h以上。推荐剂量 $50\mu g$，每天2次吸入。

（2）福莫特罗（formoterol）：经吸入装置给药，给药后 $3\sim5$min 起效，平喘作用维持 $8\sim12$h 以上。平喘作用具有一定的剂量依赖性，推荐剂量 $4.5\sim9\mu g$，每天2次吸入。吸入LABA适用于哮喘（尤其是夜间哮喘和运动诱发哮喘）的预防和治疗。福莫特罗因起效迅速，可按需用于哮喘急性发作时的治疗。

二、β 受体激动剂在呼吸系统疾病中的应用

（一）β 受体激动剂在支气管哮喘中的应用

1. 速效 β_2 受体激动剂是缓解哮喘症状的首选药物

（1）轻至中度哮喘急性发作：速效 β_2 激动剂通过手揿式定量气雾器（pMDR）吸入，每次 $2\sim4$ 喷（每喷中含沙丁胺醇 $100\mu g$ 或特布他林 $250\mu g$）。如果有效，逐渐延长给药间隔

时间，直至恢复正常。如果治疗无效，20min 后可重复给药。如果经过 1h 的治疗哮喘症状仍然没有控制，应及时到医院看急诊。

（2）中至重度哮喘急性发作：由于患者呼吸困难明显，无法屏气，采用手揿式定量气雾器（pMDR）吸入疗效不佳，主张通过射流装置的溶液雾化器吸入速效 β_2 受体激动剂（沙丁胺醇 2.5mg/0.5mL/次或特布他林 5mg/2mL/次）。速效 β_2 激动剂吸入第 1h 内每 20min 给药一次。哮喘症状控制后，每日给药 3~4 次。

（3）联合雾化吸入 β_2 受体激动剂和抗胆碱药物溶液：适用于中至重度急性哮喘发作的治疗：①方法：每次同时吸入含沙丁胺醇 2mg 和异丙托溴铵 0.5mg 的溶液，每日 2~4 次。②作用机制：M 胆碱能受体主要分布于大和中气道内，β 受体在大、中和小气道内均有分布。β_2 受体激动剂舒张气道的作用迅速（数分钟即起效）、强大但维持时间较短，抗胆碱药物舒张气道的作用较慢但较为持久。联合应用这 2 类药物后，支气管舒张作用既迅速又持久。③临床疗效：联合应用 β_2 受体激动剂和抗胆碱药物溶液吸入支气管舒张疗效优于单药（B 类证据），能降低哮喘患者住院率（A 类证据），能更好地改善哮喘患者的肺功能（PEF 和 FEV_1）（B 类证据）。

注意事项：β_2 受体激动剂（无论是 SABA 还是 LABA）均不能有效地抑制支气管哮喘时的气道炎症，故应避免长期、单独应用，否则如同美国 FDA 一再警告的那样有可能增加某些哮喘人群的死亡率。不过，β_2 受体激动剂联合吸入糖皮质激素（ICS）等抗炎药物的疗法是较为安全、有效的。

2. 吸入长效 β_2 受体激动剂（LABA）与 ICS 联合疗法是控制哮喘的理想方法

（1）该联合疗法是"未控制"哮喘的初始治疗的首选疗法：有许多临床研究证据显示，ICS 加 LABA 的联合疗法的疗效和安全性优于单纯增加 ICS 剂量或 ICS 加缓释茶碱或 ICS 加白三烯调节剂。

（2）经过低剂量 ICS 治疗仍"未控制"哮喘的首选疗法：也有许多临床研究证据显示，ICS 加 LABA 的联合疗法的疗效和安全性优于单纯增加 ICS 剂量或 ICS 加缓释茶碱或 ICS 加白三烯调节剂。

通过单一装置（如准纳器或吸入器）吸入 ICS 和 LABA，比通过两个装置分别吸入 ICS 和 LtBA 不仅更方便，疗效也更有保证。这可能与前者能使这两种药物在肺部分布更为均衡有关。

（二）β 受体激动剂在 COPD 中的应用

1. 长效支气管舒张剂（包括 LABA 在内）　可用于不同严重程度 COPD 患者的治疗，能有效减轻 COPD 患者的气喘和呼吸困难症状，改善肺功能。

2. 包括 LABA 在内的几种长效支气管舒张剂　联合应用，疗效优于单一支气管舒张剂。

3. LABA 和 ICS 联合治疗 COPD

（1）在治疗第 1 天联合治疗组患者的 PEF 即显著提高：一项为期 1 年的随机双盲试验中，1 465 例 COPD 患者随机分为四组：安慰剂组、沙美特罗组（50μg）、氟替卡松组（500μg）、沙美特罗/氟替卡松组（50/500μg），评估患者呼气流量峰值（PEF）和症状评分。沙美特罗组和沙美特罗/氟替卡松组两组患者在治疗第 1 天 PEF 即显著提高，但是沙美特罗/氟替卡松组的 PEF 较沙美特罗组高 7L/min（P < 0.001）；2 周后与安慰剂相比，沙美特罗组、氟替卡松组、沙美特罗/氟替卡松组的 PEF 分别是 16L/min、11L/min、27L/min。

（2）在治疗第 1 天和第 8 周，联合治疗组运动耐受时间显著优于安慰剂组：一项随机、双盲、平行对照研究中，患者纳入标准：COPD 患者、年龄 ≥40 岁、FEV_1 <70% 预计值、FEV_1/FVC ≤0.70，FRC≥120%；185 例患者随机分为沙美特罗/氟替卡松组（50/250μg）、沙美特罗组（50μg）、安慰剂组，一天 2 次，共 8 周。在治疗第 1 天和第 8 周，沙美特罗/氟替卡松组运动耐受时间与安慰剂相比的平均差异分别为 131±36s、132±45s，有显著统计学差异；而单用沙美特罗组与安慰剂组相比的平均差异分别为 49±37s、86±46s。

（3）联合治疗 1 周可显著改善 COPD 患者的呼吸困难指数（TDI）评分：一项随机、双盲、安慰剂、平行对照、多中心研究中，691 例 COPD 患者随机分为沙美特罗/氟替卡松组（50/500μg，每日 2 次）、沙美特罗组（50μg，每日 2 次）、氟替卡松组（500μg，每日 2 次）、安慰剂组，共治疗 24 周；用过渡性呼吸困难指数（TDI）评估患者呼吸困难状况；在第 1 周，沙美特罗/氟替卡松组的过渡性呼吸困难指数（TDI）即显著提高。在治疗终点，沙美特罗/氟替卡松组、氟替卡松组、沙美特罗组、安慰剂组的转换呼吸困难指数分别为 2.1、1.3、0.9、0.4，沙美特罗/氟替卡松组显著减轻患者严重呼吸困难。

（4）联合治疗 2 个月，可显著改善 COPD 患者的气流受限和肺过度充气：一项随机、双盲、平行对照研究中，患者纳入标准：COPD 患者、年龄 ≥40 岁、FEV_1 <70% 预计值、FEV_1/FVC≤0.70，FRC≥120%；185 例患者随机分为沙美特罗/氟替卡松组（50/250μg）、沙美特罗组（50μg）、安慰剂组，一天 2 次，共 8 周。在治疗第 8 周，沙美特罗/氟替卡松组在第一秒呼气量（FEV_1）、深吸气量（IC）、用力呼气量（FVC）较安慰剂有显著改善，而功能残气量、残气量无显著差异；沙美特罗组较安慰剂只在第一秒呼气量（FEV_1）、用力呼气量（FVC）较安慰剂有显著改善，而功能残气量、残气量、深吸气量（IC）无显著差异，同时，沙美特罗/氟替卡松组与沙美特罗组相比较，沙美特罗/氟替卡松组在第一秒呼气量（FEV_1）、深吸气量（IC）上改善值显著优于沙美特罗组。

（5）LABA 和 ICS 联合治疗 8 周后可显著减少 COPD 患者使用缓解药物的天数：一项随机、双盲、双模拟、平行分组、多中心研究，研究对象为中重度 COPD 患者（FEV_1 >0.70L 且 ≤70%，或 FEV_1≤0.70L 且 ≤70%）。治疗组给予沙美特罗/氟替卡松 50/250μg 每日 2 次吸入，对照组给予异丙托溴铵/沙丁胺醇 36/206μg 每日 4 次吸入。结果显示，在治疗第 1 天，与异丙托溴铵/沙丁胺醇相比，沙美特罗/氟替卡松组 FEV_1 是逐渐增加，且维持时间更持久，而异丙托溴铵/沙丁胺醇组的 FEV_1 是先增加后降低。治疗 8 周后，异丙托溴铵/沙丁胺醇组的 FEV_1 与第 1 天相比降了 0.25L，而沙美特罗/氟替卡松组不降，反而升高了 0.29L。治疗 8 周后，沙美特罗/氟替卡松组患者在白天、晚上无须使用缓解药物的天数均显著多于异丙托溴铵/沙丁胺醇组。可能的解释：ICS 具有抗炎作用，ICS 与 LABA 的协同互补作用优于两种支气管舒张剂的联合应用。

（6）长期吸入 LABA 和 ICS 对 COPD 患者的疗效：在 TRISTAN 研究中，COPD 患者随机分为沙美特罗/氟替卡松组、沙美特罗组、氟替卡松组、安慰剂组，治疗 1 年。在治疗结束时，沙美特罗/氟替卡松组患者的 FEV_1 改善值显著优于其他三组，显示出长期联合吸入 LABA 和 ICS，可改善并持续维持 COPD 患者的肺功能。而且沙美特罗/氟替卡松不仅可治疗 FEV_1 <50% 的重度 COPD 患者，对于 FEV_1 > 50% 的中度 COPD 患者也同样有效。

在为期 3 年的 TORCH 研究中，约 6 200 名 COPD 患者随机分为沙美特罗组、氟替卡松组、沙美特罗/氟替卡松组、安慰剂组研究，主要终点指标是所有原因死亡率（安慰剂对沙美特罗/氟替卡松）。沙美特罗/氟替卡松治疗 3 年，显著减少中重度急性加重（症状恶化需要抗生素、全身性糖皮质激素、住院或这些疗法联合治疗）的频率。安慰剂组年平均急性加重次数为 1.13，而沙美特罗/氟替卡松组为 0.85，较安慰剂组下降了 25%，同样，沙美特罗/氟替卡松组减少急性发作的次数也显著优于沙美特罗组和氟替卡松组。TORCH 研究中，沙美特罗/氟替卡松显著降低圣乔治呼吸问卷（SCRQ）总分，与安慰剂组相比，治疗 3 年后 SGRQ 平均降低 3.1 分（$P < 0.001$）。TORCH 研究事后分析显示，FEV_1 减退速度从研究的第 24 周开始记录至研究的第 156 周，研究显示：安慰剂组 FEV_1 减退速度为 55mL/年，而沙美特罗/氟替卡松组 FEV_1 减退速度为 39mL/年，与安慰剂相比，沙美特罗/氟替卡松使 FEV_1 减退速度减缓 16mL/年，显著延缓疾病进展（$P < 0.001$）。而沙美特罗组和氟替卡松组 FEV_1 减退速度均为 42mL/年，与安慰剂相比，差值为 13mL/年（$P = 0.003$）。TORCH 研究中，沙美特罗/氟替卡松治疗 3 年后，COPD 患者的病死率为 12.6%，而安慰剂组病死率为 15.2%，沙美特罗/氟替卡松组较安慰剂组，可降低病死率达到 17.5%，具有临床意义。3 年 TORCH 研究中，患者死亡的全因分析中，沙美特罗/氟替卡松组因心血管病死亡和因肺部疾病死亡的发生率低于安慰剂组。

与支气管扩张剂相比，ICS/IABA 长期治疗不但能持续维持对肺功能和症状的改善，而且能更好地减少急性加重，提高生活质量，延缓疾病进展速度，防治并发症，延长生命。可能的解释：ICS 持久的抗炎作用，LABA（沙美特罗）对氟替卡松持久的协同作用，持久增强抗炎作用。

三、常用 β 受体激动剂

（一）异丙肾上腺素（isoprenaline）

商品名：喘息定，治喘灵，Isuprel，Aludrin

1. 指征和剂量　治疗支气管哮喘急性发作。舌下含服：成人 10～20mg，每日 3 次；5 岁以上小儿 2.5～10mg，每日 3 次。气雾剂吸入：成人 1～2 喷，每日 3 次或每日 4 次。

2. 制剂　片剂：每片 10mg。气雾剂：0.5%，每瓶 14g，含 200 喷。

3. 药动学　舌下含服后 30～60 秒起效，作用维持 1h 左右。口服无效，因为可被消化道中肠菌和儿茶酚胺，氧位 - 甲基转移酶（COMT）破坏，也可直接与硫酸盐结合而失效。

4. 作用机制　平喘作用强而迅速，可使肺通气功能迅速改善；具有增强心肌收缩力、加快脉搏、血压升高和兴奋窦房结、房室结，改善心脏传导阻滞作用。

5. 禁忌证　高血压、冠心病和甲状腺功能亢进者禁用。

6. 不良反应　①可引起心动过速、心律失常，甚至心室纤颤；可出现头痛、恶心和口干等血管扩张症状。②使无通气功能的肺组织血管扩张，出现"盗血"现象，加重患者的通气/血流比例失调，引起低氧血症。

7. 注意事项　本品的中间代谢产物 3 - 氧甲基异丙肾上腺素具有轻度 β 受体阻滞作用，反复、大剂量应用本品时，上述代谢产物在体内积聚，可引起"闭锁综合征"，即临床上表现为哮喘持续发作，且对各种平喘药耐药。

（二）沙丁胺醇（Salbutamol）

商品名：舒喘宁，嗽必妥，爱纳灵（Etinoline），万托林（Ventolin），Albuterol，Proventil

1. 指征和剂量　适用于治疗支气管哮喘或喘息性支气管炎等伴有支气管痉挛的呼吸道疾病。①口服：成人 2～4mg，每日 3 次或每日 4 次；小儿 0.1～0.15mg/kg，每日 2 次或每日 3 次。缓释胶囊：成人 8mg，每日 2 次，儿童剂量酌减。②气雾剂吸入：每次 1～2 喷，必要时每 4h1 次，每 24h 不宜超过 8 次。③干粉吸入：成人 0.4mg，每日 3 次或每日 4 次；5 岁以上儿童剂量减半，每日 2 次或每日 3 次。④溶液雾化吸入：适用于重度急性哮喘发作。成人 1～2mL，每 4～6h1 次经射流装置雾化吸入。⑤静脉注射：成人 0.4mg，用 5% 葡萄糖注射液 20mL 稀释后缓慢注射。⑥静脉滴注：成人 0.4mg，用 5% 葡萄糖注射液 100mL 稀释后静脉滴注。⑦皮下或肌内注射：成人 0.4mg，必要时 4h 后重复注射。

2. 制剂　片剂或胶囊：每片（粒）2mg，4mg，8mg。气雾剂：每喷 0.1mg，每瓶 100 喷、200 喷。干粉剂（如喘宁碟和速克喘）。雾化溶液：浓度 0.083%，0.5%。注射剂：每支 0.5mg。

复方制剂：①可必特（Combivent）气雾剂每喷含本品 0.12mg 和异丙托溴铵 0.02mg，每瓶 200 喷、100 喷；可必特雾化溶液每支 25mL，含本品 3mg 和异丙托溴铵 0.5mg。②易息晴：系本品与茶碱的双层缓释片。每片含本品 2mg 和茶碱 150mg。成人 1 片吞服，每日 2 次。

3. 药动学　吸入本品 0.2mg，血药峰浓度为 295 和 357mmol/L；吸入 0.4mg，血药峰浓度则为 441 和 569mmol/L。口服后 65%～84% 吸收，不易被硫酸酯酶和儿茶酚氧位甲基转移酶（COMT）破坏。15min 起效，1～3h 达最大效应，作用维持 4～6h。消除半衰期为 27～50h。经肝脏灭活，代谢物由尿排出。静脉注射即刻起效，5min 时达峰值，作用维持 2h 以上。

4. 作用机制　本品为高选择性、强效 β_2 受体激动剂。对 β_2 受体的选择性是异丙肾上腺素的 288 倍。

5. 禁忌证　对本品或其他肾上腺素受体激动剂过敏者禁用。高血压、冠心病、糖尿病、心功能不全、甲状腺功能亢进患者和妊娠初期妇女慎用。

6. 相互作用　①不宜与其他 β 受体激动剂或阻滞剂合用。②与茶碱类药物合用，可增强松弛支气管平滑肌作用，也可能增加不良反应。

7. 不良反应　较少而轻微。①大剂量时可出现肌肉和手指震颤、心悸、头痛、恶心、失眠等症状。②可能引起低血钾。

8. 注意事项　①老年人或对本品敏感的患者，应从小剂量开始，以免引起心悸、手抖等症状。②低血钾患者或同时应用排钾性利尿剂、糖皮质激素的患者慎用或及时补钾。

（三）特布他林（terbutaline）

商品名：间羟叔丁肾上腺素，叔丁喘宁，博利康尼，Brican-yl. Bronchodil

1. 指征和剂量　适用于治疗支气管哮喘或喘息性支气管炎等伴有支气管痉挛的呼吸道疾病。①口服：成人 2.5～5mg，每日 3 次；小儿 0.065mg/kg，每日 2 次或每日 3 次。②气雾剂吸入：0.25～0.5mg，必要时 4～6h1 次。严重病例每次可吸入 1.5mg，但 24h 内不可超过 6mg。③干粉吸入：成人 0.5mg，每日 4 次，24h 内不得超过 6mg；5～12 岁的儿童剂量减半，最大剂量不得超过 4mg/d。④溶液雾化吸入：适用于重度急性哮喘发作：成人每次 1～2mL，4～6h1 次，一次经射流装置雾化吸入，用生理盐水将其稀释至 2.0mL。⑤皮下注射：成人 0.25mg，必要时 4～6h 内可重复 1 次。

2. 制剂　片剂：每片2.5mg。缓释片：每片5mg，7mg。气雾剂：每喷0.25mg，每瓶100喷、200喷。干粉剂（博利康尼吸入剂），每吸0.5mg，每瓶100吸、200吸。雾化溶液：每支2mL，含本品5mg。注射剂：每支0.5mg。

3. 药动学　口服生物利用度为15%±6%，30min后超效。不易被体内儿茶酚氧位甲基转移酶（COMT）和单胺氧化酶（MAO）这两种酶所代谢灭活，故作用可维持5~8h。血浆蛋白结合率为25%。2~4h作用达峰值；气雾剂吸入后5~15min显效，作用持续4h左右。皮下注射后5~15min起效，0.5~1h作用达峰值，持续1.5~4h。

4. 作用机制　高选择性β_2受体激动剂，对支气管β_2受体的选择性与沙丁胺醇相似，对心脏的兴奋作用仅为沙丁胺醇的1/10。除了舒张支气管平滑肌外，本品尚有增加纤毛-黏液毯廓清能力，促进痰液排出，减轻咳嗽症状。

5. 禁忌证　对本品或其他肾上腺素受体激动剂过敏者禁用。高血压、冠心病、糖尿病、心功能不全、甲状腺功能亢进患者和妊娠初期妇女慎用。

6. 相互作用、不良反应、患者用药指导　同沙丁胺醇。

（四）班布特罗（bambuterol）

商品名：帮备，Bambec，班布特罗

1. 指征和剂量　适用于支气管哮喘、喘息性支气管炎的治疗，尤其适合于夜间哮喘的预防和治疗。口服：5~20mg，每日1次，睡前服用。成人起始剂量5~10mg，1~2周后根据病情可逐渐增加至10~20mg。肾功能不全（肾小球滤过率≥50mL/min）的患者，宜从5mg开始服用。儿童：2~5岁，推荐剂量5mg/天，2~12岁，剂量不宜超过10mg/天。

2. 制剂　片剂：每片含本品10mg，20mg。

3. 药动学　本品和中间代谢产物对肺组织亲和力强，在肺内代谢成特布他林，增加了肺组织内活性药物的浓度。口服本品后20%被吸收，其吸收不受食物的影响。本品经血浆胆碱酯酶水解、氧化，缓慢代谢为特布他林。约1/3在肠壁和肝脏内代谢成中间产物。本品口服剂量的10%转化为特布他林，2~6h达血药峰浓度，有效作用可维持24h。连续服药4~5天后达血浆稳态浓度。本品血浆消除半衰期为13h。活性代谢产物特布他林的血浆消除半衰期为17h。本品和特布他林主要经肾脏排泄。

4. 作用机制　本品系特布他林的前体药。本品在体外没有活性，进入体内被水解为有活性的特布他林。作用机制与特布他林相同。

5. 禁忌证　对本品和特布他林过敏者禁用。

6. 相互作用　同特布他林。

7. 不良反应　比特布他林轻微。治疗初期可能出现手指震颤、头痛、心悸等症状，其严重程度与给药剂量有关，多数在治疗1~2周后逐渐减轻、消失。

8. 注意事项　基本同特布他林。对于严重肾功能不全患者的起始剂量应予减少；对于肝硬化患者，由于本品在体内代谢为特布他林的个体差异无法预测，因此，主张不用本品而直接应用特布他林。

（五）非诺特罗（fenoterol）

商品名：酚丙喘宁，酚间羟异丙肾上腺素，芬忒醇，备劳喘，Berotec

1. 指征和剂量　适用于治疗支气管哮喘、喘息性支气管炎。口服：成人5~7.5mg，每日 3 次；儿童剂量酌减。气雾剂吸入：成人 0.2 ~ 0.4mg，每日 3 次或每日 4 次；儿童 0.2mg，每日 3 次。

2. 制剂　片剂：每片 2.5mg。气雾剂：每瓶含本品 200mg，可作 300 喷。

3. 药动学　口服吸收迅速，2h 后达血药峰浓度，作用可维持 6 ~ 8h。气雾剂吸入 3min 起效，1 ~ 2h 达最大效应，作用至少维持 4 ~ 5h。

4. 作用机制　系一强效 β_2 受体激动剂，对 β_2 受体的选择性较好。

5. 禁忌证　对本品或其他肾上腺素受体激动剂过敏者禁用。

6. 相互作用　与沙丁胺醇相仿。本品心血管不良反应较多，重症哮喘应用死亡率偏高，目前很少应用。

7. 不良反应　与沙丁胺醇相仿，但不良反应稍多。可引起低血钾症。

8. 注意事项、患者用药指导　与沙丁胺醇相仿。

（六）吡布特罗（pirbuterol）

商品名：吡舒喘宁，吡丁舒喘宁，Exirei

1. 指征和剂量　适用于治疗支气管哮喘、喘息性支气管炎。口服：成人 10 ~ 15mg，每日 3 次。

2. 制剂　胶囊：每粒 10mg，15mg。

3. 药动学　本品口服吸收良好，用药后 0.5 ~ 1h 内即可出现支气管舒张作用，作用可持续 7 ~ 8h。

4. 作用机制　本品系高选择性 β_2 受体激动剂，对 β_2 受体的选择性是沙丁胺醇的 7 倍，因此对心血管系统的影响较小。

5. 禁忌证　对本品或其他肾上腺素受体激动剂过敏者禁用。

6. 相互作用　与沙丁胺醇相仿。

7. 不良反应　比沙丁胺醇轻微，主要表现为口干、头痛和肌肉震颤。

8. 注意事项　与沙丁胺醇相仿。

（七）妥洛特罗（tulobuterol）

商品名：叔丁氯喘通，丁氯喘，妥布特罗，喘舒，息克平，Chlobamol，Lobuterol，Berachin

1. 指征和剂量　适用于治疗支气管哮喘、喘息性支气管炎。口服：成人 0.5 ~ 1mg，每日 2 次。小儿 0.04mg/（kg·d），分 2 次服用。

2. 制剂　片剂：每片含 0.5mg，1mg。

3. 药动学　本品口服后胃肠道吸收良好且迅速。在体内主要分布于肝、肾、消化器官和呼吸系统器官。代谢速度相对较慢。口服后 5 ~ 10min 起效，1h 达最大效应，平喘作用维持 8 ~ 10h，40h 后从体内完全排泄。

4. 作用机制　高选择性 β_2 受体激动剂。对支气管平滑肌具有较强而持久的舒张作用，其作用强度与沙丁胺醇相似，而对心脏的影响较小，仅为沙丁胺醇的 1%。本品尚有一定的抗过敏作用、促进支气管纤毛运动和镇咳作用，有轻微的中枢抑制作用。

5. 禁忌证　对本品或其他肾上腺素受体激动剂过敏者禁用。

6. 相互作用　与沙丁胺醇相仿。

7. 不良反应　与沙丁胺醇相仿。偶有过敏反应。

8. 注意事项　与沙丁胺醇相仿。一旦出现过敏反应立即停药。

9. 患者用药指导　与沙丁胺醇相仿。

（八）丙卡特罗（procaterol）

商品名：盐酸普鲁卡特罗，异丙喹喘宁，普卡特罗，美普清，Meptin

1. 指征和剂量　适用于治疗支气管哮喘或喘息性支气管炎等伴有支气管痉挛的呼吸道疾病，可用于夜间哮喘的防治。口服：成人 $25 \sim 50\mu g$，每日 1 次或每日 2 次，或 $50\mu g$，每晚 1 次。6 岁以上儿童：$25\mu g$，每日 2 次，或 $25\mu g$，每晚 1 次。6 岁以下儿童：$1.25\mu g/kg$，每日 2 次。

2. 制剂　片剂：每片含本品 $25\mu g$、$50\mu g$。

3. 药动学　本品口服吸收良好，$1 \sim 2h$ 在血浆、组织及主要器官内达最高浓度。在体内分布广泛，在肝、肾等主要代谢器官内药物浓度最高，在肺脏、支气管等靶器官内的浓度也很高。肺内药物浓度是血药浓度的 $2 \sim 3$ 倍。在中枢神经系统内浓度很低。成人口服本品 $100\mu g$ 后，衰减模式呈二相性：第一相半减期为 3h，第二相半减期为 84h。本品主要在肝脏和小肠内代谢，由粪便和尿液排出，约 10% 从尿中排出。

4. 作用机制　为高选择性 β_2 受体激动剂。舒张支气管的作用维持时间较长；具有抗过敏作用；有促进气道上皮纤毛摆动的作用。

5. 禁忌证　对本品或其他肾上腺素受体激动剂过敏者禁用。

6. 相互作用　与沙丁胺醇相仿。

7. 不良反应　与沙丁胺醇相仿，偶见心悸、心律失常、面部潮红、头痛、眩晕、耳鸣、恶心、胃部不适、口干、鼻塞和皮疹等。

8. 注意事项　与沙丁胺醇相仿。本品对 3 岁以下儿童的安全性尚未确定，故应慎用。

（九）沙美特罗（salmeterol）

商品名：施立稳，Serevent

1. 指征和剂量　适用于各型支气管哮喘的治疗。既可按需使用来缓解急性气喘症状，也可与吸入型糖皮质激素一起长期规则使用。可有效预防和治疗夜间哮喘和运动性哮喘。吸入：①气雾剂吸入：成人 2 喷（共 $50\mu g$），每日 2 次。②干粉吸入：成人吸入 1 个碟泡（含本品 $50\mu g$），每日 2 次。症状严重者剂量可加倍。老年人和肾功能不全者剂量不必调整。

2. 制剂　沙美特罗气雾剂：每喷 $25\mu g$，每瓶 60 喷、120 喷。施立碟：通过碟式吸纳器吸入干粉，每个碟泡含本品 $25\mu g$，每个药碟有 4 个碟泡。

复方制剂：商品名舒利迭（Seritide）由本品与吸入型糖皮质激素丙酸氟替卡松干粉组成，经准纳器装置吸入，成人 1 吸，每日 2 次。每个装置可供 60 次吸入。每次吸入本品 $50\mu g$，吸入丙酸氟替卡松 $100\mu g$、$250\mu g$ 或 $500\mu g$。

3. 药动学　单次吸入本品气雾剂 $50\mu g$ 或 $400\mu g$ 后 $5 \sim 15min$ 达血药峰浓度（分别为 $0.1 \sim 0.2\mu g/L$ 和 $1 \sim 2\mu g/L$）。在体内本品经水解后迅速代谢，绝大多数在 72h 内消除，其中 23% 从尿中排出，57% 从粪便中排出，完全排出的时间长达 168h。

4. 作用机制　系高选择性、长效 β_2 受体激动剂。对 β_2 受体的作用是 β_1 受体的 5 万倍，因此对心血管系统的影响很小。除了能激动 β_2 受体，使支气管平滑肌持续、强力舒张支气管外，尚有抑制炎症细胞（肥大细胞、嗜酸性粒细胞等）和炎性递质的作用。

5. 禁忌证 对本品或其他肾上腺素受体激动剂过敏者禁用。

6. 相互作用 与沙丁胺醇相仿。

7. 不良反应 比沙丁胺醇轻微。应用常规剂量时头痛（4.2%）、震颤（1.4%）和心悸（1.5%）等不良反应少而轻微，可在继续用药过程中消失。只有在大剂量（200～400μg）吸入时不良反应才较为明显。可有咽部不适、刺激感等局部症状。

8. 注意事项 与沙丁胺醇相仿。由于本品的作用较慢，故不适合作为哮喘急性发作时的治疗；增加本品剂量，并不能增加其疗效；孕妇慎用。

（十）福莫特罗（formoterol）

商品名：奥克斯，Oxis，安通克，Atock，Foradil

1. 指征和剂量 适用于各型支气管哮喘的治疗。既可按需使用来缓解急性气喘症状，也可与吸入型糖皮质激素一起长期规则使用。可有效预防和治疗夜间哮喘症状。口服：成人40～80μg，每日2次；儿童4μg/（kg·d）。吸入：气雾剂吸入，成人6～12μg，每日1次或每日2次；干粉吸入，成人1吸，每日1次或每日2次。

2. 制剂 片剂：每片40μg。气雾剂：每喷4μg。干粉剂：储存在吸入装置内，每吸4.5μg，干糖浆剂：每包20μg，每盒10包。

复方制剂：信必可（Symbicort）干粉吸入剂，由本品与吸入型糖皮质激素普米克组成，经吸入装置给药，每次1～2吸，每日1次或每日2次，必要时可临时增加剂量。

3. 药动学 成人吸入该药2～5min起效。口服后0.5～1h达血药峰浓度。平喘作用可维持12h。口服本品40μg或吸入24μg，24h分别从尿中排出96%和24%，主要代谢产物是富马酸福莫特罗的葡萄糖醛酸内聚物。动物实验结果显示，本品在体内以肾脏浓度最高，其次为肝脏＞血浆＞气管＞肺＞肾上腺＞心脏，脑组织中药物浓度最低。由于存在肝肠循环，胆汁排泄物可以再吸收。

4. 作用机制 系一新型长效、高选择β₂受体激动剂，与沙美特罗相似。

5. 禁忌证 对本品或其他肾上腺素受体激动剂过敏者禁用。

6. 相互作用 与沙丁胺醇相仿。

7. 不良反应 比沙丁胺醇轻微。可能出现肌肉震颤、头痛、心动过速和面部潮红，偶见皮肤过敏、恶心及兴奋。

8. 注意事项 与沙丁胺醇相似。

四、β 受体激动剂研发趋势与进展

鉴于目前 LABA 与 ICS 复方制剂（以沙美特罗/氟替卡松和福莫特罗/布地奈德为代表）在支气管哮喘和 COPD 治疗中的重要地位，目前有多个药厂在积极研制每日一次给药的新型 LABA 及其与其他治疗哮喘药物（如抗胆碱药物和 ICS）的新型复方制剂。

1. 新型每日仅需一次给药的 LABA 其中包括茚达特罗（indacaterol）、奥达特罗（olodaterol）、维兰特罗（vilanterol）、卡莫特罗（carmoterol）、LAS100977 和 PF - 610355 等，但目前只有对茚达特罗的研究比较广泛，并且已经在数个国家上市。表 3 - 2 列举了几种新型 LABA 对人 3 种 B 受体亚型的作用特点。

茚达特罗又名 QAB149，属于 8 - 羟喹啉，2 - 氨基 Indan 衍生的 β_2 受体激动剂，具有亲脂性。茚达特罗迅速被吸收进入全身循环中，T_{max} 平均为 15min。药动学（PK）呈线性、剂量依赖性。每日一次给予 150μg、300μg 和 600μg，12 天血药浓度可达到稳态。

表 3 - 2　几种新型 LABA 对人 3 种 β 受体亚型的作用特点

	β_1 pEC50	1A	β_2 pEC50	SelAvity	β_3 pEC50	1A	β_2/β_1
茚达特罗	6.60 ± 0.24	16 ± 2	8.06 ± 0.02	73 ± 1	6.72 + 0.13	113 ± 7	1.46
奥达特罗	7.55 ± 0.08	52 ± 8	9.93 ± 0.07	88 ± 2	6.57 ± 0.08	81 ± 2	2.38
维兰特罗	6.4 ± 0.1		9.4 ± 0.05		6.1 ± 0.2		3.0
卡莫特罗			10.19 ± 0.15	88.6 ± 4.1			

pEC50 使 cAMP 达到最大增加效应的 50% 的主要药物浓度的负对数；IA 是异丙肾上腺素产生的最大效应的百分率

研究结果显示，每日一次吸入茚达特罗 200μg 治疗中至重度持续哮喘是有效、安全的，舒张支气管作用可以维持 24h。

对于 COPD 患者，每日一次吸入 150 或 300μg 茚达特罗的起效速度相当于沙丁胺醇，比沙美特罗替卡松起效迅速。每日一次给予 150μg 茚达特罗，其疗效至少相当于噻托溴铵，并且在第一天第一次吸入后 5min 起效。

一项大样本、多中心、随机双盲安慰剂平行对照Ⅲ期临床试验评价了茚达特罗治疗成人 COPD 的疗效。结果显示，每日给予茚达特罗 150μg 和（或）300μg，其增加肺通气功能（FEV_1）的疗效优于噻托溴铵、福莫特罗和沙美特罗。茚达特罗治疗组的慢性阻塞性肺疾病急性加重发生率显著低于安慰剂组。

在一项 52 周的临床研究中，每日 1 次给予茚达特罗可延缓首次慢性阻塞性肺疾病急性加重发生的时间、减少慢性阻塞性肺疾病急性加重的频度，而茚达特罗与福莫特罗之间无显著差异。

在所有大样本研究中，茚达特罗组不需要按需使用沙丁胺醇缓解哮喘症状的比率比安慰剂组和其他阳性对照药组均明显增高（$P < 0.05$）。总之，茚达特罗对大多数 COPD 临床症状的疗效优于福莫特罗或沙美特罗。茚达特罗治疗组 COPD 患者的生活质量也获得改善。

茚达特罗各个剂量组均有较好的安全性和耐受性。可以出现一过性轻度咳嗽，并且随着疗程的延长而逐渐减轻。血清钾降低（< 3.0mmol/L）发生率不足 0.5%，偶见 Q - Tc 间期延长超过 60 毫秒（发生率低于 0.7%）。

2. 新型 LABA 组成的复方制剂

（1）LABA 与 LAMA 组成的复方制剂：已经有多个每日一次 LABA 和 LAMA（长效抗胆碱药）的固定剂量的联合疗法，如：①QVA149（茚达特罗加格隆溴铵）。②奥达特罗加噻托溴铵。③维兰特罗加 CSK - 573719。

经过一个干粉吸入装置每日一次吸入 QVA149（茚达特罗 300μg/格隆溴铵 50μg），连续 7 天，疗效优于茚达特罗 300 和 600μg。

给予 QVA149 600/100μg、300/100μg 或 150/100μg 是安全的，给药 14 天时治疗组与安慰剂组、治疗组与茚达特罗组之间的 24h 平均心率无差异，各治疗组之间在第 1 天、第 7 天和第 14 天的 Q - Tc 间期无显著差异。

奥达特罗可增加噻托溴铵对用乙酰胆碱引起的麻醉狗的支气管收缩的舒张作用。在 COPD 患者中 4 周的研究结果显示，经 Respimat@ Soft MistTM inhaler 装每日一次吸入奥达特罗/噻托溴铵（10/5μg）比单用 5μg 噻托溴铵舒张支气管更有效。

在单一分子中既有抗胆碱药，又有 β_2 受体激动剂，在药理学上称之为胆碱能拮抗剂/β_2 受体激动剂双重作用（dual - acting muscarinic antagonist/β_2 - adrenoceptor agonist，简称 MABA）支气管舒张剂（Norman P, 2006）。

MABA 的优点在于 2 种药物按照固定的比例进入肺的每一个区域。TEI3252 是由噻托溴铵和茚达特罗组成的新型双功能支气管舒张剂，其对乙酰甲胆碱和组胺诱发的支气管收缩在浓度（1 ~ 5mg · kg^{-1}）范围内呈剂量依赖性保护作用。在剂量高达 100mg/kg 时没有观察到对流涎的抑制作用，提示该复合制剂减少了抗胆碱药的不良反应。

GSK - 961081，曾称为 formerly TD - 5959，是一种更新的双功能分子。它通过拮抗胆碱能受体和激动 β_2 受体的机制保护支气管作用长达 24h。其保护支气管的作用是单用异丙托品或沙丁胺醇的 2 ~ 5 倍。

在健康志愿者中采用随机双盲安慰剂对照的 I 期临床试验中单次或多次给予 GSK - 961081 的耐受性很好，单次给药支气管舒张作用可维持 24h。在 II 期临床试验中，每日 1 次给予 GSK - 961081 400 和 1 200μg，在第 14 天，支气管保护作用（FEV_1 的增加）至少相当于每日给予 50μg 沙美特罗 2 次和噻托溴铵 18μg 每日 1 次的疗效。GSK - 961081 最大的支气管舒张作用优于沙美特罗和噻托溴铵的联合使用。

PF - 3429281 是另一个同时具有抗胆碱和激动 β_2 受体作用的吸入制剂。在一项用麻醉狗的支气管收缩动物模型中，PF - 3429281 的作用与异丙托溴铵作用相似，而在治疗指数和作用持续时间方面优于沙美特罗。

（2）LABA 与 ICS 组成的新型复方制剂：LABA/ICS 的复方制剂正在用于支气管哮喘和 COPD 的治疗中，为了使治疗更方便和应对现有 LABA/ICS 复方制剂专利即将到期，目前在积极研发新型每日 1 次给药的 LANA/ICS 的复方制剂。

新型 ICS 如环索奈德（ciclesonide）、糠酸氟替卡松和糠酸莫米松均可每日 1 次给药。由茚达特罗和莫米松组成的复方制剂 QMF - 149 已经在哮喘患者中进行了 II 期临床试验。该试验研究了 QMF - 149 的安全性和耐受性。在成人持续哮喘患者中用沙美特罗替卡松气雾剂 50/250μg（每日 2 次）作为阳性对照药，评价了通过 MDDPI（Twisthaler）装置吸入 QMF - 149 的临床疗效。另一项临床试验研究了在轻至中度哮喘患者中连续 14 天吸入 QMF - 149 500/800μg 的疗效和安全性。这些研究的结果尚未公布。

另一个由维兰特罗和糠酸氟替卡松组成的每日 1 次给药复方制剂正在研发中。在 60 名符合 COLD II ~ III级的 COPD 患者接受了试验。结果显示，这种复方制剂比安慰剂明显增加了受试者的 FEV_1，而且疗程 4 周的治疗是安全的。在一项豚鼠试验中发现，卡莫特罗联合布地奈德在对抗由乙醛引起的支气管收缩方面有较好的作用。该药的作用是福莫特罗/布地奈德的 2 倍。该结果提示卡莫特罗/布地奈德组成的复方制剂在药理学上是治疗哮喘的更好的复方制剂。卡莫特罗/布地奈德复方制剂舒张支气管的作用更长久。在中至重度持续哮喘患者中每日 1 次经过 HFA134a pMDI（Chiesi Mod - ulite^{TM} HFA technology）装置给予固定剂量的卡莫特罗/布地奈德，其舒张支气管作用超过 24h，疗效与每日 2 次吸入福莫特罗/布地奈德的疗效相似。

3. 注射用 LABA　目前有一种新的看法，主张经静脉给予 β_2 受体激动剂。贝多拉君（bedoradrine，MN-221）是一种正在研制中的新型对 β_2 受体高选择性的可用于哮喘和 COPD 急性加重治疗的药物。贝多拉君对 β_2 受体的选择性分别是对 β_1 受体和 β_3 受体选择性的 832 倍和 126 倍。

在中至重度稳定期 COPD 患者中研究了单次注射贝多拉君后的 PK 和 PD，结果显示，给予本品 600μg 和 1 200μg 时明显优于给予 300μg 时。注射 1 200μg 时 FEV_1 的平均峰值增加 55%，提示该剂量是适宜的。一项基础研究结果显示，沙丁胺醇和贝多拉君均可使心率增加，但在狗的实验中，这 2 种药物同时应用没有观察到对心脏的不良反应，也没有观察到其他有关心脏指标的异常。目前的资料显示贝多拉君是 β_1 受体的部分激动剂。

在轻至中度稳定期哮喘患者中研究了静脉注射 150~900μg 贝多拉君的安全性，结果显示，本品是安全、有效的，可使 FEV_1 改善（呈剂量依赖性）。在一项小样本的临床试验结果显示，在常规治疗重度哮喘恶化的措施基础上加用贝多拉君可以提高疗效，没有增加不良反应。在小样本的 COPD 患者中静脉注贝多拉君 300μg、600μg 或 1 200μg 均可改善肺功能。与安慰剂相比，600μg 和 1 200μg 组具有统计学意义。与治疗前比较 1 200μg 治疗组 FEV_1（L）平均增加 21.5%（$P = 0.002\ 5$），600μg 治疗组平均增加 16.2%（$P = 0.02$）。300μg 治疗组平均增加 9.2%（$P = NS$），安慰剂组 FEV_1（L）平均减少 4.0%。上述所有患者贝多拉君的耐受性均好。

（徐喜媛）

第二节　糖皮质激素

糖皮质激素治疗呼吸系统疾病已有半个多世纪，糖皮质激素对某些呼吸系统疾病的治疗效果十分显著。近二十多年来吸入糖皮质激素在临床上广泛应用，使支气管哮喘等疾病得到了令人鼓舞的治疗效果。近年来研究发现糖皮质激素可以直接作用于细胞膜受体，起到快速起效的作用，为激素在临床上的应用又提供了新的理论依据。糖皮质激素主要有抗炎、抗过敏、抗休克和抑制免疫反应等多种药理作用。应用糖皮质激素要非常谨慎，正确、合理地应用糖皮质激素是提高其疗效、减少不良反应的关键。正确、合理应用糖皮质激素主要取决于以下两方面：①治疗适应证是否准确。②选用品种及给药方案是否正确、合理。糖皮质激素不恰当使用或长期大量使用会对机体产生许多不良反应和并发症，甚至会危及患者生命。

一、常用药物

用于治疗呼吸系统疾病的糖皮质激素主要有静脉、口服和吸入制剂。我国临床上常用的静脉制剂有氢化可的松（hydrocortisone）、甲泼尼龙（methylprednisolone）。常用的口服制剂有泼尼松（prednisone）、泼尼松龙（prednisolone）、甲泼尼龙和地塞米松（methyprednier solone dexamethasone）。常用的吸入制剂有二丙酸倍氯米松（beclomethasone dipropionate，BDP）、曲安奈德（triamcinolone acetonide，TAA）、布地奈德（budesonide，BUD）、丙酸氟替卡松（fluticasone propionate，FP）、糠酸莫米松（mometasone furoate，MF）和环索奈德（ciclesonide）等。新的吸入制剂有糠酸氟替卡松（fluticasone furoate，FF）。

二、体内过程

注射、口服等全身应用的糖皮质激素均可吸收。口服可的松或氢化可的松后 1~2h 血药浓度达高峰。氢化可的松进入血液后约90%与血浆蛋白结合，其中约80%与皮质激素运载蛋白（corticosteroid binding globulin，CBC）结合，10%与白蛋白结合，结合后不易进入细胞，无生物活性。具有活性的游离型约占10%。CBC 在肝脏中合成，当肝功能损害时 CBG 减少，游离型激素则增多。

糖皮质激素在肝脏中代谢转化，由尿中排出。肝、肾功能损害时糖皮质激素的血浆 $t_{1/2}$ 可以延长。可的松与泼尼松在肝脏中转化为羟基形式，生成氢化可的松和泼尼松龙后才有活性。患严重肝功能不全者宜用氢化可的松或泼尼松龙。

氢化可的松的血浆 $t_{1/2}$ 为 80~144min，但在 2~8h 后仍具有生物活性。泼尼松不易被灭活，$t_{1/2}$ 可达 200min。甲状腺功能亢进时，肝脏灭活糖皮质激素加速，使 $t_{1/2}$ 缩短。

糖皮质激素按作用时间可分为短效、中效与长效三类。短效药物如氢化可的松和可的松，作用时间为 8~12h；中效药物如泼尼松、泼尼松龙、甲泼尼龙，作用时间为 12~36h；长效药物如地塞米松、倍他米松，作用时间为 36~54h。

常用的糖皮质激素药物特点比较见表 3-3。

表 3-3 常用糖皮质激素类药物比较

类别	药物	对糖皮质激素受体的亲和力	水盐代谢（比值）	糖代谢（比值）	抗炎作用（比值）	等效剂量（mg）	血浆半衰期（min）	作用持续时间（h）
短效	氢化可的松	1.00	1.0	1.0	1.0	20.00	90	8~12
	可的松	0.01	0.8	0.8	0.8	25.00	30	8~12
中效	泼尼松	0.05	0.8	4.0	3.5	5.00	60	12~36
	泼尼松龙	2.20	0.8	4.0	4.0	5.00	200	12~36
	甲泼尼龙	11.90	0.5	5.0	5.0	4.00	180	12~36
	曲安西龙	1.90	0	5.0	5.0	4.00	>200	12~36
长效	地塞米松	7.10	0	20.0~30.0	30.0	0.75	100~300	36~54
	倍他米松	5.40	0	20.0~30.0	25.0~35.0	0.60	100~300	36~54

注：表中水盐代谢、糖代谢、抗炎作用的比值均以氢化可的松为1计；等效剂量以氢化可的松为标准计。

吸入激素的局部抗炎作用强，通过吸气过程用药，药物直接作用于呼吸道，所需剂量较小。通过消化道和呼吸道进入血液的药物大部分在肝脏被灭活，因此全身性不良反应较少。吸入激素给药方式有定量气雾剂、干粉剂和溶液雾化吸入等，药物通过不同的吸入方式，其颗粒大小不同，在肺部的沉积量也不一样。通常定量吸入气雾剂肺内沉积率为 10% 左右，吸入干粉剂为 20%~30%。由于定量气雾剂中的抛射剂氟氯烷烃（chlorofluoroncarbon，CFC）对大气臭氧层有破坏作用，国外已换用新的抛射剂氢氟烷烃（hydrofluoralkane，HFA）。含 HFA 的定量气雾剂其雾化颗粒更小，如意大利凯西医药公司生产的含 HFA 丙酸倍氯米松气雾剂颗粒直径为 1.1μm。超细雾化颗粒吸入后容易到达肺部各区域，其肺部沉积量比吸入干粉剂还要高。临床研究表明，超细的含 HFA 丙酸倍氯米松气雾剂应用剂量相当于含 CFC 丙酸倍氯米松气雾剂剂量的一半，其临床疗效相当。英国葛兰素医药公司生产的新的吸入干粉剂糠酸氟替卡松与老药丙酸氟替卡松相比，糠酸氟替卡松与糖皮质激素受体（glucocorticoid receptor，GR）的亲和力更高，从 GR 到细胞核的转运更快，在核内滞留时间更长。该药终末半衰期为 25～35h，每天仅需一次给药，而且吸入的剂量仅为丙酸氟替卡松干粉剂的一半，其疗效也相当。此外，吸入激素的疗效与吸入方法和技术正确与否有密切关系。临床常用的三种吸入糖皮质激素特点比较见表 3－4。

表 3－4　常用的吸入糖皮质激素特点比较

项目	丙酸氟替卡松	丙酸倍氯米松	布地奈德
口服生物利用度（%）	<1	<20	11.0
脂溶性	高	高	低
水溶性（pg/mL）	0.04	0.1	14
药物溶出时间	>8h	>5h	6min
受体亲和力	18.0	13.5	9.4
受体半衰期（h）	10.5	7.5	5.1
消除率（L/min）	0.9	–	1.4

三、药理作用与机制

（一）抗感染作用

糖皮质激素具有强大的抗炎作用，能抑制多种原因引起的炎症反应。在炎症早期，糖皮质激素能降低毛细血管通透性，提高血管的紧张性，减轻充血。在炎症后期，糖皮质激素通过抑制毛细血管和成纤维细胞的增生，抑制胶原蛋白、黏多糖的合成及肉芽组织增生，防止纤维化形成。

糖皮质激素抗炎作用的主要机制是经典的基因效应。激素作为一种脂溶性分子，易于通过细胞膜进入细胞，与胞质内的糖皮质激素受体（glucocorticoid receptor，GR）结合。GR 有 GRα 和 GRβ 两种亚型，CRα 活化后可产生经典的激素效应。而 CRβ 不与激素结合，作为 CRα 拮抗体起作用，对激素不敏感的哮喘患者 CRβ 表达升高。未活化的 CRα 在胞质内与热休克蛋白 90（heat shock protein 90，HSP_{90}）等结合成一种复合体。这种复合体与激素结合后，HSP_{90} 等成分与 CRα 分离，激素－受体复合体易位进入细胞核。在细胞核内与特异性 DNA 位点即靶基因的启动子序列的糖皮质激素反应元件（glu－corticoid response element，CRE）或负性糖皮质激素反应元件（negathre glucocorticoid response element，nGRE）相结合，影响基因转录，改变介质相关蛋白的水平，从而对炎症细胞的分子产生影响并发挥抗炎作用。

糖皮质激素抗炎作用主要涉及以下几方面：①对炎症抑制蛋白和某些酶的影响。糖皮质激素诱导脂皮素 1（lipocortin1）的生成，抑制磷酸酶 A_2，影响花生四烯酸代谢的反应，使炎症介质 PCE_2、PGI_2 和白三烯（LTA_4、LTB_4、LTC_4、LTD_4）减少。糖皮质激素可抑制诱生型 NO 合成酶和环氧化酶 2（COX－2）等的表达，阻断相关递质的产生，起到抗炎作用。②糖皮质激素对细胞因子及黏附分子的影响。糖皮质激素不仅能直接抑制多种细胞因子，如 TNFα、IL－1、IL－2、IL－6、IL－8 等的产生，且可直接抑制黏附分子，如 E－选择素及

ICAM－1（intercellular adhesion motiation 1）的表达。③糖皮质激素诱导炎症细胞凋亡。

糖皮质激素抗炎作用的另一重要机制是快速起效的非基因效应。全身用糖皮质激素的抗炎、抗过敏作用可在数分钟内发生，其可能的机制是：①与细胞膜激素受体结合。②产生非基因的生化效应，激素对细胞能量代谢产生直接影响。③细胞质受体外成分介导的信号通路，HSP_{90}等受体外成分可激活某些信号通路产生快速效应。

（二）免疫抑制与抗过敏作用

1. 对免疫系统的抑制作用　糖皮质激素对机体的免疫系统可产生抑制作用，其抑制免疫的机制是：①诱导淋巴细胞 DNA 降解。②影响淋巴细胞的物质代谢。③诱导淋巴细胞凋亡。④抑制核转录因子 NF－Kβ 活性。糖皮质激素可治疗自身免疫性疾病和抑制组织器官的移植排异反应等。

2. 抗过敏作用　糖皮质激素可抑制过敏反应产生的病理变化，减轻过敏性症状。其机制主要是阻断和抑制抗原－抗体反应，减少肥大细胞脱颗粒而释放的组胺、5－羟色胺、缓激肽、白三烯等炎性递质。

（三）抗休克作用

糖皮质激素可用于抗休克治疗。其机制是：①抑制某些炎症因子的产生，减轻全身炎症反应综合征及组织损伤，改善微循环。②稳定溶酶体膜，减少心肌抑制因子的形成。③使收缩的血管扩张和兴奋心脏，加强心脏收缩力。④提高机体对细菌内毒素的耐受力。

（四）其他作用

糖皮质激素对机体可以产生许多影响，除上述治疗作用外，还有以下一些作用：

1. 对物质代谢的影响　包括对糖代谢、蛋白质代谢、脂肪代谢、核酸代谢、水和电解质代谢等。

2. 允许作用　糖皮质激素对有些组织虽无直接活性，但可给其他激素发挥作用创造有利条件。

3. 对各系统的影响　糖皮质激素对血液与造血系统、中枢神经系统、心血管系统和骨骼等可产生影响，尤其是长期应用会产生有害的作用。除此之外，糖皮质激素还具有退热作用，激素能抑制体温中枢对致热原的反应，稳定溶酶体膜，减少内源性致热原的释放。在发热诊断未明时，不能使用糖皮质激素，以免掩盖症状使诊断更加困难。

四、临床应用

糖皮质激素主要用于以下一些呼吸系统疾病的治疗。

（一）抗休克治疗

对严重肺部感染性疾病并发休克者，在应用有效抗菌药物治疗肺部感染的同时，可用糖皮质激素作为辅助治疗。

（二）肺部自身免疫性疾病和过敏性疾病

肺部自身免疫性疾病，如类风湿性关节炎、全身性红斑狼疮、肺肾综合征、多发性皮肌炎等治疗，糖皮质激素是最主要的治疗药物。肺部过敏性疾病，如过敏性肺泡炎等，糖皮质激素也是主要的治疗药物。

（三）肺间质病

某些肺间质病，如结节病、隐源性机化性肺炎等，使用糖皮质激素治疗可取得显著的疗效。

（四）支气管哮喘和慢性阻塞性肺病

支气管哮喘急性发作和慢性阻塞性肺病急性加重时可使用全身糖皮质激素治疗，轻中度发作者也可雾化吸入糖皮质激素治疗，吸入糖皮质激素是治疗慢性持续性哮喘最有效的抗炎药物，而治疗稳定期中重度慢性阻塞性肺病时，不主张单独使用吸入糖皮质激素治疗，糖皮质激素联合长效 β_2 受体激动剂治疗支气管哮喘和慢性阻塞性肺病则可起到较好的疗效。目前在临床应用的联合制剂主要有丙酸氟替卡松/沙美特罗、布地奈德/福莫特罗。新的复合制剂有糠酸氟替卡松/三氟甲磺酸威兰特罗等。

（五）抗炎治疗

病毒性肺炎并发急性呼吸窘迫综合征、脂肪栓塞引起的急性呼吸窘迫综合征时，短期应用全身糖皮质激素治疗，对于减少肺部炎性渗出，改善氧合状态可起到较好的效果。

（六）器官移植后排斥反应

口服泼尼松可预防器官移植术后产生的免疫排斥反应。对于已发生的肺部排斥反应，可使用全身糖皮质激素治疗。

五、不良反应

长期或大剂量使用全身糖皮质激素治疗可引起以下一些严重的不良反应。

（一）消化系统并发症

激素刺激胃酸、胃蛋白酶的分泌，并抑制胃黏液分泌，降低胃肠黏膜的抵抗力，可诱发或加剧胃、十二指肠溃疡，甚至造成消化道出血或穿孔。对少数患者可诱发胰腺炎或脂肪肝。

（二）诱发或加重感染

长期应用糖皮质激素可诱发感染或使体内潜在病灶扩散，如肺结核复发、播散。

（三）医源性肾上腺皮质功能亢进

激素引起脂质代谢和水盐代谢紊乱。临床表现为满月脸、水牛背、皮肤变薄、多毛、水肿、低血钾、高血压、糖尿病等，也称医源性库欣综合征，停激素后上述症状可自行消失。

（四）心血管系统并发症

由于水、钠潴留和血脂升高，可引起高血压和动脉粥样硬化。

（五）骨质疏松、肌肉萎缩、伤口愈合迟缓等

糖皮质激素促进蛋白质分解、抑制其合成及增加钙、磷排泄。骨质疏松严重者可发生自发性骨折。长期使用激素引起高脂血症，来源于中性脂肪的栓子易黏附于血管壁上，阻塞软骨下的骨终末动脉，使血管栓塞造成股骨头无菌性缺血坏死。

（六）糖尿病

糖皮质激素有促进糖原异生，降低组织对葡萄糖的利用，抑制肾小管对葡萄糖的重吸收

作用。长期应用全身糖皮质激素将引起糖代谢的紊乱，并发糖尿病。

（七）其他

激素性青光眼、激素性白内障等。

吸入糖皮质激素引起全身不良反应的大小与药物剂量、药物的生物利用度、在肠道的吸收，肝脏首关效应及药物的半衰期等因素有关。目前有证据表明成人哮喘患者每天吸入低至中等剂量激素，不会出现明显的全身不良反应。

六、停药反应或反跳现象

（一）停药反应

长期大剂量使用糖皮质激素时，减量过快或突然停用可出现肾上腺皮质功能减退样症状，轻者表现为精神萎靡、乏力、食欲减退、关节和肌肉疼痛，重者可出现发热、恶心、呕吐、低血压等，危重者甚至发生肾上腺皮质危象，需及时抢救。

（二）反跳现象

在长期使用糖皮质激素时，减量过快或突然停用可使原发病复发或加重，应恢复糖皮质激素治疗并需加大剂量，病情稳定后再逐步减量。

七、禁忌证

糖皮质激素的禁忌证主要有：严重的精神病和癫痫，活动性消化性溃疡，新近胃肠吻合术，骨折，外伤修复期，角膜溃疡，肾上腺皮质功能亢进症，严重高血压，糖尿病，孕妇。在临床上虽属禁忌证，但由于病情危重，需要使用糖皮质激素治疗时，应与患者家属沟通，获得知情同意后才能使用。

八、剂量，用法与疗程

（一）剂量

一般认为给药剂量（以泼尼松为例）可分为以下几种情况：①长期服用维持剂量：$2.5 \sim 15.0 mg/d$。②小剂量：$< 0.5 mg/（kg \cdot d）$。③中等剂量：$0.5 \sim 1.0 mg/（kg \cdot d）$。④大剂量：$> 1.0 mg/（kg \cdot d）$。⑤冲击剂量：（以甲泼尼龙为例）$7.5 \sim 30.0 mg/（kg \cdot d）$。

（二）用法与疗程

1. 大剂量冲击疗法　适用于急性、危重病的抢救，如免疫系统疾病引起的弥漫性出血性肺泡炎可使用甲泼尼龙1g，疗程$3 \sim 5$天。哮喘中重度急性发作时常用剂量为甲泼尼龙每天$80 \sim 160 mg$，或氢化可的松每日$400 \sim 1 000 mg$，严重危及生命的发作时，甲泼尼龙可增加剂量至每日$240 \sim 320 mg$，疗程$3 \sim 5$天，病情好转后序贯用口服激素治疗。

2. 一般剂量　可分为短程疗法（1个月内），中程疗法（$1 \sim 3$个月）和长程疗法（3个月以上）。根据疾病的不同采用的治疗疗程也不同。长程疗法多用于结缔组织疾病合并肺部病变的治疗。常用口服泼尼松，开始为治疗剂量每日$30 \sim 60 mg$，获得临床疗效后，逐渐减量，每$3 \sim 5$天减量20%，直至用最小的有效维持剂量治疗。维持治疗时可采用每日或隔日给药，停药前应逐步过渡到隔日疗法后逐渐停药。

3. 吸入疗法 吸入激素主要用于哮喘的治疗，根据哮喘患者的病情不同，确定不同的吸入激素剂量。国际上推荐的每天吸入激素剂量见表 3 - 5。

表 3 - 5 常用吸入型糖皮质激素的每天剂量与互换关系（μg）

药物	低剂量	中剂量	高剂量
二丙酸倍氯米松	200 ~ 500	500 ~ 1 000	>1 000 ~ 2 000
布地奈德	200 ~ 400	400 ~ 800	>800 ~ 1 600
丙酸氟替卡松	100 ~ 250	250 ~ 500	>500 ~ 1 000
环索奈德	80 ~ 160	160 ~ 320	>320 ~ 1 280

临床实践表明，多数哮喘患者吸入低剂量激素后即可较好地控制哮喘。吸入激素的剂量与预防哮喘急性发作的作用有明确的关系。

（徐喜媛）

第三节 茶碱类药物

一、概述

茶碱（theophylline）作为支气管扩张剂应用于呼吸道疾病如哮喘和慢性阻塞性肺疾病（COPD）已有大半个世纪，但由于其有效治疗剂量与中毒剂量较为接近，不良反应多，支气管扩张作用相对较弱，因此在临床上的应用受到一定限制。近年来，随着对茶碱类药物的药理作用及其机制的深入研究，以及对茶碱剂型及选择性磷酸二酯酶（PDE）抑制剂的开发，尤其是对小剂量茶碱的抗炎和免疫调节作用的发现，使茶碱类药物在呼吸道疾病治疗中的地位有所提高。茶碱的药理作用极为广泛，除具有舒张支气管平滑肌外，尚有兴奋呼吸中枢、增强膈肌收缩力、强心利尿和降低肺血管张力及减少肺血管渗出等作用。此外，茶碱还具有抗气道炎症及免疫调节作用，主要表现为抑制某些炎症细胞的活化，如 T 淋巴细胞、嗜酸性粒细胞、中性粒细胞、肥大细胞、肺泡巨噬细胞等；抑制某些炎症介质的释放，如白介素 - 4（IL - 4）、IL - 5、IL - 6、IL - 8、白三烯 B_4（LTB_4）、LTC_4、氧代谢活性产物等；抑制肿瘤坏死因子（TNF - α）诱发的气道高反应性等；以及诱发细胞的凋亡等。

二、茶碱类药物的药理作用及其机制

（一）支气管扩张作用

茶碱具有相对弱的支气管扩张作用，该作用是通过下列多个环节而产生的：

1. 非选择性抑制磷酸二酯酶（PDE）活性 PDE 能降解细胞内环核苷酸，不同细胞中 PDE 表达为不同形式的同工酶，PDE_3 为起到平滑肌细胞的主要同工酶，PDE_4 为炎症细胞的主要同工酶。传统认为茶碱非选择性抑制 PDE 活性，减慢 cAMP 和 cGMP 的水解速度，从而提高细胞内 cAMP 和 cGMP 的水平，使气道平滑肌松弛。但该作用较弱，常规剂量的茶碱最多只能使组织中 20% 的 PDE 活性受到抑制，且需要其血浆浓度 ≥10mg/L 才能发挥作用。PDE 活性受到抑制也可能是茶碱常见不良反应（如恶心和头痛）的重要原因。

2. 拮抗腺苷受体 腺苷（adenosine）是一种抑制性的神经调质，内生腺苷可抑制交感神经释放去甲肾上腺素，腺苷还可导致致敏的肥大细胞释放组胺和白三烯，收缩呼吸道平滑肌。目前已知的腺苷受体包括 A1、A2A、A2B、A3 受体 4 种，A1 及 A2A 受体均与腺苷的呼吸抑制作用有关。治疗浓度时，茶碱可拮抗 A1 和 A2 受体，对 A3 受体效果较差。新近发现茶碱可抑制一种新型 AMP 受体（P2Y15），但其功能尚不清楚。

3. 刺激内源性儿茶酚胺的释放　茶碱可促进肾上腺髓质分泌肾上腺素，刺激内源性儿茶酚胺的释放，血中肾上腺素、去甲肾上腺素、心率、血压、血糖、游离脂肪酸、胰岛素均呈剂量依赖性增高。但血浆浓度的增加太少，不能解释其支气管扩张效应。

4. 对 Ca^{2+} 的调节　茶碱能抑制细胞内钙的释放和钙在平滑肌细胞内的重新分布，导致钙激活的钾通道激活，细胞内钙浓度及钙对刺激剂的敏感性降低，从而舒张支气管平滑肌。

5. 抑制作用　茶碱还具有抑制前列腺素和肿瘤坏死因子，抑制肥大细胞释放介质，增强 β 受体激动剂活性等作用。

（二）抗炎及免疫调节作用

茶碱有抗炎及免疫调节作用，其可能与下列机制有关：

1. 释放 IL-10　IL-10 有广泛抗炎作用，茶碱能增加 IL-10 的释放，这一作用可能与 PDE 抑制有关。低剂量茶碱无此作用。

2. 抑制核因子-κB（NF-κB）的转录　茶碱阻止前炎症转录子 NF-κB 易位入核，可使 COPD 中炎症基因的表达明显减少，通过抑制 IKB-α 蛋白降解，激活的 NF-κB 的核转录被抑制。但此作用出现在较高浓度，可能通过抑制 PDE 而发挥作用。

3. 直接抑制磷酸肌醇 3-激酶　相对弱地抑制磷酸肌醇 3-激酶 γ 亚型，此亚型与中性粒细胞和单核细胞的趋化反应有关，抑制磷酸肌醇 3-激酶亚 δ 型，此亚型与氧化应激有关。

4. 诱导细胞凋亡　茶碱可减少抗凋亡蛋白 Bcl-2，诱导嗜酸性粒细胞凋亡，通过拮抗腺苷 A2a 受体介导中性粒细胞凋亡，通过 PDE 抑制介导 T 淋巴细胞的凋亡，从而减轻慢性炎症反应。

5. 激活组蛋白去乙酰化酶（HDAC）　茶碱在低血浆浓度时（5~10mg/L）的气道抗炎作用主要通过激活 HDAC 抑制组蛋白的乙酰化作用，最终抑制炎性基因的表达。哺乳动物的 HDAC 有 11 种不同的亚型，Ⅰ型包括 HDAC 1、2、3、8 和 11，集中在细胞核内，Ⅱ型包括 HDAC 4、5、6、7、9 和 10，穿梭于胞核和胞质之间。研究发现，哮喘和 COPD 患者的 HDAC 的活性显著减少，NF-κB 的增高，介导炎症基因的表达增加。氧化应激导致 HDAC2 酪氨酸残余的过氧化亚硝酸盐硝基化，降低 HDAC 活性，导致哮喘和 COPD 患者对激素的抗炎作用不敏感。经低剂量茶碱治疗的哮喘患者的支气管黏膜 HDAC 活动明显增强。低剂量茶碱抗炎机制与糖皮质激素不同。糖皮质激素不直接激活 HDAC，而是募集 HDAC 到激活的炎症基因的转录位点，使组蛋白去乙酰化，从而抑制炎症基因转录。低剂量茶碱通过激活 HDAC，逆转氧化应激所致的激素抵抗，可使糖皮质激素的抗炎作用增强 100~1 000 倍，但还不明确 HDAC 是否是茶碱的直接作用靶点。

（三）其他作用

（1）兴奋呼吸中枢，增强膈肌收缩力，减轻膈肌疲劳；其机制可能是通过降低磷酸盐与磷酸肌酸之比而改善膈肌的有氧代谢。也有人认为 COPD 患者膈肌功能的改善与功能残气量减少，膈肌位置的改善有关。

（2）促进纤毛摆动，增加气道上皮对水的转运提高黏液纤毛清除功能，其机制可能跟茶碱的 PDE 抑制作用，cAMP 的增加有关。

（3）强心利尿，扩张冠状动脉，降低肺血管张力，减少肺血管渗出等多方面的作用。

（4）抑制红细胞的生长：有研究发现茶碱能降低 COPD 患者外周血中红细胞数量和血红蛋白，但并不改变血中促红细胞生成素水平，体外培养研究也发现茶碱呈浓度依赖性地抑制红细胞的生长。可能机制为：①拮抗腺苷 A2 受体。②抑制 Bcl - 2 功能，加速各型红细胞凋亡。

（5）抑制血小板的活性。

（6）缩短 R - R 间期，改善窦房结恢复时间、窦房结传导时间和 A - H 间期。

三、茶碱的药代动力学特点

茶碱类的生物利用度和体内消除速率个体差异较大，许多因素可以影响茶碱在体内的吸收和代谢。其药代动力学特点如下：

（一）吸收过程

茶碱的水溶性差，且不稳定。氨茶碱是茶碱与乙二胺的复盐制剂，比茶碱水溶性高，易于溶解和吸收，缓释或控释型茶碱的吸收过程受进食和食物种类的影响，高脂饮食影响其释放，进食延迟其吸收。口服氨茶碱的生物利用度为 75% ~ 80%，缓释型茶碱的生物利用度达 80% ~ 89%。茶碱吸入效果差，直肠给药血药浓度不稳定。

（二）代谢过程

茶碱一旦被吸收便迅速分布全身，血药浓度达峰时间为 60 ~ 120min，注射 1h 后血浆和组织间的浓度则达到平衡。茶碱主要在肝脏代谢灭活，肝脏微粒体酶系统的细胞色素 P450 和黄嘌呤氧化酶促发其代谢。大部分以代谢产物形式通过肾排出，10% 以原形排出，肾功能减退时几乎无须调整剂量。茶碱的半衰期个体差异很大，约 181 ~ 571min 不等，成人平均为 312min。小儿对茶碱类药物的半衰期比成人短，约 200min。一般认为茶碱的有效血浆浓度为 10 ~ 20mg/L，低于 10mg/L 解痉效果不明显，但具有抗炎和免疫调节作用；高于 20mg/L 易发生不良反应。除了人种和基因对茶碱类的药代动力学参数有影响外，许多因素可以影响茶碱在体内的吸收和代谢（表 3 - 6）。

表 3 - 6 影响茶碱清除率的非基因和人种因素

增加茶碱清除率的因素	降低茶碱清除率的因素
年龄在 1 ~ 16 岁	老人或新生儿
吸烟、饮酒	女性、肥胖
低碳水化合物、高蛋白饮食	高碳水化合物、低蛋白饮食
诱导酶的药物	肝硬化、肝功能不全、心肾功能不全
苯巴比妥、苯妥英钠、卡马西平	
两性霉素、利福平	慢性阻塞性肺疾病、低氧血症、高碳酸血症
麻黄碱	持续发热、甲亢、病毒感染抑制酶的药物
锂盐	大环内酯类药物、氟喹诺酮类药物

增加茶碱清除率的因素	降低茶碱清除率的因素
异丙肾上腺素、沙丁胺醇	林可霉素、氯霉素 西咪替丁 别嘌醇 普萘洛尔 口服避孕药

四、茶碱的药物种类及临床应用

（一）茶碱类药物临床使用的适应证

1. **哮喘和喘息性支气管炎**　茶碱价格便宜，但其的支气管扩张作用的强度和起效速度远不及 β_2 受体激动剂，抗炎作用也不及吸入糖皮质激素，且影响血药浓度的因素多，个体差异大，治疗窗窄，易引起中毒症状。因此，目前哮喘防治指南建议不将其作为哮喘的一线控制药物，只作为吸入皮质类固醇未控制病例的附加治疗。茶碱的抗炎作用机制和糖皮质激素不同，低剂量茶碱和糖皮质激素联合应用，使糖皮质激素的抗炎作用增强，且能减少用量、降低不良反应，特别是严重激素依赖性和激素抵抗性哮喘。一般也不推荐作为哮喘急性发作的一线治疗，在 β_2 受体激动剂和皮质激素应用无效时才使用。对于白天发作为主的患者，可选用普通氨茶碱片或茶碱控释片口服；对于夜间哮喘患者，则应当给予茶碱控释片。支气管哮喘急性发作期的治疗可经静脉途径给予氨茶碱。对于24h 内未曾应用过茶碱类药物的患者，可先缓慢静脉注射负荷量茶碱，然后再给予维持量茶碱静脉滴注。有条件者应监测血茶碱浓度。

2. **慢性阻塞性肺疾病**　茶碱能解除气道痉挛，改善 COPD 患者通气功能，使陷闭气体的容量减少；也能增加气道内黏液的清除，通过降低气道对刺激物的反应性，能减轻气道的炎症反应和分泌物的量；茶碱还有改善心搏血量、增加心肌收缩力、舒张全身和肺血管，增加水盐排出，改善右心室功能，以及某些抗炎作用等，因而适用于 COPD 缓解期和急性加重期的治疗。单用茶碱的支气管扩张作用不是很突出，但低剂量茶碱单用或联用糖皮质激素为 COPD 有效的抗感染治疗，茶碱长期联合应用 β_2 受体激动剂可明显改善 COPD 患者的肺功能，减轻呼吸困难的症状，减少 COPD 急性发作次数，并减少 β_2 受体激动剂应用的剂量。

3. **心力衰竭和肺水肿**　氨茶碱对气管和血管平滑肌具有双重扩张作用，且能增加膈肌的收缩力、降低缺氧引起的肺动脉高压、拮抗内毒素及缺氧引起的肺部血管炎症反应、强心利尿及清除肺部黏液。适应于急性左心功能不全（急性肺水肿）和慢性肺源性心脏病患者心功能不全的治疗。

4. **呼吸衰竭和膈肌疲劳**　茶碱可直接兴奋延髓呼吸中枢，降低其对 CO_2 的敏感阈值，增加呼吸中枢冲动。还能增强膈肌收缩力，缓解膈肌疲劳，从而治疗呼吸衰竭，茶碱对膈肌和呼吸的作用有利于呼吸衰竭的逆转和脱离呼吸机。

5. **睡眠呼吸暂停综合征**　没有证据证明茶碱对健康成人的睡眠有影响，但对睡眠呼吸暂停综合征患者，服用茶碱明显减少呼吸暂停和呼吸功能不全的发作次数，提示其可能对那些适于所有有夜间症状、不适合手术或连续气道正压通气治疗的患者可能有益。其可能与茶碱非选择性拮抗腺苷受体有关。

6. 其他

（1）心肺复苏：心搏骤停时，有腺苷机制的参与。氨茶碱在增加 cAMP 的同时减少腺苷的生成和拮抗腺苷 A1、A3 受体，产生正性变时、变力、变传导作用，因此对于心搏骤停患者给予氨茶碱有可能提高复苏成功率和存活率。有研究显示，大剂量氨茶碱（0.5～1.0g/L 之间）的复苏效果优于 0.25g/L 氨茶碱注射，氨茶碱对升高血压、恢复自主呼吸都有一定作用。尽管如此，但心搏骤停时腺苷浓度的改变，用氨茶碱前后腺苷浓度的改变，以及氨茶碱的最佳剂量、使用时机、不良反应及受体后信号转导，尚需进一步探讨。

（2）缓慢型心律失常：电生理研究表明氨茶碱可使 R－R 间期明显缩短，窦房结恢复时间和窦房结传导时间明显改善，A－H 间期有一定改善，而 H 间期及 H－V 间期无改善。因此氨茶碱对窦性心动过缓伴窦性停搏及窦房传导阻滞、缓慢心室率性房颤、各种程度的希氏束以上传导阻滞以及房室传导阻滞等均有良好疗效。

（3）抗排斥治疗：抑制性 T 淋巴细胞对茶碱敏感，而辅助性 T 淋巴细胞对茶碱不敏感，因而有研究将其应用于肾脏移植术后抗急性排斥反应取得了成功。

（二）茶碱类药物使用的禁忌证

对茶碱过敏的患者；低血压和休克患者；心动过速和心律失常的患者；急性心肌梗死患者；甲状腺功能亢进、胃溃疡和癫痫患者。

（三）茶碱类药物种类及临床应用

迄今为止已知茶碱类药物及其衍生物有 300 多种，临床上较为常用的有氨茶碱、胆茶碱、二羟丙茶碱、茶碱乙醇胺、恩丙茶碱、多索茶碱以及开发新型茶碱制剂或选择性磷酸二酯酶（PDE）抑制剂。临床上应用的茶碱类药物目前大致分为五类：

1. 茶碱与盐类或碱基的结合物　如氨茶碱和胆茶碱。

（1）氨茶碱（aminophylline）：临床使用多年且国内应用最广泛，是茶碱与乙二胺的复盐制剂，比茶碱水溶性高 20 倍，易于溶解和吸收，是唯一可用于静脉注射的制剂。但氨茶碱碱性较高，局部刺激性大，口服易致恶心、呕吐、食欲下降、腹痛等胃肠道反应，故宜饭后服用，或选用肠溶片剂。肌内注射局部可有红肿疼痛等。氨茶碱的全身不良反应包括对中枢神经的和心脏的兴奋作用，如焦虑、震颤、烦躁不安、头痛和心悸等。静脉效果较口服好，但静脉注射过快或剂量过大，可引起心律失常、血压下降、胸闷、躁动、惊厥甚至猝死。因此，应用氨茶碱，尤其是静脉使用时，应监测血浆茶碱浓度，在无血浆茶碱浓度监测下应密切注意日用药总量，结合考虑机体对茶碱代谢的个体差异，以及影响茶碱代谢的诸因素，并注意有无氨茶碱中毒的前兆症状，如精神症状或心悸等。常用口服量为每次 0.1～0.2g，每日 3～4 次；极量为每次 0.4g，每日 1g；静脉注射每次 0.25g，加 25%～50% 葡萄糖稀释后静脉缓慢注射或静脉滴注，每日 1～2 次。

（2）胆茶碱（choline theophylline）：为胆碱与茶碱的复盐制剂。水溶性强，溶解度为氨茶碱的 5 倍。因此，胃肠吸收较快，口服后约 3h 血浆浓度可达峰值。该药的胃肠刺激小，适宜口服；常用口服量为每次 0.2g，每日 3 次。

2. 茶碱 N－7 位以不同的基团取代的衍生物　这类药物的水溶性增加。

（1）二羟丙茶碱（diprophylline）：是茶碱的中性制剂，pH 近中性，对胃肠道刺激小，主要用于口服给药。其支气管扩张作用较氨茶碱少。心脏不良反应也很轻,仅为茶碱的 1/10。常用量为每次 0.1~0.2g,每日 3 次;静脉滴注每次为 0.25~0.5g,应加入 5% 的葡萄糖250~500mL 液体中静脉滴注,也可静脉注射。

(2)羟丙茶碱(prophylline):与二羟丙茶碱类似,但生物利用度高,半衰期长。口服每次 0.1~0.3g,每日 2~3 次;静脉用药每次为 0.2g,应加入葡萄糖液体稀释静脉滴注或静脉注射。

(3)多索茶碱(doxofylline):支气管扩张作用为氨茶碱的 10~15 倍,作用时间较长,且具有镇咳作用,但无腺苷受体拮抗作用,因而无茶碱的中枢和胃肠道不良反应,也无药物依赖性。一般口服 0.2~0.4g,每日 2 次。

3. 恩丙茶碱(enprophylline) 是近年来发现的新一代衍生物,以 3 - 丙基取代茶碱的 3 - 甲基。其支气管扩张效应是氨茶碱的 5 倍以上,并无中枢系统、心血管系统兴奋的不良反应。与茶碱相比,恩丙茶碱不增加胃的分泌,也无利尿作用,仅有轻微的恶心、头痛等不良反应。口服剂量每次为 3.5~4mg/kg,每日 2 次;静脉注射剂量每次为 0.5~1.54mg/kg,每日 1~2 次。

4. 茶碱缓释或控释剂 剂型有持续释放 12h 和 24h 两种。口服后在胃肠道中能逐渐、恒速地释放,对胃黏膜的刺激性较普通茶碱制剂明显减低。

(1)茶碱缓释:①茶喘平(theovent):为无水茶碱缓释胶囊,用法为:成人每 12h 口服 0.25~0.5g,9~16 岁每 12h 口服 0.25g,6~8 岁每 12h 口服 0.125g。②舒弗美:为茶碱缓释片,成人每 12h 口服 0.1~0.2g。

(2)茶碱控释剂:葆乐辉(protheo):为无水茶碱的控释片。口服每次 0.4g,每日 1 次,或每次 0.2g,每日 1~2 次。

5. 选择性 PDE 抑制剂 因茶碱类药物传统上认为是一种非选择性 PDE 抑制剂,故此类选择性 PDE_4 抑制剂也暂归为茶碱类药物。选择性 PDE_4 抑制剂具有抗炎、抗过敏、扩张支气管、减少微血管渗漏、减少黏液分泌及调节肺神经活性等生物学活性,同时具有高选择性,故不良反应轻微,患者耐受性好,为哮喘和 COPD 的抗感染治疗带来了新的希望。其代表药物有咯利普兰(rolipram)、罗氟司特(roflumilast)、阿罗茶碱(arofylline)、西洛司特(cilomilast,Ariflo)等。研究显示 PDE_4 抑制剂阿罗茶碱、西洛司特能显著改善中度至重度 COPD 患者的肺功能,减少 COPD 恶化的发生率,减轻咳嗽症状,减少支气管扩张药的使用,提高静息和运动后的氧饱和度。但此类药物目前尚未在中国上市。

(四)药物的相互作用、毒副作用及减少不良反应的对策

1. 药物的相互作用 许多因素与茶碱存在相互作用,增加或减少茶碱清除率,影响茶碱在体内的代谢和血中浓度。

2. 毒副作用 茶碱常见的不良反应为恶心、呕吐、腹部不适、腹痛、腹泻等胃肠道反应,少数可出现头痛、焦虑、激动不安、失眠、震颤等中枢神经表现,以及心悸、多尿、低钾血症、心律失常等表现。茶碱的不良反应主要与腺苷拮抗、PDE 抑制有关。这些不良反应在舒张支气管的治疗剂量(10~20mg/L)时即可发生,超过 20mg/L 时不良反应发生率明显增加。近几年,茶碱缓释、控释剂型的开发避免了血药浓度的剧烈升高,提高了疗效,减少了不良反应。新一代甲基黄嘌呤衍生物安全性明显提高。

3. 茶碱使用注意事项

（1）在用药期间患者禁烟、酒、咖啡，警惕可能存在药物相互作用。本品静脉输液时，应避免与维生素 C、促皮质激素、去甲肾上腺素配伍。正在应用茶碱的患者，如果静脉注射氢化可的松，有可能使茶碱的血药浓度迅速升高，导致毒性反应。有癫痫、心律失常、左心衰竭、肝脏疾病、心血管状态不稳定和败血症者应尽量避免使用茶碱。有甲状腺功能低下、肺心病、长期发热或使用西咪替丁、环丙沙星、红霉素等药物者应减少茶碱剂量。

（2）由于 COPD 患者大多数是老年人，而老年人蛋白结合相对减少，造成茶碱清除率降低，有严重肾功能障碍者需慎用。

（3）茶碱有抑制多核白细胞的黏附、化学毒性、吞噬和溶酶体释放的作用，接受茶碱治疗的哮喘患者的多核白细胞的杀菌能力降低，且其作用的强弱与血中茶碱的浓度有关。因此，败血症患者应尽量避免使用茶碱。

（4）在使用茶碱时，应强调用药的个体化，应检测茶碱血浓度，防止茶碱过量的不良反应发生。低剂量茶碱（血浆浓度 5~10mg/L）可以很大程度地避免茶碱的不良反应和与其他药物的相互作用，可以不必监测血浆浓度长期使用。新型制剂如控释片或特异性 PDE 抑制剂的不良反应更低，且每日只需服用 1~2 次，即能维持恒定的血浆茶碱浓度，故患者有较好的依从性，便于长期服用，应为首选。

（5）一旦发生了氨茶碱的急性中毒，应采取以下措施立即洗胃，分次口服药用炭 140g，可使茶碱的清除率增加；心律失常患者可给予利多卡因；惊厥患者给予地西泮、苯巴比妥或苯妥英钠；血液透析和新鲜血可显著地加速氨茶碱的清除速度，适用于血茶碱浓度在 40mg/L 以上的慢性中毒或血药浓度在 80mg/L 以上的急性中毒患者。抢救时禁止使用。肾上腺素、麻黄碱等兴奋剂，因为它们与氨茶碱之间有作用相互增强的关系。

（田红军）

第四节　白三烯调节剂

白三烯（leukotriene，LT）是花生四烯酸经 5－脂氧合酶（5－LOX）途径代谢的产物，可分为两组，一组是二羟酸类，如 LTB_4 是中性粒细胞的趋化因子；另一组是半胱氨酰白三烯（CysLTs）包括白三烯 C_4（LTC_4）、白三烯 D_4（LTD_4）和白三烯 E_4（LTE_4），是强烈的平滑肌收缩剂和嗜酸性粒细胞的趋化因子，可由包括肥大细胞和嗜酸性粒细胞在内的多种细胞合成和释放。白三烯通过表达在细胞膜上的白三烯受体发挥生物学效应，在人肺中具有两种不同的 LT 受体。非 CysLT（LTB_4）激活 BLT 受体，CysLTs（LTC_4、LTD_4、LTE_4）激活 I 型半胱氨酰白三烯受体（$CysLT_1$）和 II 型半胱氨酰白三烯受体（$CysLT_2$）。这些受体在肺内主要表达在平滑肌细胞和巨噬细胞上，$CysLT_1$ 亦明显表达在外周血单核细胞上。

在人气道平滑肌，CysLTs 均激活 $CysLT_1$ 受体。CysLTs 可诱发支气管收缩，对离体人支气管的收缩作用较组胺强而持久，使气道反应性增高和平滑肌肥大，导致黏液高分泌和黏膜水肿，诱导嗜酸性粒细胞在气道组织中的浸润。LTs 对肺支气管组织具有以下的作用：①促进支气管平滑肌收缩：LTs 有强烈收缩支气管平滑肌作用，使气道阻力增加，影响呼吸功能。②促进气管平滑肌腺体分泌。③促进炎性反应：LTs 是最强的炎症细胞趋化剂，可引起中性粒细胞、巨噬细胞、嗜酸性粒细胞、淋巴细胞等炎性细胞聚集及激活。④引起血管通透性增强，加重支气管水肿。⑤对肺血流动力学具有一定的影响，血浆 LTC_4 水平与 CO 呈负相关，而与右心室心搏做功指数（RVSWI）呈正相关。

因此，白三烯是哮喘等炎性气道疾病发病机制中的重要介质。研究提示，慢性阻塞性肺疾病的发病过程中，白三烯亦起到重要的作用。稳定期，COPD 患者呼出气冷凝液中 LTB_4 浓度明显高于正常对照组；COPD 急性加重期患者血浆 LTB_4 明显升高，呼吸衰竭组血浆中 LTC_4 水平明显高于非呼吸衰竭组，且与患者呼吸功能指标密切相关。

由于白三烯的重要作用，亦研发了大量的白三烯调节剂，包括 LTs 合成抑制剂如吡前列素、BLT 受体阻断剂、$CysLT_1$ 受体阻断剂以及 5 - LOX 抑制剂等。有关的临床研究提示，过敏性哮喘患者服用扎鲁司特或孟鲁司特后，患者的肺功能获得改善，同时其痰液、外周血和支气管肺泡灌洗液中的淋巴细胞、嗜碱性粒细胞、嗜酸性粒细胞和巨噬细胞数目均显著减少，其 FEV_1 改善呈剂量依赖性，对减少夜间惊醒次数以及清晨哮喘症状皆有显著作用。慢性阻塞性肺疾病患者服用扎鲁司特后也可扩张支气管。Celik 等对 117 例 COPD 患者进行研究，将患者随机分为两组，分别以异丙托溴铵及福莫特罗治疗（59 例），或异丙托溴铵、福莫特罗及孟鲁司特治疗（58 例）。结果发现，加用孟鲁司特后，患者肺功能较对照组有明显提高，包括 FEV_1 及 FVC，呼吸困难症状、氧分压以及生活质量等方面均获得改善。目前临床上使用的白三烯调节剂主要为 $CysLT_1$ 受体阻断剂和 5 - LOX 抑制剂。

一、$CysLT_1$ 受体阻断剂

应用 $CysLT_1$ 受体阻断剂可发挥下列作用：①对抗 LTs 的支气管收缩作用。②抑制抗原诱发的哮喘发作。③保护由运动、冷空气及阿司匹林诱发的支气管收缩。④与糖皮质激素联合应用治疗哮喘可减少激素的用量。

（一）扎鲁司特（zafirlukast）

为长效口服的高选择性 $CysLT_1$ 受体阻断剂，能与 $CysLT_1$ 受体结合而阻断其作用，包括白三烯介导的支气管平滑肌收缩和促炎症活性。因此，可用于治疗和预防。临床适用于以下情况：①轻中度哮喘的治疗和预防，对伴有过敏性鼻炎尤为适合。②激素依赖型或抵抗型患者。③难治性哮喘的辅助治疗。每次 20mg，每日 2 次，餐后 2h 口服。

（二）孟鲁司特（montelukast）

属于高选择性 LTD_4 受体拮抗剂，可缓解白三烯所致的支气管痉挛和炎症，用于预防哮喘，尤其是阿司匹林过敏患者以及激素耐药患者，亦具有一定的止咳作用。每次 10 ~ 50mg，每日 1 次口服。

（三）普仑司特（pranlukast）

作用及适应证与扎鲁司特相似。主要用于哮喘的预防，但对已发作的哮喘无缓解作用。每日 450mg，分 2 次于早餐和晚餐后服用。

二、白三烯合成抑制剂

一些药物对花生四烯酸的代谢具有抑制作用，减少白三烯的合成，或抑制白三烯的释放，从而调节白三烯的作用，获得临床疗效。

（一）异丁司特（ibudilast）

可选择性抑制白三烯的释放，阻断白三烯介导的血管通透性增加和支气管收缩，消除气道炎症和扩张支气管。可用于减轻哮喘患者的呼吸困难，但对已发作的哮喘不能迅速缓解。每次 10mg，每日 2~3 次口服。对出血患者应禁用。

（二）吡嘧司特（pemirolast）

除抑制磷酸二酯酶外，亦可抑制花生四烯酸的代谢和释放，从而可阻断白三烯的释放。可用于预防和减轻支气管哮喘发作，但不能用于控制发作。每次 10mg，每日 2 次口服。

（三）齐留通（zileuton）

属于选择性 5 - LOX 抑制剂。通过抑制白三烯生物合成的起始酶，阻止白三烯的合成。同时，对 LTB_4 具有拮抗作用，可阻断白三烯介导的支气管炎症和收缩效应，可减少患者对冷空气的反应，以及激素的用量。适用于哮喘的预防。每次 400~600mg，每日 4 次口服。

三、白三烯调节剂的不良反应

临床研究中发现，无论白三烯受体阻断剂抑或白三烯合成抑制剂，患者的耐受性均良好。多数文献均提及仅有轻微的不良反应——轻微头痛、咽炎、鼻炎、胃肠道反应及转氨酶升高，这类不良反应在停止用药后即可消失。使用扎鲁司特治疗的激素依耐型患者，在激素撤除后可出现嗜酸性粒细胞增多、心肌病以及肺浸润等；使用普仑司特者，有时可见发热、瘙痒和皮疹等；长期应用齐留通可导致药物性肝炎，发生率约为 3% 左右，因此，应监测患者的肝脏功能。

（田红军）

（一）注工芳尔（Chachioal）
可在麻醉剂药物，麻醉作用快而弱。间用于小手术或诊断性操作的麻醉。静脉注射3～5mg/kg，可用于气管插管麻醉的诱导，也可维持麻醉。
（二）北室泵持（Pentobobal）
诱导平稳，临床常应用较少。主要用于静脉麻醉及术中维持麻醉注意，从静脉注射后易出现呼吸抑制或暂停的和血压下降。
（三）丁察妥（Talamonal）
每千克体重5～10X氨氯胺，是强效麻醉而又镇痛药物，联用于全科治疗中危险性大剂量作为ICU，由于其强效和血压反应强的镇痛效果，起不到应用的安全，可作为镇痛剂，每日1次为佳。

三、口室插管治疗的不良风险

人工气道造成的，在短时间内要反复插入支气管镜者，也可以短时间内要反复插管者，也可以短暂镇静或诱导。

第四章

呼吸系统的监测技术

第一节　人工气道的建立

一、建立人工气道的适应证及方法

建立人工气道的目的在于：①纠正患者缺氧状态，改善通气功能；②有效地清除气道分泌物。因此，凡是经过一般保守治疗不能达到上述效果者，均应考虑建立人工气道。目前人工气道的建立途径主要为气管插管与气管切开造口置管。

二、气管插管

气管插管是临床上最常用的连接方法。按气管插管路径不同，分为经口气管插管和经鼻气管插管两种方法。两种途径各有利弊，一般经口插管较经鼻普遍，易于掌握，可迅速建立；但经鼻插管患者易耐受，维持时间也较长，一般可维持1周以上，也可维持更长，且较经口插管易固定。经口插管一般应控制在72h以内，因口腔护理困难，易引起呼吸道感染。经鼻导管的管径细，且易固定，患者易耐受，可进行口腔护理，不易移位或滑出。但吸引分泌物较经口插管难。经鼻插管易引起鼻骨损伤、鼻出血和鼻内组织的压迫坏死。经鼻插管还可阻塞额窦、上额窦和耳咽管，导致细菌性鼻窦炎和中耳炎，可能会成为医源性感染尤其是革兰阴性菌脓毒血症的根源。

（一）气管插管适应证

1. 经口气管插管　如下所述。

（1）因严重低氧血症和（或）高碳酸血症，或其他原因需要较长期机械通气，而又不考虑进行气管切开者。

（2）不能自行清除上呼吸道分泌物、胃内反流物或出血，随时有误吸危险者。

（3）下呼吸道分泌物过多或出血需要反复吸引者。

（4）上呼吸道损伤、狭窄、阻塞、气管食管瘘等影响正常通气者。

（5）患者自主呼吸突然停止，紧急建立人工气道行机械通气者。

（6）因诊断和治疗需要，在短时间内要反复插入支气管镜者，为减少患者的痛苦和操作方便，也可事先行气管插管。

（7）外科手术及麻醉，如需长时间麻醉的手术（如胸外科、颅脑外科及部分腹部、颌面、颈部手术）、低温麻醉及控制性低血压手术、部分口腔内手术预防血性分泌物阻塞气道、特殊手术的体位（如俯卧位影响呼吸道通气的手术）等。

2. 经鼻气管插管　除紧急抢救经口插管外，余同经口插管。

（二）气管插管禁忌证

无绝对禁忌证。但如有喉头急性炎症，由于插管可使炎症扩散，故应慎重；喉头严重水肿者，不宜行经喉人工气道术；严重凝血功能障碍，宜待凝血功能纠正后进行；巨大主动脉瘤，尤其是位于主动脉弓部位的主动脉瘤，插管有可能使动脉瘤破裂，宜慎重，如需插管，则操作要轻柔、熟练，患者要安静，避免咳嗽和躁动；如果有鼻息肉、鼻咽部血管瘤，不宜行经鼻气管插管。

（三）术前患者情况评估

1. 询问病史　过去有无插管病史，其难易程度；有无类风湿关节炎、强直性脊柱炎、头颈损伤、头颈及软组织畸形、头颈部肿瘤及胸骨后甲状腺肿等；如呼吸困难、声音嘶哑、发音困难、喘鸣或吞咽困难随头位改变可缓解，则说明存在气道部分梗阻，提示气管插管有潜在困难。

2. 体格检查　应注意是否存在头大伴有颈粗短；有无张口困难；有无牙齿松动或严重龋齿；体格检查还包括喉外部的检查，以估计喉的活动情况；必要时可行喉镜检查，以观察声带或声门的病变。若行经鼻气管插管，则应注意鼻腔是否通畅。

3. 其他影响气管插管的疾病　如下所述。

（1）颈椎损伤：如果怀疑患者合并有急性或慢性颈椎损伤时，禁止将患者置于"鼻腔呼吸"位，应在纤维支气管镜引导下行气管插管。

（2）心血管疾病：由于气管插管可引起高血压和心动过速，因此对于有严重冠状血管疾病的患者，尤其是急性心肌缺血、主动脉狭窄、特发性肥厚型主动脉瓣下狭窄、二尖瓣狭窄及主动脉瘤等，要谨慎，可使用 β 受体阻滞剂等药物预防或控制插管引起的并发症，必要时可麻醉诱导。

（3）支气管痉挛性疾病：这些患者在插管时可能会诱发或加重支气管痉挛，在插管前可使用如特布他林（喘康速）、沙丁胺醇（喘乐宁）等 β 受体兴奋剂气雾剂或雾化溶液，必要时也可进行麻醉诱导。

（4）颅内压增高：对这一类患者应在监护情况下进行操作，备好必要的麻醉药和其他急救的药物，也可根据患者的情况改用其他的人工气道。

（5）凝血机制障碍：凝血功能紊乱，正在服用抗凝药、造血系统疾病或肝、肾衰竭的患者经鼻插管一旦引起鼻出血，可造成致命性的窒息。

（四）操作方法

1. 物品准备　如下所述。

（1）喉镜：由喉镜柄和喉镜片组成。分成人、儿童、幼儿 3 种规格。喉镜片是气管插管时伸入口腔咽喉部显露声门裂的部分。镜片有弯、直两种，成人多用弯型镜片，操作时可以不必挑起会厌，因此可减少对迷走神经的刺激。

（2）气管导管：多采用对组织无刺激性、带充气气囊的硅胶管（应保证气囊完好），导管以内径（mm）的大小编号，其长度、粗细根据具体情况选择。一般成人男性经口腔插管时，用 F6～F40 号，成人女性用 F32～F36 号，通过鼻腔插管时，由于受鼻腔的限制，应选择相应小 2～3 号的导管，而且不带套囊。在临床实际工作中，操作者除选择预备使用的一根气管导管外，还应准备两根较此气管导管大 1 号和小 1 号的气管导管备用。导管上有长度（cm）标志，经口腔插管时插入长度大约为 10＋年龄（岁）/2cm，避免插管过深，一般经口插管要比经鼻插管浅 2～4cm。小儿选择导管的公式 1～7 岁，号数＝年龄＋19；8～10 岁，号数＝年龄＋18；11～14 岁，号数＝年龄＋16。6 岁以下，导管不加套囊，6 岁以上导管可加套囊。

（3）导管管芯：其作用是使导管保持一定的弯度，以适应患者局部的生理解剖特点，便于插管操作。可用细金属条。长度适当，以插入导管后其远端距离导管开口 0.5cm 为宜。一般导管入声门后即应先拔出管芯，再继续深入导管，以免造成气管损伤。

（4）其他：插管钳、套囊、牙垫、喷雾器（内装 1% 丁卡因或其他局麻药）10mL 注射器及注气针（向气囊内注气）、胶布、消毒凡士林（润滑气管导管前端）、听诊器、衔接管、吸引装置、吸痰管（试吸分泌物了解呼吸道通畅情况）、简易呼吸器或呼吸机。

2. 经口气管插管步骤　如下所述。

（1）体位：患者仰卧，用手推患者前额，使头部极度后仰。使口、咽、气管基本重叠于一条轴线，称为插管操作的标准头位。如声门部暴露不好，可将头、颈、肩相对抬高，即在患者肩背部或颈部垫一小枕，使头后仰，此为插管操作的修正头位。

（2）操作者站位：操作者站于患者头侧，如抢救患者，应拉开床头；不宜在床头操作者，也可站于患者头部旁侧。

（3）开口：用右手拇指推开患者下颌及下唇，避免喉镜置入时下唇被卷入挤伤，示指抵住上门齿，使嘴张开。

（4）喉镜置入：左手拿喉镜，镜片从右口角处进入，将舌推向左侧，见到暴露声门的第 1 个标志——悬雍垂，然后顺舌背将喉镜片深入至舌根，稍稍上提喉镜，即可看到暴露声门的第 2 个标志——会厌。看到会厌后，继续稍深入，上提喉镜，可看到呈现白色的声门，透过声门可以看到暗黑色的气管通道。

（5）导管插入：右手持头端已涂好凡士林的气管导管，在患者吸气末，此时声门打开，轻柔插入声门 1cm 后，迅速拔除导管管芯，防止损伤气管，并将导管继续旋转深入气管，成人 5cm，小儿 2cm 左右。然后于气管导管旁塞入牙垫，退出喉镜。

（6）检查插管部位：检查并确认导管是在气管内，而不是在食管内。有呼吸者，操作者将耳凑近导管外端，感觉有无气体进出；如果患者已无呼吸，可用嘴对着导管吹气或用简易呼吸囊挤压，观察患者胸部有无起伏运动，同时用听诊器听两肺呼吸音，注意两侧呼吸音是否对称。如呼吸音两侧不对称，可能是插入导管过深，插入一侧支气管所致，可将导管慢慢后退，直至听到两侧呼吸音对称为止。确认完毕，妥善固定导管和牙垫。

（7）套囊充气：气管导管插入气管后，在导管和气管之间存在一定的腔隙，当呼吸机送气时，会漏出部分气体，为防止漏气，需向导管前端的套囊内注入一定量的空气以消除此腔隙，确保吸入的氧量。注气量不宜过多，以气囊恰好封闭气道腔隙为准。充气的气囊也可防止呕吐物、分泌物等倒流至气管内。

（8）试吸或接管：将吸痰管插入气管导管吸引分泌物或接通呼吸机的管道进行辅助呼吸。

（9）注意事项

1）动作轻柔，以免损伤牙齿。待声门开启时再插入导管，避免导管与声门相顶，以保护声门、喉部黏膜，减少喉头水肿的发生。

2）防止牙齿脱离误吸：术前应检查患者有无义齿或已松动的牙齿，将其去除或摘除，以免在插管时损伤或不小心致其脱离、滑入气道，引起窒息而危及生命。

3）检查导管的位置：一般气管插管后或机械通气后应常规行床边 X 线检查，以确定导管的位置。

4）防止插管意外：气管插管时，尤其是在挑起会厌时，由于迷走神经的反射，有可能造成患者的呼吸、心跳反射性骤停，特别是生命垂危或原有严重缺氧、心功能不全的患者更容易发生。因此，插管前应向患者的亲属交代清楚，取得理解和配合。插管时应充分吸氧，并进行监测，备好急救药品和器械。

3. 经鼻气管插管步骤　经鼻气管插管目前有三种方法，即明插、盲插、经纤维支气管镜导入法。经纤维支气管镜导入法最容易成功，且损伤最小、最安全，但不适合现场急救。

（1）明插：在导管到达咽后部或鼻咽部时，借用喉镜将会厌挑起，暴露声门或声带，然后用导管钳夹住气管导管，在声门开启时将导管送入气道。

（2）盲插：盲插不需要喉镜和导管钳，是凭借气流的声音方向进入。当导管接近声门时，呼气时可在导管口听到或感觉到气流的声音和气流，此时可请患者配合，增大呼吸深度或观察患者的呼吸动作，在其吸气时将导管插入。若导管不易到达声门，可通过弯曲导管、调整患者的头颈部等以协助导管变动位置，以便导管进入气管。也有用吸痰管或胃管作为引导管插入气管，然后将气管导管顺着引导管插入气管。也有的采用边吸引边插管的方法引导经鼻气管插管获得成功。当导管到达鼻咽部时，将吸痰管经导管送入鼻咽部，不断地吸痰。当吸痰管到达气管，则插管导管就很容易进入气管。引导管进入气管后可吸出痰液，患者不能发音或引导管内有气体呼出。盲插法不适用于无自主呼吸的患者，一是由于气流丧失，导管失去导向；另一方面是因为此时患者病情危重而紧急，此时应选用最快、最简单的经口插管方法。经鼻插管常常会遇到误入食管和导管受阻不能前进。误入食管的原因可能是头部后仰不足或是导管弯曲度不够或是导管太软。一旦误入食管，应立即退到鼻咽部再重新插管。插管时左手托住患者的头部往后推动，使导管的尖端能向上翘起，以便对准声门。如果前进受阻，将头部后仰程度减少，则导管可顺利进入；若是在头平位时插管受阻，则需托起头部，使颈部微向前屈才能使导管对准声门。

（3）经纤维支气管镜导入法：当导管到达鼻咽部后，经鼻导管插入纤维支气管镜，先将纤维支气管镜送入气管，然后再将气管导管顺势插入，到达合适位置。

（4）注意事项

1）鼻出血：由于鼻腔黏膜血管丰富，因此插管时极易损伤出血。操作时一要动作轻柔；二要鼻黏膜麻醉充分；三可适当应用局部血管收缩药。当有凝血功能障碍、鼻外伤时避免使用此种类型的插入方法。

2）鼻中隔畸形：多为鼻中隔偏斜。遇到此种情况，不要盲目往下插，可以换另一侧鼻孔。若另一侧鼻孔已插入胃管或氧气管时，也可以将三管放置在同一鼻孔内。若有困难，可先将其他两管拔除，然后再插入导管。

3）导管的选择：一般较经口导管细 1~2F。插入前应将导管涂上液状石蜡或凡士林，以减少摩擦和损伤。

4）其他：对于颅外伤或可疑有颅底骨折的患者，禁忌使用经鼻插管，原因是这类患者多有鼻漏，经鼻插管所引起的出血和感染均可能延至或向颅内扩散，引起颅内感染，造成严重的后果。另外，若经鼻插管不成功时，应及时改用其他办法，切忌强求一种方法而延误时间、耽误病情。

三、气管切开造口置管

气管切开造口置管是指利用气管切开的方式，在气管上造口，置入气管导管的一种人工气道法。这种方法在临床上应用较为广泛，它不但可以作为机械通气的连接，还可用作气道上1/3占位性病变解除梗阻，以及长期昏迷患者或不能主动排痰和呼吸道分泌物多的患者充分吸出分泌物之用。为安全起见，若可能的话，气管切开前最好先行气管插管，以确保呼吸道通畅。气管切开在呼吸衰竭抢救过程中可减少呼吸道解剖无效腔的50%（约60mL）以上，增加有效通气量，有利于氧的吸入和二氧化碳的排出；减少气道阻力，减轻患者的体力消耗；有利于清除呼吸道分泌物；有利于局部给药；机械通气可长久进行。但呼吸衰竭患者进行机械通气时不要把气管切开作为常规进行，尤其是慢性肺病或反复需要机械通气的患者。

（一）气管切开造口置管适应证

（1）需要长期使用呼吸机者。

（2）已行气管插管，但仍不能顺利排除支气管分泌物者。呼吸道分泌物增多，经气管插管湿化、吸引或排痰均不满意时，分泌物或异物如血凝块、坏死组织等排出困难或吸引不充分致肺不张，严重的肺内分流致严重低氧血症而难以纠正时，可考虑行此种方法。气管切开造口置管能使吸痰管更易进入支气管，有效地刺激患者咳嗽反射，有利于增强患者的排痰能力和吸痰效果。

（3）因呼吸道阻塞、狭窄和头面部外伤等，无法进行经口、鼻气管插管者。

（4）已行气管插管一段时间，患者无法耐受或需经口进食，并且仍需呼吸机治疗者。

（5）对咽部做放射性治疗者，为避免喉以下呼吸道的放射性损伤而采用的预防性措施。

（6）上呼吸道手术前准备，如某些口腔、鼻腔、咽部及喉部手术，为防止术中血液及分泌物进入气道引起阻塞，而行预防性气管切开。

（7）对急性疾病或突发和意外造成的呼吸衰竭和低氧血症，时间上若允许，也可行气管切开。

（二）方法

1. 用物　包括气管切开包一个（包括手术剪、血管钳、刀片、缝针和缝线、甲状腺拉钩和普通小拉钩）及带气囊的气管切开套管。

2. 术前准备　如下所述。

（1）各种型号的气管套管、管芯及固定套管用的布带：金属气管套管可分为外套管、内套管、管芯，有的外套管还带有橡皮气囊，用于密闭呼吸道。另有内套管为Y型的套管，可分别给氧及连接呼吸机。

（2）了解病情并详细体检，特别是咽喉及气管的位置及有无畸形、甲状腺的大小、颈部有无肿块。

（3）如果情况允许，需要时可行颈部 X 线检查，以了解气管的位置及颈部病变情况。

（4）必要时进行血气分析检查，估计患者的呼吸衰竭程度。

（5）严重呼吸道梗阻患者可先施行气管插管术，以缓解体内缺氧。

3. 步骤　患者取仰卧位，肩下垫一约 10cm 高的枕头，使头颈部充分后仰，气管向前突起，便于手术暴露和切开。取颈部正中切口或横切口均可，切口的起点在环状软骨下 1 ~ 2cm 处，切开的长度以能暴露气管、将导管置入即可，下缘不宜太低，以免损伤纵隔或胸膜。然后分离气管前软组织至气管，选气管第三或第四软骨环为造口部位，切开气管、造口置入导管，拔出管芯，处理创面和固定套管，连接呼吸机。

4. 注意事项　如下所述。

（1）切口位置：不能太高，过高会损伤甲状腺；太低易损伤胸膜和纵隔，气管套管易滑出而进入皮下组织，尤其是肥胖和颈粗短患者更易发生。

（2）手术要轻柔：术中分离、结扎、止血均应轻柔，止血要确切，造口不应成漏斗形。置管前要充分检查气囊，并用凡士林或液状石蜡涂擦。置管时动作要轻柔，不要硬插。

（3）注意套管的位置：在连接呼吸机进行机械通气时必须明确气管切开套管确实在气管内。

（4）病情危重患者，来不及行气管切开时，应选用其他的方法。这时候，选择何种方式已不重要，重要的是必须快速、有效。当患者有出凝血障碍，而操作者不太熟练时，则避免选用此方法。对于慢性疾病如 COPD 患者，则尽可能不行气管切开造口置管。

四、环甲膜切开术

对于经口或经鼻插管失败者、严重面部创伤气道阻塞者、严重头颈部外伤尤其是高位颈椎伤者，以及病情危重、需紧急抢救的喉阻塞患者，可先行环甲膜切开术，待呼吸困难缓解后，再行常规气管切开术，该方法并发症较多。患者取颈部过伸位，手术区消毒铺巾后，1% 利多卡因局部浸润麻醉。手术者用左手固定喉，摸清环甲间隙，横行切开皮肤、皮下组织，分离颈前肌，用小刀稍用力将环甲膜横行切开约 1cm，用刀柄或血管钳撑开伤口，使空气进入，随后插入气管导管，结扎全部出血点，将导管固定。手术时应避免切开环状软骨，以免术后引起喉狭窄。环甲膜切开术的真正作用目前尚有争议。反对者担心引起喉下狭窄。对于插管超过 7d、喉部有损伤及炎症的患者，不宜使用环甲膜切开术。

（一）术后处理

（1）床边设备：应备有氧气、吸引器、气管切开器械、导尿管及急救药品，以及另一副同号气管套管。

（2）保持套管通畅：应经常吸痰，若为银制的气管切开套管每日应定时清洗内管并煮沸消毒数次。术后 1 周内不宜更换外管，以免因气管前软组织尚未形成窦道，使插管困难而造成意外。

（3）保持下呼吸道通畅：室内保持适当温度（22℃左右）和湿度（相对湿度 90% 以上），可用地上泼水，蒸汽吸入，定时通过气管套管滴入少许生理盐水、0.05% 糜蛋白酶等措施来达到稀释痰液以利于咳出的目的。

（4）防止伤口感染：由于痰液污染，术后伤口易感染，故至少每日换药 1 次。如已发生感染，可酌情给予抗生素。

（5）防止外管脱出：要经常注意套管是否在气管内，若套管脱出，又未及时发现，可引起窒息。套管太短，固定带子过松，气管切口过低，颈部肿胀或开口纱布过厚等，均可导致外管脱出。

（二）人工气道的护理

人工气道建立后，使部分上呼吸道的正常生理功能丧失，如呼吸道对吸入气的加温、加湿作用和部分防御功能。另外，气管插管或气管切开，均可产生一系列并发症，有些可直接威胁患者生命。所以，人工气道的护理就成为呼吸机治疗中很重要的环节，人工气道护理的质量直接影响着机械通气的疗效。

1. 人工气道的固定　如下所述。

（1）气管切开术置管的固定：准备两根寸带，一长一短，分别系于套管的两侧，将长的一根绕过颈后，在颈部左侧或右侧打一死结，系带松紧度以容纳一个手指为宜。注意不要打活结，以免自行松开，套管固定不牢脱出。

（2）经鼻气管插管的固定：剪一根长10cm，宽2.5cm的胶布，从中间剪开一部分后固定。宽的一端贴在鼻翼上，将另一端两条细长的胶布，分别环绕在气管插管的外露部分，胶布应定时更换或潮湿后随时更换。

（3）气管插管的固定：剪一条长约35cm，宽2cm的胶布，从一端剪开32cm，未剪开的一端固定在一侧颊部，将气管插管靠向口腔的一侧，剪开的一端胶布以气管插管外露部分为中心，交叉固定在另一颊部，注意经口气管插管要放置牙垫，防止患者双齿咬合时，夹闭气管插管。

2. 人工气道的湿化　正常的上呼吸道黏膜有加温、加湿、滤过和清除呼吸道内异物的功能。呼吸道只有保持湿润，维持分泌物的适当黏度，才能保持呼吸道黏液-纤毛系统的正常生理功能和防御功能。建立人工气道后，呼吸道加温、加湿功能丧失，纤毛运动功能减弱，造成分泌物排出不畅。因此，做好气道湿化是所有人工气道护理的关键。

（1）人工气道湿化的方法：气道湿化的方法主要有两种，一种是呼吸机上配备的加温和湿化装置，另一种是借助护理人员，应用人工的方法，定时或间断地向气道内滴入生理盐水的方法，只能起到气道湿化的作用，吸入气体的加湿还得靠呼吸机的加温湿化装置。

1）保证充足的液体入量：呼吸道湿化必须以全身不失水为前提，如果机体液体入量不足，即使呼吸道进行湿化，呼吸道的水分会因进入到失水的组织而仍然处于失水状态。因此，机械通气时，液体入量保持2 500～3 000mL/d。

2）呼吸机的加温湿化器：现代多功能呼吸机都附有电热恒温蒸汽发生器。呼吸机的加温湿化器是利用将水加温至一定水平后产生蒸汽的原理，使吸入的气体被加温，并利用水蒸气的作用达到使呼吸道湿化的目的。机械通气的患者，一般送入气的温度宜控制在32～36℃，如超过40℃可造成气道烫伤。另外，在应用呼吸机时单凭机器的加温湿化装置做气道湿化效果总是不理想，所以必须注意配合应用其他方法。

3）气道内持续滴注湿化液：此方法适用于脱机的患者。目前临床气道湿化最普遍的是应用0.45%的盐水，用注射器连接静脉用头皮针，在气管套管口覆盖一层纱布并固定，将滴注针头别在纱布上，以每分钟0.2mL的速度持续滴注。有时为协助控制肺部感染，可在湿化液中加适量抗生素。另外，5%碳酸氢钠液气管内滴入，也可作为预防和控制肺部真菌感染的一项措施。

4）气道冲洗：应用2%碳酸氢钠或0.45%生理盐水，每次吸痰前抽吸2~5mL于患者吸气时注入气道。注意对于呼吸机治疗期患者在操作前先吸纯氧2min，以免因脱机注液造成低氧血症，注入冲洗液后应给予吸痰与拍背，使冲洗液和黏稠的痰液混合震动后利于吸出。对于痰液黏稠患者，可以间断反复多次冲洗。

5）雾化吸入：可用于稀释分泌物，刺激痰液咳出及治疗某些肺部疾病。雾化液一般选择蒸馏水或生理盐水，根据病情还可加入化痰和抗菌药物。经人工气道口进行雾化吸入，在吸入过程中可能会出现吸入雾化气体的氧浓度下降、药物刺激导致气管痉挛、分泌物湿化后膨胀使气道管腔变窄等导致患者气道阻力增加。这些因素可使患者出现憋气、咳嗽、呼吸困难、发绀、烦躁等临床表现，因此在雾化操作前及操作时，应注意及时吸出气道分泌物，氧分压低的患者雾化应与吸氧同时进行。由于适当的温度环境易引起细菌繁殖，使雾化器及管道易被污染，因此每次使用后应清洗全套容器，管道用消毒液浸泡30min后再用。配备的雾化液应置于冰箱内保存，有效期为7d。除人工气道湿化外，病房可采用地面洒水、空气加湿等方法使室内相对湿度达到50%~70%。

（2）人工气道湿化的标准：人工气道患者为湿化气道所滴入湿化液的量应根据气道湿化的标准来调整。判断气道湿化的标准为：①湿化满意：分泌物稀薄，能顺利通过吸引管，导管内没有结痂，患者安静，呼吸道通畅；②湿化不足：分泌物黏稠（有结痂或黏液块咳出），吸引困难，可有突然的呼吸困难，发绀加重；③湿化过度：分泌物过分稀薄，咳嗽频繁，需要不断吸引，听诊肺部和气管内痰鸣音多，患者烦躁不安，发绀加重。湿化不足的患者，应加强湿化，如适当增加湿化液滴入的量或缩短间隔的时间等。对于湿化过度患者，每次滴入液体量应酌情减少，以免因呼吸道水分过多而影响患者的呼吸功能。

3. 吸痰　机械通气时，由于建立了人工气道，一旦发生痰堵塞，就会直接影响机械通气的治疗效果。由于机械通气患者多数病情重，神志不清，反应迟钝，并且因声门失去作用，不能形成咳嗽前的气道高压，因而不能达到有效的咳嗽，呼吸道分泌物易淤积阻塞而出现气道阻力增高、通气不足，进而导致呼吸功能障碍，加重缺氧和二氧化碳潴留，所以必须积极清除呼吸道内的分泌物。

（1）咳痰的注意事项：①吸痰时动作要轻、稳、准、快，一次吸痰时间不宜超过15s，以免发生低氧血症；②为防止吸痰时造成的低氧血症，可以在吸痰前、后给予100%氧气吸入2min；③吸痰时注意患者心率、血压和血氧饱和度等参数的变化，观察痰液的性质、颜色和量，判断痰液黏度；④吸痰时吸痰管进入插管内会引起呼吸困难，故吸痰前最好将气管导管外气囊内气体排尽；⑤气管插管患者，应注意吸痰顺序，先吸净口咽部分泌物，再吸引气管内分泌物，然后放松气囊再吸引气道深部的痰液，以免口咽分泌物在放松气囊时下行进入气管而发生感染；⑥危重和分泌物较多的患者，吸痰时不宜一次吸净，应将吸痰与吸氧交替进行；⑦对于痰液黏稠不易吸出患者，在吸痰前可给予生理盐水或5%碳酸氢钠2~5mL，冲洗气道，待几次通气后立即吸痰。

（2）判断痰液黏度的方法和临床意义：不同黏度的痰液反映不同的临床情况，在吸痰时应认真观察痰液的性状，根据吸痰过程中痰液在吸痰管玻璃接头处的性状和在玻璃管内壁的附着情况，将痰的黏度分成3度：①Ⅰ度（稀痰）：痰如米汤或泡沫样，吸痰后，玻璃接头内壁上无痰液滞留。提示感染较轻，如量过多，提示气管滴药过量。湿化过度，可适当减少滴入量和次数，同时应注意增加吸痰次数且每次吸痰时应将痰液充分吸净。②Ⅱ度（中度黏痰）：痰的外观较Ⅰ度黏稠，吸痰后有少量痰液在玻璃接头内壁滞留，但易被水冲洗干净。提示有较明显的感染，需加强抗感染措施。白色黏痰有可能与气道湿化不足有关，需注意加强雾化吸入或气管内滴药，避免痰痂堵塞人工气道。③Ⅲ度（重度黏痰）：痰的外观明显黏稠，常呈黄色，吸痰管常因负压过大而塌陷，玻璃接头内壁上滞有大量痰液且不易用水冲净。提示有严重感染，需抗感染治疗或已采取的抗感染措施无效，需调整治疗方案。极黏稠痰不易吸出，提示气道过于狭窄或伴有机体脱水现象，必须及时采取措施。

4. 防止气道阻塞　人工气道阻塞可严重影响通气的效果；而气道湿化不足或吸引不充分是引起气道阻塞的主要原因。患者一般因通气不足和二氧化碳潴留表现为烦躁不安、呼吸困难、发绀，甚至意识丧失等。预防主要做到：①采取适当措施进行人工气道湿化，防止发生湿化不足或过度。②定时（每30min）彻底有效吸痰一次，判断痰液黏度，痰黏稠时注意加强湿化，稀痰时加强吸引。③每次吸痰时，注意吸痰管要插到有效深度以便将气管内导管口以下的痰液吸净。④对于气管插管和气管切开造口置管患者，注意有无套管脱落和异物堵塞，一次性套管扭转是机械通气护理不当的严重并发症，易引起患者窒息，应引起高度重视。⑤气管切开造口置管患者如改用金属套管，要注意定时清洗消毒内套管，最好采用流水冲洗内套管以防止异物存留在套管内。⑥对于气管切开造口置管患者，如果遇到翻身时能脱离呼吸机的患者，尽量卸下呼吸机后翻身；不能脱离呼吸机的患者，要在移动患者头颈部与气管内导管的同时，将呼吸机连接管一起移动，避免气管导管过度的牵拉扭曲而导致气道阻塞。气道阻塞除上述原因外，还有其他因素，如气道大出血、呕吐物误吸，或由气管食管瘘引起的误吸、针头的坠入等，在护理过程中，应注意避免发生。

5. 防止气压伤　气管内导管和气囊压迫气管壁造成气管黏膜水肿、糜烂、溃疡以致狭窄，是机械通气的并发症。为减轻气囊对局部黏膜的压迫，宜尽量采用高容低压套囊，避免过度充气，或采用带有双套囊的导管，交替使用减少气管黏膜局部压迫。气囊充气时，最好能用测压装置测量其内压力，把压力控制在 2.45kPa（18mmHg）以下为宜。没有条件测定气囊内压时，临床通常以注入气体刚能封闭气道，听不到漏气声后再注入 0.5mL 为宜，一般注气 7~10mL。另外气囊应每 4h 放松 1 次，每次 5~10min。在不使用呼吸机时，气囊不必充气，有利于呼吸，而使用机械通气时必须充气以保证潮气量。进食时，气囊要充气，以防吞咽的食物或液体误入气管引起阻塞或吸入性肺炎。

（田红军）

第二节　呼气末 CO_2 监测技术

呼气末二氧化碳分压（$PETCO_2$）已经被认为是除体温、呼吸、脉搏、血压、动脉血氧饱和度以外的第 6 个基本生命体征，美国麻醉医师协会（ASA）已规定 $PETCO_2$ 为麻醉期间的基本监测指标之一。

一、监测的适应证

（1）麻醉机和呼吸机的安全应用。

（2）各类呼吸功能不全。

（3）心肺复苏。

（4）严重休克。

（5）心力衰竭和肺梗死。

（6）确定全身麻醉气管内插管的位置。

二、基本原理和测定方法

最常用的 CO_2 监测仪是根据红外线吸收光谱的原理设计而成的，用以测定呼吸气体中的 CO_2 浓度。当呼吸气体经过红外线传感器时，红外线光源的光束透过气体样本，并由红外线检测器测定红外线的光束量，因 CO_2 能吸收特殊波长的红外线（4.3μm），光束量衰减程度与 CO_2 浓度呈正比；最后经过微电脑处理获得 $PETCO_2$ 呼气末二氧化碳浓度（$PETCO_2$）以数字（mmHg 或 kPa 及%）和 CO_2 图形显示。根据气体的采样方法不同，CO_2 检测仪有旁流型（sidestream）和主流型（main stream）两种：旁流型是由有流量调节的抽气泵把气体样本送至红外线测量室，气流速度为 20～300mL/min，所需气体量小、测量敏感度高和反应快（85ms）。旁流型和主流型相比，旁流型不需要密闭的呼吸回路，因此可用于镇痛或镇静患者的呼吸监测中，监测患者自主呼吸时 CO_2 浓度。

主流型是将红外线传感器直接连接于气管导管接头上，使呼吸气体直接与传感器接触。因此，主流型仅能用于气管插管的患者，不能用于自主呼吸患者的监测。质谱仪法虽然能同时监测患者呼出气体中成分含量，反应快，能连续监测，但该仪器价格昂贵，难以在临床广泛应用。比色法是以探测器的色泽变化来确定 $PETCO_2$ 判断导管是否在气管内，当有胃液或其他酸性物质接触后探测器上色泽不能复原，是一种简便有用的方法，但其精确性还需接受考验。

三、$PETCO_2$ 临床应用

$PETCO_2$ 可以反映患者的代谢、通气和循环状态。血液中 CO_2 的含量、肺泡通气量和肺血灌注量三者共同影响肺泡 CO_2 的浓度或压力，由于 CO_2 弥散能力很强，极易从肺毛细血管进入肺泡形成肺泡二氧化碳分压（$PaCO_2$），血中二氧化碳分压（$PaCO_2$）很快达到平衡，最后呼出气中的 CO_2 气体浓度应与肺泡气相同，由此可以认为 $PETCO_2 \approx PaCO_2 \approx PaCO_2$。所以，临床上可以通过测定 $PETCO_2$ 反映 $PaCO_2$ 的变化，以监测患者的通气功能。$PETCO_2$ 的影响因素有很多，包括 CO_2 产量、肺换气量、肺血流灌注及机械故障等。但对于麻醉手术期间心肺功能正常者，只要呼吸管理中不产生肺泡无效腔增大，血流动力学保持稳定，则 $PETCO_2$ 与 $PaCO_2$ 密切相关，$PETCO_2$ 可以较为准确地反映 $PaCO_2$。在通气/血流比例（V/Q）正常时，$PETCO_2$ 通常较 $PaCO_2$ 低 2～5mmHg。

1. 气管插管中的应用　目前常用于气管插管患者监测 $PETCO_2$ 的方法是：气管导管与呼吸机螺纹管之间连接一次性的过滤器（或称"人工鼻"），将 CO_2 采样管一端连接过滤器的侧孔，另一端连接 CO_2 的监护仪，连续无创地监测 $PETCO_2$，该方法简单实用，现已广泛用于气管插管患者的监护当中。ASA 已规定 $PETCO_2$ 为麻醉期间的基本监测指标之一。2002年重症监护学会（ICU）也将 $PETCO_2$ 作为成年危重患者转运的主要监测指标。目前便携式 $PETCO_2$ 监测已作为评价院前及院内急救气管插管时导管位置正确与否的重要手段。

2. 非气管插管中的应用　对于非气管插管患者，可经面罩或鼻氧管采样连续、无创监

测 $PETCO_2$，后者已成为近年来研究的热点。有报道经鼻氧管采气的方法监测到的 CO_2 波形与插管时的 CO_2 波形相似，与面罩采气相比波形更加典型。

（乌日娜）

第三节　呼吸机的分类与结构

机械通气是通过呼吸机预置的压力或容量给患者通气，帮助患者完成通气的一种呼吸支持疗法，是治疗内、外急危重症的重要手段。临床应用机械通气的目的在于改善患者的通气与换气功能，为治疗原发病提供了时间，以帮助患者顺利地渡过危重期。

一、呼吸机的分类

呼吸机的分类方法，从不同的角度可将呼吸机分为如下几类：

（一）按照压力方式及作用

（1）体外式负压呼吸机：如早期的铁肺、胸盔式呼吸机等。

（2）直接作用于气道的正压呼吸机：现代呼吸机均为此种类型。

（二）按照动力来源

1. 气动呼吸机　是以压缩气体为动力来源，所有控制系统都靠压缩气体气来启动并控制通气的呼吸机。

2. 电动呼吸机　通过推动折叠囊或气缸产生吸气压力驱动并控制通气的呼吸机。

3. 电控、气动呼吸机　是指只有在压缩气体及电力二者同时提供动力的情况下才能正常工作与运转的呼吸机。通常情况是压缩空气及压缩氧气按不同比例混合后，既提供了适当氧浓度的吸入气体，也提供了产生机械通气的动力。但通气的控制调节，及各种监测、警报系统的动力则来自电力，所以这类呼吸机又称为气动 - 电控制呼吸机。较复杂的多功能定容呼吸机大多采用这种动力。

（三）按照吸气向呼气的切换方式

1. 压力切换型（定压型，pressure control）　吸气时，定压型呼吸机通过在呼吸道产生正压，使气流进入气道和肺内，肺泡膨胀。随着胸廓和肺被动性地扩张，呼吸道内压力不断升高，当达到预定压力值后，气流中断；呼气时，呼吸机自动打开呼气阀，胸廓和肺被动性地萎陷产生呼气；当气道内压力不断下降，达到另一预定值后，呼吸机再次通过正压产生气流，并引起吸气。如此周而复始，呼吸机不断地产生或辅助呼吸动作。

定压呼吸时的气流量或速度除受呼吸机工作压力的影响外，尚受气道阻力（摩擦力和弹性阻力）和胸、肺组织的顺应性影响。当患者的气道阻力增加或肺顺应性下降时，在同一水平的设定压力下，潮气量（V_T）和分钟通气量（MV）不尽相同。气道阻力高、顺应性差的患者，同一水平设定压力下的 V_T 和 MV 低；而气道阻力正常、顺应性好的患者，同一水平设定压力下的 V_T 和 MV 就可能明显增加。因此，定压型呼吸机一般不适合用于肺部病变较严重、肺顺应性比较差的患者。

2. 容量切换型（定容型，volume control）　通过正压将预定的 V_T 送入呼吸道或肺内，当预定的 V_T 达到后，呼吸机停止供气，气流中断，进入屏气或直接进入呼气状态，呼吸机的呼气阀打开，肺和胸廓被动或主动性的回缩，气体排出，即产生呼气。

定容呼吸的 V_T 或 MV 恒定，为保证供给设定的 $V_T\%$ 或 MV 呼吸机可自动调节工作压力和气流速度，以克服由气道阻力增高、肺顺应性降低引起的通气量下降。定容型呼吸机临床应用范围较广，尤其适用于肺部病变严重的患者。

3. 时间切换型（定时型，time control）　按预定的吸气、呼气时间进行转换，当达到预调的吸气时间时即停止吸气而转向呼气。潮气量由吸气时间和吸气流速控制。

4. 流速切换型　吸气时流速波形随时间而变化，当气体流速降到设定水平时，呼吸机自动将吸气转为呼气。而肺内压、吸入气量和吸气时间都不恒定。

5. 联合切换型　又称多功能型呼吸机（versatile ventilation）或高智能呼吸机，是指在一台呼吸机中，兼有定压、定容、定时型呼吸机的切换装置，为目前最新型的呼吸机。

使用该类呼吸机时，吸、呼气相的切换方式和控制方式既可以由操作者任意选择，呼吸机本身具有气道压力、吸气或呼气流量的监测，也可以由呼吸机本身所设置的参数和监测指标综合调置。目前国际市场上拥有的呼吸机，绝大部分属于多功能性的。

这类呼吸机通过所配置的各种传感装置、反馈信息和程度化非常高的电脑，根据临床的需要、患者的具体呼吸状况或调试者的要求来任意设置、自动切换和调节。如 PB840、西门子 300A、伽利略、纽邦 500 等均属此类呼吸机。

（四）按通气频率的高低

（1）常规频率呼吸机：目前常用的呼吸机多为此种类型。

（2）高频呼吸机：呼吸频率大于 60 次/分。

（3）高频震荡呼吸机：呼吸频率大于 60 次/分，震荡频率在 50Hz 以上。

（五）按应用对象

（1）小儿呼吸机。

（2）成人呼吸机。

（3）成人 – 小儿兼用呼吸机。

（六）按呼气向吸气转化的方式

（1）控制型。

（2）辅助型或同步型。

（3）混合型多功能呼吸机。

（七）按呼吸机的复杂程度

（1）简易呼吸机：早期及应急呼吸机多为此种类型。

（2）多功能呼吸机。

（3）麻醉用呼吸机。

（4）智能化呼吸机。

（八）按驱动气体回路

（1）直接驱动呼吸机（单回路）。

（2）间接驱动呼吸机（双回路）。

以上无论何种呼吸机，都应具备以下基本设置：空氧混合器，有效地吸入加温加湿装置，较精确的潮气量、吸呼比、呼吸频率调节，可附加呼吸末正压（PEEP）或持续气道正压（CPAP），药物雾化吸入装置，可靠的报警系统。

二、呼吸机的结构 （图4-1）

近年随着医用电子技术及微电脑技术的迅速发展，使呼吸机的种类和型号越来越多。但无论呼吸机如何改进，基本结构及工作原理大致相同。

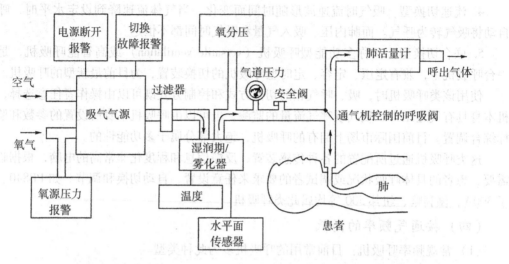

图4-1 患者回路上的人工通气期间所用的监测器和报警的组成

现代呼吸机的结构分为主机、附加结构及监控结构。其中主机是呼吸机最重要的组成部分，分为供气部分和呼气部分。供气部分是给患者提供一个吸气流量，供气的气体容量称为吸气潮气量，提供的压力为吸气压力。呼出部分是让患者呼出气体。

（一）主机

1. 供气部分 供气部分的主要作用是提供吸气压力、流速和时间，提供一定吸氧浓度的吸气潮气量。

2. 呼气部分 呼气部分是呼吸机的另一个重要的组成部分。其主要作用是配合呼吸机作呼吸动作。该部分在吸气时关闭，使呼吸机提供的气体能全部供给患者；在吸气末，呼气阀仍可以继续关闭，使之屏气，此部分只在呼气时才打开，使之呼气。当气道压力低于呼气末正压通气（positive end - expiratory pressure，PEEP）时，呼气部分必须关闭，维持PEEP。呼气只能从此回路呼出，而不能从此回路吸入。呼气部分主要由3种功能阀组成，即呼气阀、PEEP阀、呼气单向阀，也可由一个或两个阀完成上述3种功能。

3. 控制部分 控制部分是呼吸机的关键组成部分。根据控制所采用的原理不同，可将控制部分分为2种：气控、电控，微处理机或计算机控。控制部分可发出各种指令，使呼吸机产生所需要的动作，如吸气、屏气或呼气等。

（二）附加结构

1. 连接管道 呼吸机管道是连接呼吸机各部件并与患者连接的通道。呼吸机提供的气体通过吸气管道进入患者呼吸道，然后患者的呼出气通过呼气管道由呼气阀排出。吸气管道和呼气管道通过一个 Y 型接管构成一个密闭回路。湿化装置、温度传感器、冷凝水贮器及压力传导管均与连接管道相连。

2. 空氧混合器 现代呼吸机都配置有精密的空氧混合器，可向患者提供不同氧浓度的气体。其可调范围为 21% ~ 100%。空氧混合器一般由三部分构成：即平衡阀、配比阀、安全装置。当压缩空气和氧气进入平衡阀后，经一级和二级平衡后，气体压力均等，经过配比阀达到不同的氧浓度而输出。安全装置的作用是当两种气体中的任何一种已耗尽，或已不符合使用要求，则由另一种气体立刻自动转换以维持供气。

3. 湿化器 湿化器大多是通过加温贮水罐中的水产生蒸汽，对吸入的气体经过湿化器加湿、加温后可预防和减少呼吸道的继发感染，同时还能减少热量和呼吸道水分的消耗，使气道内不易产生痰栓和痰痂，并可降低分泌物的黏稠度，促进排痰。

先进的湿化器采用特制的多孔纤维管道，水在管道壁外循环，并逐渐弥散到管道中，既起到湿化作用，又不增加呼吸机的顺应性。湿化点可放置在靠近气道外口附近，使湿化的效果改善。有些湿化器为减少气体运送过程中的温度损失和减少积水，在吸气管道中还安装了加热线。而且贮水罐中置滤纸可增加蒸发面积，加强湿化效果。

4. 雾化器 雾化器利用呼吸机供气的一部分提供气流，气流通过毛细管产生负压吸引，雾化器中液体上升，并被高透气流撞击成微小颗粒，随吸入气进入气道。既可增加湿化效果，也可在雾化液中加药物，起治疗作用。雾粒的大小决定于它在呼吸道中沉降的部位。能沉积于下呼吸道的雾粒的直径一般为 3 ~ 6μm。

5. 安全阀 呼吸机的安全阀有两种：一种为呼气安全阀，其结构大多采用直动式溢流阀，其工作原理是将溢流阀与气道系统相连接，当后者的压力在规定范围内时，由于气压作用于阀板上的力小于弹簧的压力，阀门处于关闭状态。当气道系统的压力升高，作用于阀板上的压力大于弹簧上的压力时，阀门开启，排出气体，直至气道压降至规定范围之内，阀门重新关闭。因此，这种安全阀能保证患者气道压在一个安全范围之内。另一种安全阀为旁路吸入阀。在呼吸机正常工作时，该阀关闭。但一旦供气中断，随患者吸气造成的管道负压可推动阀板，使空气进行管道系统，保证患者供气，避免窒息。

（三）监控结构

1. 呼吸机的监测系统 呼吸机监测系统的作用有两个方面：一是对患者呼吸状况的监测；二是对呼吸机功能状况的监测。两者对增加呼吸机应用于患者的安全性都有重要意义。

呼吸机的监测装置主要有压力监测、流量监测和吸入气氧浓度监测。

（1）压力监测系统：压力监测的方式是通过压力传感器实施的。传感器一端连接在患者接口的 Y 型接管处，称为近端压力监测。也有接在呼吸机的吸气端或呼气端，压力监测可监测气道峰压、气道平均压、气道平台压、呼气末正压等。

（2）通气量监测系统：现代多功能呼吸机常在吸气端或呼气端装有流量传感器，以监测供气或呼出气的潮气量。两者意义有所不同，前者是呼吸机提供的潮气量，后者是进入患者肺部并呼出的潮气量。两者的比较可以提示呼吸机连接和人工气道的情况。根据监测的潮气量和呼吸频率可以监测每分通气量。

（3）吸入气氧浓度监测：一般安装在供气部分，监测呼吸机输出的氧浓度。氧浓度监测装置包括氧电极和氧电池。一般每年需更换 1 次。如氧电池失效，呼吸机将不断报警。

（4）通气动力机制监测：根据监测的压力、流量和潮气量指标，通过计算可以显示通气动力机制的监测指标，如胸肺总顺应性、气道阻力和呼吸功。

（5）湿化器温度监测：湿化器温度监测是防止湿化瓶内温度过高或过低的保险装置。温度过高可能引起呼吸道灼伤，温度过低又妨碍对吸入气体的加温和湿化，理想的温度监测是保持湿化器温度恒定在所需要的范围，一般在 $30 \sim 40℃$。

（6）电源报警：见于停电或电源插头脱落、电闸掉闸。处理主要是立即将呼吸机与患者的人工气道脱开，给予人工通气以确保患者正常的通气功能；电源插头脱落或电闸掉闸时，在人工通气同时重新连接电源或即合电闸。

2. 呼吸机的报警系统　现代先进的呼吸机常有多种电子声光报警系统。各种报警系统阈值的确定应根据不同患者的具体病情来进行。

呼吸机常见报警有：

（1）电源切断报警。

（2）高压报警（可提示气路堵塞、气道阻力升高或顺应性下降）。

（3）低压报警（常提示气路脱开或漏气）。

（4）氧气或空气源压力不足。

（5）辅助呼吸时自发呼吸停止。

（6）辅助呼吸时自发呼吸与机械呼吸不协调（人机对抗）。

（7）吸入气氧浓度过高或过低。

（8）湿化罐中水量不足。

（9）吸入气温度过高或过低。

（10）吸气时间太长或吸/呼时间比不正常。

（11）每分通气量不足或过高。

3. 机械通气图形监测系统　机械通气的四个基本参数：压力、容积、流速、时间，相互组合构成了各种通气波形，包括压力－时间、流速－时间、容积－时间曲线和压力－容积环、流速－容积环、压力－流速环。通过图形分析可以了解通气模式和通气参数的选择是否适应患者需要；气道有无痰液阻塞；呼吸回路积水有无增加；有无漏气；肺顺应性；有无人机对抗呼吸机和患者在呼吸过程中做功情况从而达到减少气压伤等并发症，增加人机协调性，减少镇静剂的使用，增加脱机成功率的目的。同时也有利于资料的保存、积累，为科研、教学服务。

三、呼吸机的工作原理

机械通气是借助呼吸机建立气道口与肺泡之间压力差，形成肺泡通气的动力和提供不同氧浓度，增加通气量，改善换气，降低呼吸功，达到改善和纠正缺氧，二氧化碳潴留和酸碱失衡，防治多脏器功能损害。

呼吸机气体控制流程：空氧混合器将空气和氧气按一定的比例混合后进入恒压缓冲装置→以设定的通气模式和可在一定范围内调节的潮气量、每分通气量、通气频率、吸气时间、屏气时间控制通气机的吸入阀→将混合气体送入吸气回路→经过连接吸气回路的湿化器加温加湿后→经过气管插管将气体送到患者肺内，进行交换。再通过控制呼气阀将废气排出，即完成一个呼吸周期并周而复始。

（乌日娜）

第四节 机械通气的目的、适应证、禁忌证

一、机械通气的目的

1. 改善通气，纠正呼吸性酸中毒 使用呼吸机可以克服由呼吸动力不足、呼吸阻力过大等多种原因引起的通气功能障碍，以保证患者所需要的肺泡通气量，排除体内增高的二氧化碳，维持动脉血二氧化碳分压（$PaCO_2$）恢复或接近正常，纠正呼吸性酸中毒，这是机械通气最基本、最重要的目的。

2. 改善换气，纠正低氧血症 一般较轻或中度的低氧血症常可以通过鼻导管或面罩吸氧得到改善。但较严重的低氧血症主要由肺内分流量增加和通气/血流比例（V/Q）失调所致，一般氧疗难以奏效。正压机械通气可改善萎陷肺组织的充气状况，使通气/血流比例趋于正常，从而达到纠正低氧血症的目的。如使用呼气末正压（PEEP）通气治疗急性呼吸窘迫综合征（ARDS）。

3. 减少呼吸肌做功，节约氧耗 一些呼吸系统疾病的患者虽然动脉血气分析的结果还在正常范围或偏离正常不远，但临床上已表现出呼吸肌做功的明显增加，如鼻翼翕动、"三凹现象"、明显的腹式呼吸和奇脉等，提示将出现呼吸肌疲劳。这种呼吸肌做功的增加源于气道阻力的增加、肺和胸壁顺应性降低、内源性呼气末正压（PEEPi）的出现。对上述患者适时使用呼吸机可以大大减少呼吸肌的做功，达到防止呼吸肌疲劳的目的。

呼吸功增加直接使耗氧量增加，极度呼吸时耗氧量可占全身耗氧量的50%。呼吸机的使用在减少呼吸肌做功的同时也使耗氧量降低，节约的氧耗可用于对缺氧损伤更敏感的脏器和组织，这对于减轻缺氧对机体的影响有重要意义。

4. 保持呼吸道通畅 许多患者因为未能及时清除气道增多的分泌物，致使肺泡通气量减少，使用呼吸机有利于气道的湿化和分泌物的引流。正压通气可增大潮气量，有预防肺不张和呼吸衰竭的作用。对于一些意识障碍，呼吸和吞咽肌麻痹使咳嗽排痰能力很差的患者，适时地进行气管切开、应用呼吸机，不但能够保障肺的通气量，更重要的是能够维持气道通畅、防止肺不张甚或窒息的发生。对阻塞性睡眠呼吸暂停综合征（OSAS）患者进行连续气道正压（CPAP）通气，则可解除患者睡眠中出现的气道机械性阻塞，保证气道通畅。

5. 改善压力－容积关系 正常肺通气时的潮气量始于功能残气位，此点位于压力－容积曲线陡直部分的起点，有一个较小的压力变化即可获得较大的肺容积变化。但在萎陷的气道和肺泡，其功能残气位处于较低水平，为曲线的平坦区，虽施较大的胸膜腔内压，但肺容积增幅不大，不能保证通气。因此，对气道和肺泡萎陷的患者通过呼吸机的 PEEP 功能可使功能残气量增加，呼气末肺容积点在曲线上右移至陡直区，改善压力－容积关系，从而收到防止气道和肺泡萎陷、改善肺顺应性、防治肺损伤进一步恶化的功效。

需要指出的是，机械通气的上述目的并非必须通过机械通气才能实现，有时即使应用了机械通气也不一定能达到预期的目的。重要的是在对应用机械通气要达到的目的进行恰当估计的基础上，结合患者的病情和呼吸机的性能，才能最大限度地发挥呼吸机的治疗作用。

二、机械通气的适应证

1. **神经肌肉疾患引起的呼吸衰竭** 属于泵衰竭，主要特点为呼吸驱动力不足，如最大吸气压力 $<2.45kPa$（$18mmHg$），或肺活量 $<15mL/mg$，或呼吸频率大于 30 次/min，均应开始机械通气治疗。

2. **上呼吸道阻塞所致呼吸衰竭** 临床主要表现为吸气困难，治疗关键在于及时建立人工气道，多数情况下需要进行气管切开。人工气道建立后，如患者 $PaO_2 < 8.0kPa$（$60mmHg$）或 $PaCO_2 > 8.0kPa$（$60mmHg$），或呼吸频率小于正常1/3，或大于正常2倍（> 35 次/min）时需要机械通气治疗。

3. **急性呼吸窘迫综合征（ARDS）或其他原因所致的呼吸衰竭** ARDS、肺水肿、肺炎、支气管哮喘所致的呼吸衰竭主要表现为进行性缺氧，或进行性呼吸性酸中毒。如在吸氧浓度（FiO_2）达到60%，$PaO_2 < 8.0kPa$（$60mmHg$），或 $PaCO_2 > 6.9kPa$（$45mmHg$）、$pH < 7.3$，则应开始机械通气治疗。

4. **因镇静药等应用过量导致的呼吸衰竭** 此类呼吸衰竭一般所需机械通气时间不长，为减少呼吸功消耗、防止呼吸突然停止以及防止误吸、确保呼吸道通畅，可早期建立人工气道，并进行人工通气治疗。当呼吸频率大于 30 次/min，或吸氧后 PaO_2 改善不理想，出现咳嗽无力等现象时，应立即建立人工气道，进行机械通气。

5. **心肌梗死或充血性心力衰竭并发呼吸衰竭** 此类呼吸衰竭的特点是通气功能一般良好，主要为气体交换障碍、氧耗量增加、低氧血症。适当应用机械通气可促进氧合作用、改善心肌缺血，也有可能减轻心脏负荷。但因正压机械通气有减少回心血量、降低心排血量之弊，应慎重考虑。当 FiO_2 达60%以上，$PaO_2 < 8.0kPa$（$60mmHg$）时，可谨慎地进行机械通气治疗。

6. **慢性阻塞性肺疾患呼吸衰竭急性恶化** 因慢性呼吸衰竭机体代偿，虽严重低氧、二氧化碳潴留，机体仍可耐受。故机械通气适应证标准有别于其他病因所致呼吸衰竭。当 $pH < 7.2 \sim 7.25$、呼吸频率大于 30 次/分，或出现呼吸抑制、严重神志障碍时，应开始机械通气。

7. **心搏骤停复苏术后** 心搏骤停复苏术后，只有保证了有效的通气，循环才能发挥作用，因此有必要进行短期的机械通气。

8. **用于预防目的的机械通气治疗** 在开胸手术后、败血症、休克、严重外伤情况下，估计患者在短时间内有发生呼吸功能不全可能时，可预防性应用机械通气以防止呼吸衰竭的发生。

9. **慢性病的康复** 对于 COPD 慢性呼吸衰竭或某些神经－肌肉疾病引起的呼吸衰竭，发达国家 COPD 开展家庭治疗。小型负压呼吸机和 BiPAP 呼吸机可供上述患者的康复治疗。

三、机械通气的禁忌证

凡是患者发生了呼吸衰竭，原则上均应进行机械通气。严格地讲，机械通气的治疗没有绝对的禁忌证。但是临床上在某些情况下应用机械通气时，由于对气道施加正压可能使病情加重，反而导致不良后果，应视为禁忌。

一般来说，呼吸机治疗没有绝对的禁忌证。因为任何情况下，对危重患者的抢救和治疗，均应强调权衡利弊，如对病情复杂的患者，往往选择治疗方案时矛盾重重，这时就应权衡利弊，选择对患者利最大、弊最小的治疗方案，因此，下述只为相对禁忌证。

1. 低血容量性休克　患者在血容量未补足以前，应尽量避免应用机械通气治疗，以免机械通气对循环系统的影响会加重原有的低血容量性休克。但当低血容量休克已造成呼吸功能障碍，低氧血症已危及患者生命时应毫不犹豫地应用机械通气，同时尽快补充血容量。

2. 严重肺大泡和未经引流的气胸　严重肺大泡和未经引流的气胸，尤其是张力性气胸，在未建立胸腔闭式引流时禁忌应用机械通气治疗。因为在这两种情况下应用机械通气，一般只会使原有的病情加重。因此，对明确的气胸，应尽可能做到先建立胸腔闭式引流，然后再进行机械通气，病情不允许时应力争两者同时进行。

3. 大量胸腔积液　因胸腔为大量液体所占，难以取得预期的疗效，反而可能引起循环障碍。治疗首先考虑胸腔引流。

4. 大咯血或严重误吸所致窒息性呼吸衰竭　在气道未通畅前，也禁忌机械通气。此时应全力将气道保持通畅，使血液和血块顺利地被排出，否则正压通气只会加重血块的堵塞或使血液或血块进入更小的肺单位。如病情紧急，不能长时间进行气道内堵塞物清除时，可在开放气道后短时间气道抽吸和短时间的低压通气相间进行，或在采用高频通气的同时抽吸气道，此既保证减少气道阻塞，又能保证通气。

5. 活动性肺结核　此种情况并非全部列为禁忌，应视患者具体情况。若结核病变范围较大、呼吸衰竭尚不十分严重时以暂不进行机械通气为宜，否则有促使结核播散的可能。如病变较局限且病情需要时可以应用。

6. 心肌梗死　过去认为心肌梗死患者禁用呼吸机，因其能增加心脏负担，使心排血量减少、血压下降。但近年来国内外的临床资料证实，心肌梗死若伴有肺水肿、呼吸衰竭，在治疗原发病的同时应积极进行机械通气治疗。最好在监测血流动力学指标的同时采用低压或高频的通气模式。

（乌日娜）

第五节　机械通气对生理功能的影响

机械通气是借助呼吸机产生呼吸或辅助肺进行呼吸，与正常的自主呼吸有着显著的差别。正常自主呼吸时，胸廓扩张、膈肌下降使胸腔内产生负压，从而使气管到肺之间形成一个压力梯度，产生吸气气流。而机械通气时，呼吸机产生正压，在吸气过程中胸腔内压从 $-0.49kPa$（$-5cmH_2O$）增至 $+0.294kPa$（$+3cmH_2O$），这种胸腔内压和肺内压力的增加，是呼吸机对人体正常生理过程产生影响的基本原因。因此必须了解和掌握机械通气对人体的影响以利于通气治疗期间的监测。

一、机械通气对呼吸生理的影响

（一）对呼吸中枢的影响

机械通气抑制呼吸中枢的兴奋性。

（1）机械通气使潮气量增加，肺泡通气量上升，低氧血症和高碳酸血症得以纠正，使血气异常对化学感受器的化学性刺激减少，从而抑制自主呼吸。

（2）机械通气使肺泡膨胀，刺激肺泡的牵张感受器，通过传入神经，抑制呼吸中枢的吸气神经元，使传出神经传出兴奋减低，抑制患者的吸气动作。

（二）对呼吸肌的影响

慢性呼吸衰竭患者可能存在呼吸肌疲劳。机械通气可以代替呼吸肌的全部或部分工作，从而降低气道阻力，纠正低氧血症，也有利于呼吸肌肌力的恢复。但机械通气完全替代自主呼吸会引起呼吸肌失用性萎缩，故在病情不稳定的危重患者，首先应用机械通气，使疲劳的呼吸肌得到完全充分的休息。一旦病情有所好转，应允许患者呼吸肌参与做功，并逐步调低机械通气比例，使呼吸肌功能得到恢复。

（三）对呼吸压力的影响

机械通气（正压通气）吸气时，主要通过呼吸机的机械力量提高气道外口压力，在肺泡与气道外口之间产生压力差，驱动气流进入肺泡。因此，机械通气时气道内压（包括峰压和平均压）、肺泡内压、胸腔内压较自然呼吸时均有不同程度的升高，其升高的幅度、形态与呼吸机各种参数的设置和通气模式的选择有关。由于肺泡内压增高，造成肺泡过度膨胀，引起肺泡破裂和间质结构破坏，从而导致气压伤如纵隔气肿、皮下气肿、气胸。

为避免气压伤的发生，临床上可采取下列措施：①用较小的潮气量。②在提高呼气末正压（PEEP）水平时适当减低潮气量。③密切监测气道峰压并保持在 $95cmH_2O$ 以下。④避免高潮气量叹息。⑤监测内源性呼气末正压（PEEPi）水平。⑥对于易发生气压伤的患者，如急性呼吸窘迫综合征（ARDS）后期、慢性阻塞性肺疾病（COPD）或哮喘等，谨慎应用。⑦容许性高碳酸血症。

（四）对呼吸动力的影响

1. 气道阻力（airway resistance） 机械通气可通过以下机制使气道阻力降低。

（1）正压通气能扩张支气管，增加支气管内径。

（2）机械通气能纠正缺氧，解除支气管痉挛。

（3）通过人工气道，保持呼吸道通畅，并保证患者呼吸道的充分湿化和引流，使气道阻力下降。

（4）机械通气时可根据患者的具体情况，适当调节呼吸频率、吸/呼时间比、呼/吸气流速、呼/吸气时间及流速波型来降低气道阻力。如阻塞性通气障碍的患者，若使用较慢的呼吸频率，延长吸气和呼气时间，从而减慢呼气和吸气流速，降低呼/吸气时的气道阻力。

2. 肺顺应性（lung compliance） ARDS、肺纤维化、肺水肿等疾病，其肺顺应性差，需要有较高的压力才能使肺泡膨胀。而机械通气尤其是 PEEP 能使肺泡内压升高，功能残气量增加，萎缩的肺泡复张，从而提高肺顺应性。

3. 呼吸功 正常人自主呼吸时为克服各种阻力而做的功，称为生理呼吸功（WOBp），包括克服肺和胸廓弹性阻力所做的弹性功、克服气道阻力所做的阻力功。对于进行机械通气的患者来说，除生理呼吸功外，气流通过机械设备时也需作功，称为附加呼吸功（WOBi）。不同的通气模式或呼吸机（包括送气管路、按需流量阀、气管导管等）均可影响附加呼吸功。但机械通气能减少呼吸做功的作用是十分肯定的，这对降低氧耗和防止呼吸肌疲劳的发生是十分有益的。其主要表现在：

（1）机械通气能部分或完全替代呼吸肌工作，减少呼吸肌的氧耗。

（2）机械通气能通过降低气道阻力和提高肺顺应性，从而减少了阻力功和弹性功，使生理呼吸功减小。

（3）机械通气能通过改善或纠正缺氧，从而减轻或消除由于缺氧所致的烦躁、激动和过度通气，可减少患者的通气需求。

当然，如果机械通气与自主呼吸不协调，出现人机对抗，气管套管内径过细、过长，不适当的吸气流速，触发灵敏度低等使附加呼吸功显著增加，也会增加患者的呼吸功消耗。

（五）对肺容量的影响

1. 潮气量（tidal volume，V_T） 机械通气在吸气期产生正压，使气道外口与肺泡的压力差增加，有助于扩张气道和肺泡。因此，增加吸气期正压、降低吸气相的阻力、增加吸入气的流速、延长吸气时间均能使潮气量增加。

机械通气时潮气量的大小决定于肺顺应性、气道阻力和呼吸机的通气压力。相同通气压力时，潮气量主要取决于肺顺应性和气道阻力。通过提高通气压力水平可克服肺顺应性和气道阻力对潮气量的影响，在一定程度上提高潮气量。有的呼吸机还附设了叹息（sign）功能，定时、间断的高潮气量通气，使肺组织能定时地充分膨胀，以防止肺不张的发生。

肺压力与容积变化的关系虽非线性，但正常人自主呼吸与机械通气的潮气量都处在肺压力－容积曲线的陡直段，故随吸气压力的提高，潮气量成比例地增加。当有严重肺部疾病（尤其是肺顺应性差）或由于呼吸机设置不当时，潮气量处于肺压力－容积曲线的平坦段，继续增加压力，潮气量增加甚微，但会影响循环功能和引起肺损伤。

2. 功能残气量（functional residual capacity，FRC） 一般通气模式时，功能残气量增加并不明显。PEEP和连续气道正压（continuous positiveairway pressure，CPAP）使陷闭的肺泡张开，功能残气量增加。其增加程度与所加正压的大小、胸肺顺应性有密切关系。压力相同，顺应性越低，功能残气量增加越小。正常人，PEEP为$5cmH_2O$时，功能残气量增加$500mL$；$13cmH_2O$时，功能残气量增加1 180mL。功能残气量的增加对于防止肺泡萎陷、减少肺内分流、改善肺泡－毛细血管膜两侧气体交换有利。

（六）对肺通气的影响

1. 每分通气量（minute ventilation volunme，V_E） 每分通气量是潮气量和呼吸频率的乘积。机械通气对每分通气量的影响取决于潮气量和呼吸频率的设置。呼吸衰竭患者自主呼吸潮气量往往减低，而呼吸频率大多增加。机械通气减慢呼吸频率，增加潮气量，尽管每分通气量可能降低，但由于肺泡通气量提高，肺的通气功能可改善。

2. 每分肺泡通气量（minute alxreolar ventilation，V_A） 肺泡通气量是吸入气量中能到达肺泡进行气体交换的有效通气量，$V_A = （V_T - V_D）×$呼吸频率。在每分通气量相同的前提下，深而慢的呼吸，其无效腔通气较浅而快的呼吸为小，故机械通气尽管每分通气量并不增加，甚至减少，但肺泡通气量仍有改善。此外，机械通气还通过以下途径使肺泡通气量增加。

（1）减少解剖无效腔：机械通气通过人工气道的建立，如气管插管或气管切开，减少患者的解剖无效腔。但经鼻面罩连接呼吸机时，解剖无效腔增加。

（2）减少肺泡无效腔：机械通气通过正压吸气、扩张气道、应用PEEP使萎陷的肺泡重新开放等，使通气分布更为均匀，从而减少肺泡无效腔。

（七）对肺换气功能的影响

1. 肺内气体分布　正常人自主呼吸时，吸入气的分布也不是完全均匀的。右肺的通气大于左肺，下肺比上肺多，边缘部位肺组织通气量较中央支气管周围肺组织为多。病理情况下，气体分布不均主要与气道阻力、顺应性不均匀有关。不均匀的气道阻力见于气道局部阻塞，如支气管黏膜肿胀、痉挛、陷闭和受压等。不均匀的顺应性见于肺纤维化、肺弹性减低、肺泡表面活性物质减少、肺充血水肿等。同样的气道压力下那些气道阻力低、顺应性好的肺泡充气多，而气道阻力高、顺应性差的肺泡充气少。此外，吸气时间与气体分布也有关，气道阻力高、顺应性好的肺泡需要较长的吸气时间，而气道阻力低、顺应性差的肺泡需要较短的吸气时间即能得以扩张。因此，为使吸入气在肺内分布均匀，机械通气时应根据患者的具体情况来选择适当的吸气压力、吸气时间、流速和通气模式等。

（1）正压通气：与自主呼吸不同，机械正压通气时中央支气管周围肺组织通气量较边缘肺组织多。

（2）通气模式：PEEP 和 CPAP 防止呼气相气道和肺泡陷闭，利于气体分布均匀；定压通气时，当气道压力达到设定值时，吸气即告结束，呼气开始，这往往使气道阻力增加的患者吸气时间过短而造成明显的气体分布不均；若采用压力控制通气（pressure control ventilation，PCV），当气道压力达到预定压力时，吸气并不结束，而是使吸气流速减慢，这样有利于不易扩张的肺组织通气，效果较好；反比通气（inverse ratio ventilation，IRV）使吸气时间延长，使萎陷的肺泡重新通气，有利于气体分布；压力支持通气（pressure support ventilation，PSV）等模式有自主呼吸存在，也有利于气体分布均匀；正负压通气在呼气期肺容量减少时不利于气体交换。

（3）吸气时间：延长吸气时间可以增加通气不足肺组织的通气，从而改善肺内气体的分布。但吸气时间过长对循环的影响较大，临床上应根据具体情况而予以调节。

（4）吸气流速和形态：机械通气时流速越高（如吸气压力大、潮气量大、呼吸频率快、吸气时间短），涡流的形成就越明显，致使气道阻力增加，从而加重气体分布不均。若吸气流速下降，不但气道阻力随之下降，肺内气体的分布也随之趋于均匀。

吸气流速波型也影响吸入气的分布。一般认为递减波利于气体分布均匀。吸气末停顿也促进肺泡内气体重新分布。

2. 通气/血流比例（V/Q）　正常人由于重力、体位和肺容积的不同，肺脏各部位的通气/血流比例也有一定的差别。一般来说，通气/血流比例自肺尖部向肺底部渐减。机械通气对通气/血流比例的影响有正反两方面作用。

（1）有利作用：机械通气纠正通气/血流比例失调的作用远不如纠正通气不足。但是随着机械通气模式的不断改进，各种功能的出现，机械通气对纠正通气/血流比例失调已有相当大的作用。其主要通过以下途径：

1）提高肺泡通气量：机械通气通过增加潮气量，改善肺泡通气量，从而减少肺内静动脉分流，使原来通气/血流比例较低部位的通气量增加。

2）增加肺血流量：机械通气可纠正缺氧，解除缺氧所致的肺血管痉挛，使肺血流量增加，使那些肺血流不足部位的无效腔通气减少。

值得一提的是，机械通气只能纠正因暂时性肺血管痉挛所致的肺血流量的下降，而对于长期缺氧所致的继发性肺血管壁改变引起的肺血流量的下降几乎没有作用。

（2）不利作用：机械通气使用不当，如气道压过高、潮气量过大或吸气时间过长等，可使肺泡过度扩张或肺泡内压过高，从而挤压肺泡周围毛细血管，使原来通气/血流比例正常部位的肺血流量减少，造成医源性无效腔通气增加。此外，上述部位的血液向通气较差、肺泡内压较低的部位转移，又会增加肺内静动脉分流。此外，吸气压过高或持续时间过长，会影响静脉回流，使右心排血量减少，使通气/血流比例进一步失调。

3. 弥散功能　一般而言，机械通气对弥散功能的影响是有限的。但通过以下途径，机械通气对弥散功能有一定的好处。

（1）提高吸入气氧浓度（FiO_2）：机械通气可以充分提供吸入气的氧浓度，能有效地提高肺泡氧分压，增加氧的弥散量。

（2）增加弥散面积：机械通气的正压吸气，使气道和肺泡内压增加，萎缩的肺泡膨胀和复张，导致弥散面积恢复或增加。

（3）缩短弥散距离：气道和肺泡内压的增加，抑制了肺毛细血管内液体外渗，减轻肺泡及间质的水肿，促进渗液吸收，这些均能缩短气体的弥散距离。

（八）对氧离曲线的影响

机械通气对氧离曲线及组织供氧的影响是两方面的：一方面，机械通气可以提高动脉血氧分压（PaO_2），增加血氧含量，有利于组织供氧；另一方面，随着通气功能的改善，如动脉血二氧化碳分压（$PaCO_2$）下降过快，使氧离曲线左移，这样不利于组织摄取氧合血红蛋白的氧。

二、机械通气对循环功能的影响

（一）对体循环的影响

1. 右心前、后负荷　机体的静脉回流量取决于血容量及周围静脉－中心静脉的压力差。正常自主呼吸时，吸气时胸腔负压使周围静脉－中心静脉压力差增加，有利于静脉回流和右心室充盈。机械通气时胸腔内负压减少甚至呈正压，中心静脉压增高，使周围静脉－中心静脉压力差减小，回心血量减少，右心充盈减少，前负荷减轻。

正压通气使肺泡内压升高，肺泡毛细血管床阻力增加，使肺动脉压力也增高，导致右心后负荷增加，使右心排血量下降，右心室容量增加。

2. 左心前、后负荷　机械通气早期，由于胸膜腔内压的改变，使肺容量血管的血液被挤出，从肺静脉进入左心室，左心前负荷可不变或有所增加。然而，在 2～3 次心搏后，随着右心室后负荷增加和肺血流量的减少，使左心室舒张期末容积减少，左心室顺应性下降，左心前负荷可降低。另外，肺膨胀对心脏的机械性压迫及右心室容量增加使室间隔向左心室偏移均影响左心前负荷，使左心充盈减少，左心室排血量下降。

机械通气时，左心后负荷下降或不变。然而，心排血量下降会反射性地引起血管痉挛，又可造成左心后负荷增加。

3. 心排血量　机械通气对心排血量的影响主要取决于对回心血量和心脏充盈的影响，其次还取决于患者的心脏功能情况。当吸气压力为 $30cmH_2O$，吸/呼时间比为 2：1 时心排血量可减少 33%。

机械通气使心排血量下降的原因有：

（1）胸腔压力升高：①影响静脉回流。②心室舒张期末压升高而容积减少。③肺血管阻力增加。④冠状血管血流减少。⑤神经反射性心肌收缩力下降。

（2）每分通气量过大，使 $PaCO_2$ 急剧下降，引起呼吸性碱中毒，导致细胞内外钾浓度改变，低血钾诱发心律失常（常见房性期前收缩或室性期前收缩，严重时可有心室颤动）。同时，$PaCO_2$ 的下降会降低交感神经对心脏的兴奋作用，使心排血量更为减少。

4. 机械通气对体循环影响的有关因素　如下所述。

（1）通气模式

1）间歇正压通气（intermittent positive pressure ventilation，IPPV）：应用 IPPV 模式时，在吸气相对体循环产生上述影响。在呼气相，随着气道压力和胸膜腔内压的降低，静脉回流量和心脏充盈可恢复或增加。

2）CPAP 和 PEEP：CPAP 和 PEEP 通气模式时，呼气相气道压力和胸膜腔内压仍较高，影响静脉回流和心脏充盈，尤以 PEEP 为甚。

3）间歇正负压通气（intermittent positive and negative ventilation，IPNPV）：应用 IPNPV 时，呼气相的负压有利于静脉回流，增加心排血量。但可能引起肺泡陷闭，对肺部气体交换不利，临床应用受到限制。

（2）平均气道压（mean airway pressure，PAW）和正压时间：平均气道压是一个呼吸周期中气道内压的平均值，与气道压力的大小及持续时间有关，它反映了对胸膜腔内压的影响程度。平均气道压越高，对循环的影响就越大。

1）吸气正压：吸气压力增高，回心血量减少，导致心排血量也减少。待呼气开始，气道压力下降，胸膜腔内压降低，从而使回心血量有所回升。随着吸气压力的改变，回心血量呈现周期性变化。

2）吸气时间或吸/呼时间比：吸气时间延长，胸膜腔内压升高持续时间较长，对回心血量影响较明显。若呼吸频率不变，则正压吸气时间越长，呼气时间越短，对血流动力学的影响越大。

3）呼吸频率：呼吸频率增快，使呼气时间缩短，对右心充盈产生不利影响，使心排血量减少。

4）吸气末平台时间：吸气末平台时间延长对肺内的气体分布有好处，但却使平均气道压升高。

（3）患者因素

1）代偿能力：机械通气对循环的不利影响，正常人通过血管加压反射和交感神经反射进行代偿，使周围血管收缩，静脉压升高，从而恢复回心血量。但在休克、血容量不足、胸段交感神经阻滞、应用大量镇静剂或交感神经阻滞剂等情况下，这种代偿能力减弱甚至消失。

2）肺顺应性：机械通气对回心血量和心排血量的影响程度还受患者肺顺应性的影响。肺顺应性差如 ARDS 或肺纤维化的患者，气道内压对胸膜腔内压的影响较小，故引起回心血量减少和心排血量降低的程度较轻。这可能与肺组织顺应性直接影响压力的传导有关。

（二）对肺循环的影响

与体循环相比，肺循环是一个低压、低阻、高流量系统。机械通气的正压呼吸能改变肺血容量和肺血管阻力。

1. 肺血容量　在自主呼吸时，吸气相肺血容量增多，约占全身总血量的9%，呼气相减至6%。机械通气的正压吸气使肺血容量向腹腔及周围循环转移。当吸气压力为30cmH$_2$O时，约50%的血液被挤出胸腔，其中3%流向四肢，其余血液进入腹腔。若机体血管神经反射正常，可通过全身血管收缩代偿使肺血容量维持正常。如患者血容量不足，或因酸中毒、缺氧使肺毛细血管处于痉挛状态，或周围血管舒缩功能不良时，上述代偿作用便减弱。

肺血液在肺内的分布决定于重力和肺动脉－肺泡压差。正压通气使肺泡压升高，使肺血流量减少。受重力影响，对肺上部的影响更为明显。

2. 肺血管阻力（pulmonary vascular resistance）　肺血管分为两类：一类为肺泡血管，如肺小动脉、小静脉和毛细血管，分布在肺泡膜上，感受肺泡周围压力；另一类为肺泡外血管，如较大的肺小动脉、小静脉及其分支，感受间质压力。肺血管阻力主要取决于肺容量。肺血管阻力在功能残气位时最低。当肺容量进一步减少时，间质向外牵拉力也降低，使肺泡外血管直径减小，肺血管阻力升高。当肺容量增加超过功能残气量时，经肺压增加，肺血管床受压迫，其横断面积减小，肺血管阻力也升高。因此，哮喘或COPD患者由于呼气末容积增加，可导致肺血管阻力显著升高。机械通气对肺血管阻力的作用与肺泡内压、肺容量有关。当用较高的潮气量或PEEP过高时，肺泡周围的肺毛细血管受压，致使肺血管阻力增高，从而增加右心室后负荷和右心室容量。

肺血管阻力升高导致的右心室高容量会引起右心室舒张，以保持每搏量。在正常人，高肺血管阻力对右心功能影响不大；但对于右心衰竭的患者，增加的后负荷会进一步降低右心室排血量。

但是，机械通气可通过改善和纠正缺氧，缓解肺血管痉挛，从而降低肺血管阻力；又使萎陷的肺泡扩张，开放肺毛细血管床，使肺血管阻力下降。因此，机械通气对肺血管阻力的影响是因人而异的。

总之，机械通气对心功能的影响是利多弊少，主要通过以下两条途径改善心功能状况：①机械通气能有效地纠正缺氧，增加心肌的氧供，增强和改善心肌的收缩力，使心功能状况趋于稳定。②机械通气减少静脉回流，降低心脏前负荷，使心功能状况得以改善。但机械通气的正压呼吸可降低冠状动脉的灌注压，使冠状动脉血流减少，心肌血供减少；其次，肺膨胀也可反射性地抑制心肌收缩力。

近年来，机械通气的应用指征得以扩大，心肌梗死等疾病已不再是机械通气的绝对禁忌证。心脏病患者通过适当选择机械通气模式和参数，因人而异，因时而异，取利避害不是不可能的。

三、机械通气对其他脏器功能的影响

（一）对脑血流和颅内压的影响

脑血流量主要受PaCO$_2$的影响。当PaCO$_2$升高时，脑血管扩张，脑血流量增加；PaCO$_2$减少时，脑血管收缩，脑血流量降低。

PaO$_2$也可影响脑血流量。当PaO$_2$下降时，脑血管扩张，脑血流量增加。同时由于脑细胞缺氧，代谢产物堆积，脑细胞通透性增加，均可造成脑细胞功能障碍，脑组织水肿。

脑血流量与颅内压关系密切。脑血流量增加时，脑脊液的产生量也会增加，使颅内压升高。机械通气通过降低 $PaCO_2$，使脑血流量减少和颅内压下降，因此，脑水肿患者应用机械通气治疗时多主张轻度过度通气，以降低颅内压。但一般不低于 25mmHg，以免使脑血流量过于减少以及氧离曲线左移，引起脑细胞缺氧。

机械通气可提高 PaO_2，改善缺氧，从而避免缺氧造成的脑功能障碍。一般主张应尽早纠正脑细胞的缺氧，以免因时间过长造成不可逆的脑损伤。但是机械通气后意识障碍或呼吸能否恢复还与引起颅内高压的原发病有关。此时机械通气的价值在于通过机械通气，不依赖呼吸中枢的控制和调节来维持呼吸功能，为救治颅内压增高的原发病赢得时间和创造条件。

但是机械通气使胸膜腔内压升高，心排血量降低，使颅内灌注压下降，同时影响颅内静脉回流。而颅内静脉压升高使脑脊液吸收减少，也造成颅内压增高。这种作用又以 PEEP 更为明显。所以，颅内高压的患者（如脑外伤、脑水肿等）应尽量避免用 PEEP，必要时建议 PEEP $<5cmH_2O$。

（二）对肾脏的影响

机械通气对肾功能的影响主要由三方面引起，即血流动力学、内分泌和动脉血气改变。

1. 血流动力学改变　正压通气时胸膜腔内压升高，回心血量减少，心排血量降低，引起肾血流灌注减少，肾小球滤过率降低，造成尿量减少。但是，机体通过代偿在一个相当大的动脉血压范围内保持尿量不变。只有当肾小球毛细血管压力降低至 75mmHg 时，肾小球滤过率才会下降。随着血压进一步降低，则出现无尿。

机械通气时肾脏内部血流的再分布亦可以导致肾功能改变。此时，髓旁肾单位（又称近髓肾单位）血流增加而皮质外围血流减少。由于髓旁肾单位重吸收钠较外围皮质肾单位吸收更为多，导致钠重吸收增加，并伴随水潴留。肾血流重分布可能是交感神经兴奋或去甲肾上腺素、垂体加压素或血管紧张素升高的结果。

2. 内分泌改变　机械通气时尿量减少与内分泌改变也有关。

正压通气使心排血量降低，引起左心房内容量感受器和颈动脉窦压力感受器兴奋，抗利尿激素（antidiuretic hormone，ADH）释放增加，从而少尿。

机械通气尤其是 PEEP 时，回心血量减少，右心房舒张受限，对右心房牵拉刺激减少，从而导致心房利钠肽（atrial natriuretic peptide，ANP）分泌减少，亦可导致水钠潴留。

另外，正压通气尤其是 PEEP 时肾血流灌注下降，使肾入球小动脉处牵张感受器和致密斑受到刺激，使血浆肾素活性上升，激活肾素-血管紧张素-醛固酮系统，导致水钠滞留。

3. 动脉血气　低氧血症和高碳酸血症可刺激肾上腺素和去甲肾上腺素分泌，反射性地引起肾血管收缩，肾血流量明显减少，使肾小球滤过率降低，肾功能障碍。

而高碳酸血症所致的酸中毒使肾小管再吸收碳酸氢盐（HCO_3^-）增加，亦致水钠潴留。

必须指出，适当的机械通气治疗后，随着缺氧的纠正、二氧化碳潴留的改善以及酸中毒的纠正，肾小球滤过率改善，尿量增加，从而减轻水钠潴留。应注意高浓度氧的毒性作用，当 PaO_2 超过 125mmHg 时，对肾功能产生不良影响。

（三）对肝功能的影响

缺氧可引起肝脏功能障碍，使蛋白质合成、凝血因子的产生、毒素和毒物的灭活、糖原合成等受影响。机械通气通过纠正缺氧，改善肝脏功能。

长时间机械通气或调节不当也可引起肝功能损害。原因为：心排血量下降使肝动脉血流减少、膈肌下降压迫肝脏使门静脉压力升高、肝静脉血流减少以及静脉回流受阻引起肝脏瘀血等。

（四）对消化系统的影响

机械通气对消化系统的影响有两个方面：一方面，缺氧和二氧化碳潴留造成胃肠道黏膜糜烂、出血或应激性溃疡，而机械通气能纠正缺氧和二氧化碳潴留，当然能减轻胃肠道黏膜损伤和消化道出血，起保护胃肠道功能的作用。但另一方面，机械通气的正压妨碍了下腔静脉的血液回流，使下腔静脉瘀血、门静脉压力升高、胃肠静脉瘀血，从而导致消化道出血和损伤。另外，机械通气时胆汁反流、胃肠道 pH 降低均可损伤胃黏膜上皮。

此外，机械通气可引起腹胀甚至严重胃肠充血。其发生机制不明，可能与吞咽反射亢进或反射性抑制肠蠕动有关。这种情况一般在机械通气 1 ~ 2d 后可自行缓解，无须特殊处理，严重者可放置胃管减压。

（五）对酸碱平衡的影响

机械通气的主要目的是改善通气，纠正缺氧和二氧化碳潴留，因此其对酸碱失衡治疗的积极作用是肯定的。但是如果设置或调节不适当，可反过来加重酸碱失衡。

1. 通气不足　机械通气时达不到适当的肺泡通气量，会引起通气不足，使 $PaCO_2$ 升高，pH 呈酸性，并伴低氧血症，导致呼吸性酸中毒。

机械控制呼吸的患者由于通气不足发生呼吸性酸中毒时，刺激患者自发呼吸试图补充机械呼吸通气量之不足，出现人机对抗。

2. 通气过度　机械通气潮气量过大或呼吸频率过快可引起通气过度，使 $PaCO_2$ 下降、pH 升高，造成呼吸性碱中毒。

过度通气可减少呼吸中枢驱动，有助于控制人机对抗。但呼吸性碱中毒时可引起低血钾，使氧离曲线左移，加重组织缺氧，使血清游离钙降低，发生抽搐等。长期通气过度可导致脱机困难。

3. 代谢性酸中毒　一般而言，机械通气对代谢性酸碱平衡无直接影响。但不适当的机械通气对肾脏功能产生不利影响后可出现少尿甚至无尿，亦可导致代谢性酸中毒。

（王　慧）

第六节　机械通气的模式、参数设置和调整

一、机械通气模式

机械通气的模式很多，选择时主要参照各种通气模式的特点和患者的具体病情，如缺氧纠正的情况、患者的肺功能状况、是否准备撤机等综合考虑，有时在呼吸机使用过程中还需要根据患者的病情变化，不断地调整和改变通气模式。目前常用的呼吸机模式有以下几种：

（一）控制通气（controlled mechanical ventilation，CMV）

呼吸机完全代替自主呼吸的方式，包括容量控制通气和压力控制通气。

1. 容量控制通气（volume controlled ventilation, VCV） 即潮气量（V_T）、呼吸频率（f）、吸呼比（I/E）和吸气流速完全由呼吸机来控制。

特点：能保证潮气量的供给，完全代替自主呼吸，有利于呼吸肌休息；易发生人机对抗，如果参数调节不当，可造成通气不足或通气过度，不利于呼吸肌锻炼。

应用：

（1）中枢或外周驱动功能很差者。

（2）对心肺功能储备较差者，可提供最大呼吸支持，以减少耗氧量。如躁动不安的ARDS患者、休克、急性肺水肿患者。

（3）需过度通气者，如闭合性颅脑损伤。

2. 压力控制通气（pressure controlled ventilation, PCV） 即预置压力控制水平和吸气时间。吸气开始后，呼吸肌提供的气流很快使气道压达到预置水平，之后送气速度减慢，以维持预置压力到吸气结束，呼气开始。

特点：递减吸气流速特点使峰压较低，能改善气体分布和通气与血流灌注比（V/Q），有利于气体交换。V_T与预置压力水平和胸肺顺应性及气道阻力有关，需不断调节压力控制水平，以保证适当水平的V_T。

应用：通气功能差，气道压较高的患者；用于ARDS有利于改善换气；新生儿、婴幼儿；补偿漏气。

（二）辅助通气（assisted ventilation, AV）

即患者吸气用力时呼吸机提供通气辅助，压力切换型通气机提供压力辅助，容积切换型通气机提供容积辅助。当患者开始自主呼吸时，依靠气道压的轻微降低来触发（压力触发）或通过基础气流的减少来触发（流量触发），触发后通气机即按预设潮气量（或吸气压力）、频率、吸气和呼气时间将气体送给患者。

特点：患者自主呼吸易与通气机活动同步；通气时镇静剂的应用可减少或避免；预防呼吸肌的萎缩；有利于改善机械通气对血流动力学的不利影响；有利于撤机过程；但提供通气支持不稳定，不能根据患者的需要来调节。

应用：偶尔有自主呼吸的患者可以使用。

（三）（同步）辅助控制通气（assist controlled ventilation, ACV）

自主呼吸触发呼吸机送气后，呼吸机按预置参数（V_T、f、I/E）送气；患者无力触发或自主呼吸频率低于预置频率，呼吸机则以预置参数通气。与CMV相比唯一不同的是需要设置触发灵敏度，实际f可大于预置的f。

特点：具有CMV的优点，并提高了人机协调性；但可出现通气过度。

应用：同CMV。

（四）间歇指令通气（intermittent mandatory ventilation, IMV）和同步间歇指令通气（synchroniled intermittent mandatory ventilation, SIMV）

（1）IMV：按预置频率向患者传送常规正压通气，在两次机械周期之间允许患者自由呼吸。

（2）SIMV：IMV的每次送气在同步触发窗内由自主呼吸触发，若在同步触发窗内无触发，呼吸机按预置参数送气，间歇期间允许自主呼吸存在。

特点：支持水平可调范围大（0%～100%），能保证一定的通气量，同时在一定程度上允许自主呼吸参与，防止呼吸肌萎缩，对心血管系统影响较小；自主呼吸时不提供通气辅助，需克服呼吸机回路的阻力，降低平均气道压。应用 SIMV，自主呼吸易与通气机协调，减少对镇静剂的需要。

应用：具有一定自主呼吸能力者，逐渐下调 IMV 辅助频率，向撤机过渡，若自主呼吸频率过快，采用此方式可降低自主呼吸频率和呼吸功耗。

（五）压力支持通气（PSV）

即吸气努力达到触发标准后，呼吸机提供一高速气流，使气道压很快达到预置辅助压力水平以克服吸气阻力和扩张肺脏，并维持此压力到吸气流速降低至吸气峰流速的一定百分比时，吸气转为呼气。该模式由自主呼吸触发，并决定 RR 和 I/E，因而有较好的人机协调。而 V_T 与预置的压力支持水平、胸肺呼吸力学特性（气道阻力和胸肺顺应性）及吸气努力的大小有关。当吸气努力大，而气道阻力较小和胸肺顺应性较大时，相同的压力支持水平送入的 V_T 较大。

调节参数：FiO_2 触发灵敏度和压力支持水平。某些呼吸机还可对压力递增时间和呼气触发标准进行调节。前者指通过对送气的初始流速进行调节而改变压力波形从起始部分到达峰压的"坡度"（"垂直"或"渐升"），初始流速过大或过小都会导致人机不协调；后者指对压力支持终止的流速标准进行调节。对 COPD 患者，提前终止吸气可延长呼气时间，使气体陷闭量减少；对 ARDS 患者，延迟终止吸气可增加吸气时间，从而增加吸入气体量，并有利于气体的分布。

特点：属自主呼吸模式，患者感觉舒服，有利于呼吸肌休息和锻炼；自主呼吸能力较差或呼吸节律不稳定者，易发生触发失败和通气不足；压力支持水平设置不当，可发生通气不足或过度。

应用：有一定自主呼吸能力，呼吸中枢驱动稳定者；与 IMV 等方式合用，可在保证一定通气需求时不致呼吸肌疲劳和萎缩，可用于撤机。

（六）指令（量小）分钟通气（MVV）

即呼吸机按预置的分钟通气量（MV）通气。自主呼吸的 MV 若低于预置 MV，不足部分由呼吸机提供；若等于或大于预置 MV，呼吸机停止送气。临床上应用 MV 主要是为了保证从控制通气到自主呼吸的逐渐过渡，避免通气不足发生。这种模式对于呼吸浅快者易发生 CO_2 潴留和低氧，故不宜采用。

（七）压力调节容量控制通气（PRVCV）

即在使用 PCV 时，随着气道阻力和胸肺顺应性的改变，必须人为地调整压力控制水平才能保证一定的 V_T。在使用 PRVCV 时，呼吸机通过连续监测呼吸力学状况的变化，根据预置 V_T 自动对压力控制水平进行调整，使实际 V_T 与预置 V_T 相等。

（八）容量支持通气（VSV）

可将 VSV 看作 PRVCV 与 PSV 的联合。具有 PSV 的特点：自主呼吸触发并调节 RR 和 I/E。同时监测呼吸力学的变化以不断调整压力支持水平，使实际 V_T 与预置 V_T 相等。若两次呼吸间隔超过 20s，则转为 PRVCV。

（九）比例辅助通气（PAV）

呼吸机通过感知呼吸肌瞬间用力大小（以瞬间吸气流速和容积变化来表示）来判断瞬间吸气要求的大小，并根据当时的吸气气道压提供与之成比例的辅助压力，即吸气用力的大小决定辅助压力的水平，并且自主呼吸始终控制着呼吸形式（吸气流速、V_T、RR、I/E），故称之为"呼吸肌的扩展"。PAV 和 PSV 一样，只适用于呼吸中枢驱动正常或偏高的患者。我们将 PAV 与 PSV 在 COPD 患者中进行对比研究，表明该模式具有较好的人机协调作用，患者自觉舒适，在维持基本相同的通气需求时能明显降低气道峰压，有一定的优势。

（十）持续气道正压通气（continuous postive airway pressure，CPAP）

是指在自主呼吸条件下，整个呼吸周期气道均保持正压。气道压在吸气相和呼气相都保持一定的压力水平。当患者吸气使气道压低于 CPAP 水平时，呼吸机通过持续气流或按需气流供气，使气道压维持在 CPAP 水平；当呼气使气道压高于 CPAP 时，呼气阀打开以释放气体，仍使气道压维持在 CPAP 水平。

特点：具有 PEEP 的各种优点和作用，如增加肺泡内压和功能残气量，防止气道和肺泡的萎陷，改善肺顺应性，扩张上气道；增加气道峰压和平均气道压，减少回心血量和保证肝、肾等重要脏器血流灌注。

应用：治疗阻塞型睡眠呼吸暂停综合征（OSAS）；患者存在气体闭陷和隐性 PEEPi 时，可应用 CPAP 对抗 PEEPi，减少 COPD 患者呼吸功的消耗；治疗支气管哮喘；作为撤机技术应用；治疗急性心源性或非心源性肺水肿。

（十一）呼气末正压通气（PEEP）

呼气末正压借助于呼气管路中的阻力阀等装置使气道压高于大气压水平即获得 PEEP。它可以产生如下生理学效应：

（1）使气道压处于正压水平，平均气道压升高。

（2）一定水平的 PEEP，通过对小气道和肺泡的机械性扩张作用，使萎缩陷肺泡重新开放，肺表面活性物质释放增加，肺水肿减轻，故可以使肺顺应性增加，气道阻力降低，加之对内源性呼气末正压（PEEPi）的对抗作用，有利于改善通气。

（3）功能残气量增加：气体分布在各肺区间趋于一致，Q_s/Q_T 降低，V/Q 改善。

（4）弥散增加：PEEP 过高除使胸膜腔内压升高，静脉回流减少，心排血量下降等对血流动力学产生不利影响外，还使肺泡处于过度扩张的状态，顺应性下降，持久会引起肺泡上皮和毛细血管内皮损伤，通透性增加，形成所谓的"容积伤"（volutrauma）。由此可见，PEEP 的作用是双相的，临床上应根据气体交换、呼吸力学和血流动力学的监测调节 PEEP。PEEP 主要应用于急性呼吸窘迫综合征（ARDS）的治疗，在不增加 FiO_2 情况下可提高 PaO_2，减少分流，改善 V/Q。PEEP 的选择从 $5cmH_2O$ 开始，逐渐增加达到满意 PEEP 为止。一般 $10 \sim 15cmH_2O$。以不超过 $15cmH_2O$ 为宜，$>20cmH_2O$ 将影响心排血量，且气压伤机会增多。

（十二）其他通气新模式

1. 双水平压力支持通气（BIPAP）及气道压力释放通气（APRV）　与 CPAP 使患者在持续正压的条件下进行完全自主呼吸不同，BIPAP 和 APRV 是使患者在两个压力水平上交替进行自主呼吸，在高、低压力水平自主呼吸是完全保留的，APRV 实际上是低压力时间很短的 BIPAP 的一种特殊类型；当然也可将 BIPAP 看成是在 CPAP 基础上加压力控制通气，以定压通气扶持自主呼吸。

2. 压力支持自主通气（PAV） 足以为患者提供与其自主呼吸产生的气道压成比例的压力支持，是患者自主呼吸能力的扩大。

3. 闭合环路通气模式（CLV） 闭合环路（closed loop）是自动控制学的术语，与自动反馈控制（servocontrolled）意义相同，也就是说此类模式是全自动控制或智能通气模式。呼吸机模拟医生实施机械通气的全过程，自动监测各项指标，分析结果并及时自动调整呼吸机参数。CLV 呼吸机采用了高精度传感器、快速反应的阀门系统和微电脑三大先进技术。能快速自动监测阻力、顺应性、内源性呼气末正压（PEEPi）、潮气量（V_T）、有效潮气量（V_A）、每分通气量（V_E）等，微电脑对输入参数、监测参数进行综合分析，并形成输出参数对呼吸机进行调控。此即是 CLV 工作流程。

（十三）自动模式（auto mode）

是尽量多地用支持通气（压力或容量支持 PS 或 VS），并以控制通气如压力控制或容量控制（PC 或 VC）作后备保证通气安全。

自动模式与压力支持通气（PSV）加窒息通气（apnea ventilation）的区别：

（1）自动模式的支持通气与控制通气间的转换是双向的，当患者连续 2 次的触发时呼吸机会自动从控制通气转回支持通气。

（2）窒息通气在启动后即以控制模式通气，同时发出报警，即使患者以后有触发功能，呼吸机也不会自动转换回支持模式。

（十四）高频通气（HFV）、超高频通气（UHFV）

HFV 是一种高频率低潮气量，非密闭气路条件下的通气模式。频率为正常呼吸频率的 4 倍以上，潮气量接近或低于解剖无效腔。

（1）高频正压通气（HFPPV），通气频率 60 ~ 120 次/分（1 ~ 2Hz），V_T 3 ~ 5mL/kg，I/E < 0.30。

（2）高频喷射通气（HFJV），通气频率 120 ~ 300 次/分（2 ~ 5Hz），V_T 2 ~ 5mL/kg，气源压力 103.4 ~ 344.7kPa。

（3）高频震荡（HFO）震荡频率 300 ~ 3 000 次/分（5 ~ 50Hz）。

（十五）机械通气新理念

1. 机械通气新策略 如下所述。

（1）延长吸气时间

1）容留时间变长，加强气体交换。

2）增加平均气道压，改善通气血流比。

3）功能残气量增加。

（2）保证自主呼吸

1）减少心血管抑制。

2）减少肝、肾、内分泌影响。

3）减少气道压、容量伤。

4）减少人机对抗。

（3）允许性高碳酸血症（permissive hypercapnia，pHY）：允许 CO_2 逐步升高（5～10mmHg/h），pH 适度降低。血气正常不是最重要目标，减少机械通气相关性肺损伤（VILI）的发生。

（4）避免产生压力性创伤：PIP（气道峰压）大于 $70cmH_2O$，44% 产生压力性创伤，PIP 小于 $35～40cmH_2O$，Plat（平台压）小于 $35～30cmH_2O$ 可减低压力性创伤。

（5）避免产生大容积性创伤：大容积的泵气，会造成肺泡过分的伸展及收缩，令肺泡囊产生撕裂，产生呼吸机引起的肺损伤（VILI）。

2. 肺保护性通气策略　机械通气的目标是在提供通气和氧合需求的同时，实施对肺组织的保护，即小潮气量、快频率、适当的 PEEP 通气策略。

3. 注意脑保护　以往采用保持持续低碳酸血症以减轻大脑酸中毒、缩血管、降颅压。新近研究表明：低碳酸血症加重脑缺血、缺氧，影响 CPR 的抢救成功率；原因是心搏骤停后血流的恢复可导致持续 10～30min 反应性的一过性充血，伴长时间的低血流状态，造成少血流与高代谢间的矛盾，影响脑复苏。脑保护性通气策略：

（1）机械通气应避免高通气或低通气，维持正常血碳酸浓度为宜。

（2）避免使颅内压升高（增加潮气量、PEEP、气道阻力等）。

（3）保证维持有效脑灌注。

4. 注意循环功能的保护　机械通气不适当可影响循环血液回流、降低心排量、使心肝肾脑等重要脏器的灌注量下降，加重加快多器官功能不全的发生。临床应用时 PEEP 值最好在 $5～15cmH_2O$，并根据血气分析结果及患者状态及时调整呼吸机参数。

二、机械通气常用参数设置和调整

（一）呼吸机常用参数设置

1. 呼吸频率（f）　一般按新生儿 30～40 次/分，小于 1 岁者 25～30 次/分，1～3 岁者 20～25 次/分，4～6 岁者 18～20 次/分，7～12 岁者 16～18 次/分，成人 10～15 次/分设置。但应根据个体差异和血气分析结果进行调节。

注意：（1）若患者的自主呼吸频率明显增快（>28 次/分），初始的呼吸频率不宜设置过低，以接近或略低于患者的自主 f 为原则，否则会发生人机对抗，增加呼吸做功。

（2）对有气道阻力增高的阻塞性肺部疾患患者，适合选用慢而深的呼吸频率，对限制性肺部疾病的患者，宜使用稍快而深的呼吸频率。

2. 潮气量（V_T）　一般为 6～15mL/kg。实际应用时应根据血气分析和呼吸力学等监测指标不断调整。尤其是小儿个体差异较大，潮气量微小变化即可引起效果明显的改变。注意：

（1）成人可选用较大 V_T 和较慢 f，使患者对呼吸困难的敏感性降低，吸/呼比率的呼出时间延长，有利于 CO_2 的排出和静脉回流。

（2）对于肺有效通气量容积减少的疾病如 ARDS，应采用小潮气量（6～8mL/kg）通气。

（3）若 V_T 需要大，f 可调小，若 V_T 需要小，f 可适当调快。

3. 每分通气量（V_E）　V_E = 潮气量（V_T）×呼吸频率（f），V_E 与 V_T 的临床价值相

同，一般只设其中一个参数即可。V_T 成人：6 ~ 15mL/kg；小儿：10 ~ 12mL/kg。但不论成人与小儿，V_T 与 f 均应按具体需要而组合。成人可用较大的潮气量和较慢的呼吸频率。

注意：

（1）在设置 V_E 时应兼顾 f，因为即使在 V_E 相同的情况下，f 不同，每分钟有效肺泡通气量可以明显不同。

（2）呼吸机的类型、连接方式不同，无效腔量也可能不同，考虑有效通气量时，尚需考虑这个因素。

4. 吸呼比（I/E） 呼吸功能基本正常者，多选择 I/E 为 1 ：（1.5 ~ 2）。正常吸气时间 1 ~ 1.5s，I/E > 1。若 I/E < 1，则使呼气气流加速，静脉回流减少。有阻塞性通气功能障碍的患者，如 COPD、哮喘患者多选择 I/E 为 1 ：（2 ~ 2.5）、呼吸性酸中毒时，呼气时间稍延长，选用 1 ：（2 ~ 2.5），以利 CO_2 排出；呼吸性碱中毒时，可用 1 ：（1 ~ 1.5），使吸气时间延长，减少 CO_2 排出。

5. 气道压力（PAW） 成人一般预定在 15 ~ 20cmH₂O。原则是力求以最低的气道压力获得足够的 V_T，同时不影响循环功能。引起气道压增高的原因有：

（1）胸、肺顺应性减小。

（2）呼吸道不通畅，包括管道扭曲或过深，分泌物过多等。

（3）镇静麻醉不充分，自主呼吸与呼吸机不协调。

（4）潮气量过大：发现气道压力过高时，应先查明原因，迅速处理。

6. 吸氧浓度（FiO₂） 原则是在保证氧合的情况下，尽可能使用较低的 FiO₂。一般 FiO₂ 以 40% ~ 50% 为宜，初用呼吸机治疗时，为迅速纠正低氧血症，可适当在短时间内使用较高的 FiO₂（> 60%），最高可达 100%，但时间应控制在 0.5 ~ 1h。随着低氧血症的改善，逐渐下调 FiO₂ 直至正常范围。

7. 呼气末正压（PEEP） 原则是从低水平开始，逐渐上调，待病情好转，再逐渐下调。生理性 PEEP 为 2 ~ 5cmH₂O，治疗性 PEEP 为 5 ~ 15cmH₂O；目前推荐"最佳 PEEP"，即最佳氧合状态；最大氧运输量；最好顺应性；最低 Q_S/Q_T；达到上述要求的最小 PEEP，PEEP 为双刃剑，有加重心脏负担、减少回心血量及心排量、易引起肺气压伤等可能，应该尽量避免过高的 PEEP。

PEEP 的调节步骤：

（1）原呼吸机所设的条件不变，成人应用 PEEP 从 5cmH₂O 开始，儿童从 3cmH₂O 开始。

（2）每次增加或减少 PEEP 为 2 ~ 3cmH₂O，直至最佳 PEEP，一般不超过 15cmH₂O。

（3）调节后 30min 应监测 PaO₂、PaCO₂ 等指标。

8. 叹气（sigh） 指采用机械通气过程中，间断给予预定潮气量 150% 或 200% 的大潮气量，以防止肺泡萎缩的方法。带自动设置的呼吸机，每呼吸 10 次或每分钟给叹气 1 次。

9. 同步触发灵敏度 可分为压力和流速触发两种。一般认为，吸气开始到呼吸机开始送气的时间越短越好。压力触发很难低于 110 ~ 120ms，而流速触发可低于 100ms，一般认为后者的呼吸功耗小于前者。触发灵敏度的设置原则为：在避免假触发的情况下尽可能小。一般设置于 −1 ~ −2cmH₂O 或 1 ~ 2L/min。

10. 流速波形 一般有方波、正弦波、加速波和减速波 4 种。其中减速波与其他 3 种波形相比，使气道峰压更低、气体分流更佳、氧合改善更明显，因而临床应用越来越广泛。

11. 湿化器温度　湿化器温度监测，是防止湿化瓶内温度过高或过低的保险装置。温度过高可能引起呼吸道灼伤，温度过低又起不到吸入气体加温加湿的效果，故理想的湿化器加湿是保证进入患者肺内气体37℃，湿度100%为宜。

（二）呼吸机参数的调整

机械通气过程中应根据动脉血气结果和病情改善情况调整呼吸机参数。

1. 呼吸性酸中毒　任何原因引起的肺通气量不足和肺交换不充分，均可导致呼吸性酸中毒。其血气分析特点是：pH 值降低小于 7.35，$PaCO_2$ 增高 >45mmHg，PaO_2 正常或降低。呼吸机参数的调整：应通过增加潮气量或呼吸频率，来提高每分通气量，通过减少 I/E 比，延长呼气时间，增加 CO_2 排出。当 PaO_2 过低时，可提高 FiO_2，当 FiO_2 >60%，PaO_2 仍偏低时，应加用 PEEP，同时要解除病因。

2. 呼吸性碱中毒　任何原因引起的肺通气量过多，均可导致呼吸性碱中毒。其血气分析特点是：pH 值升高 >7.45，$PaCO_2$ 明显降低 <35mmHg，PaO_2 正常或升高。呼吸机参数调整：应通过减小潮气量和 f 来降低每分通气量，增大 I/E 比，缩短呼气时间，减少 CO_2 排出。当 PaO_2 过高时，降低 FiO_2，同时应给予镇静剂治疗。

3. 低氧血症　任何原因引起肺通气量不足和肺气体弥散功能障碍，通气比值失调，均可引起低氧血症。其血气分析特点是：pH 值正常或降低，$PaCO_2$ 正常或升高，PaO_2 明显下降小于 60mmHg。

呼吸机参数调整：

（1）提高 PaO_2 的方法：①提高吸入气氧浓度：但应选择达到理想氧分压的最小氧浓度，尽量 <60%；②合理增加 PEEP：对换气功能障碍者，FiO_2 >60%，PaO_2 <60mmHg 逐渐调整；③使用定压通气并延长吸气时间：当 FiO_2 >60%，Pplat 超过压力上限或 PEEP 超过 15~20cmH_2O 时，可延长至反比通气；④适当应用镇静剂或肌松剂：当呼吸频率增快，辅助呼吸肌明显活动，它可增加氧耗，降低氧分压；⑤适当增加潮气量：无过度通气且 V_T <10mL/kg 时应提高 V_T，但一定要在保护性肺通气的前提下进行。

（2）降低 $PaCO_2$ 的方法：①增加通气量：以增加 V_T 为主；②适当延长呼气时间，特别是严重气道阻塞时；③改用定压型通气模式，可改善气体分布，减少无效腔；④降低 PEEP，特别是自主通气模式时。

（王　慧）

第七节　机械通气的监测

一、呼吸机的自动监测

1. 压力监测系统　呼吸机压力监测系统，是较为重要的监测系统。都以压力传感器持续监测患者气道压的变化。压力监测分高压和低压两种，当实际压力超过或低于所设置的压力水平时，呼吸机将以压力报警形式提示操作者注意。

压力报警是呼吸机具有的重要保护装置。压力报警水平分上限和下限，主要用于对患者气道压力的监测。报警参数的设置主要依据患者正常情况下的气道压水平，一般情况下，高压上限设定在正常气道最高压（峰压）上 5 ~ 10cmH$_2$O 水平；低压下限设定在能保持吸气的最低压力水平。

（1）高压报警：在呼吸机使用过程中当由于某种原因使患者气道压升高，超过压力报警上限水平时，呼吸机就会高压报警。高压报警多见于患者咳嗽、分泌物堵塞气道、管道扭曲、自主呼吸与呼吸机拮抗或不协调等。处理方法为：①检查呼吸机管道是否打折、受压，管道内是否积水过多。解除管道打折、受压原因并清除管道内积水，如积水已进入患者气道则立即进行吸痰。②检查患者是否有分泌物堵塞气道、咳嗽等情况发生。如有立即使用有效地吸引技术吸痰以清理患者气道（必要时纤维支气管镜吸痰），在分泌物黏稠不易吸除时通过雾化吸入或呼吸机湿化器等方式增加气道湿化；对于支气管痉挛患者立即报告医生采取解痉措施。③检查患者的呼吸是否与呼吸机不同步及呼吸机送气时患者是否屏住呼吸。若患者存在激动、烦躁不安等表现可以按医嘱适当使用镇静剂，对于必须行控制呼吸患者，通过使用肌肉松弛剂以抑制自主呼吸；对于因呼吸机潮气量设置过高引起的报警应与医生共同检查，重新设置参数。

（2）低压报警：呼吸机低压报警装置是发现患者脱机的一种保护措施，因为低压报警量可能的因素就是患者脱机。患者一般表现为呼吸急促、发绀、可听到咽喉部有漏气声或听到患者说话声，对气管切开患者可见气管切开口周围分泌物有气泡出现。处理：①检查气管导管气囊充气情况，必要时重新充气，如气囊破裂立即更换气管导管。②仔细检查呼吸机管路，更换破裂管道并将各接头接紧，尤其检查容易忽视的接口，如集水瓶等。③如患者出现呼吸急促、发绀等缺氧症状，立即使用简易呼吸机进行人工呼吸。

2. 容量监测系统 呼吸机的容量监测装置，主要为保障患者的通气量或潮气量而设置。监测是以流量传感器对吸气或呼气流量积分计算，持续监测患者通气量或潮气量的变化，监测到的具体数值可以被直接显示。容量传感器多装于呼出气管道口，监测的是呼出气的每分通气量或潮气量。一般在呼吸机容量监测过程中当实测的 TV 或 MV 低于或高于所设置的 TV 或 MV 报警水平时，呼吸机就可能报警，以利于操作者及时发现和处理。

容量报警系统是预防因呼吸机管道或人工气道漏气和患者与呼吸机脱离引起通气不足的主要结构。

（1）低容量报警：该报警装置对保障患者有足够的通气量、防止管道和人工气道漏气引起的通气不足和因脱机给患者带来的生命危险，有相当重要的价值。常见原因主要为患者的气管导管与呼吸机脱开或某处漏气，处理见低压报警；对于有闭式引流者，大量气体自胸腔漏出，需重新设置报警限，调节潮气量以补偿漏气。

（2）高容量报警：容量报警的高水平限制不如低水平限制有价值，它主要在于提醒人们重视和防止实际 TV 或 MV 高于所设置水平状况的出现，这种情形多见于患者自主呼吸增强的情况下。因此，实际 TV 或 MV 高于所设置水平的报警，多预示患者可能存在自主呼吸与呼吸机拮抗或不协调。处理见高压报警，同时要检查所设置的通气方式、潮气量、呼吸频率等参数是否合适，报告医生及时调整。

3. FiO$_2$ 监测 由于机械通气中吸入氧浓度过高或过低均不尽人意，过高会引起氧中毒，过低不能满足患者纠正缺氧需要，所以必须控制吸入氧浓度。大多数呼吸机均有此装置并具备气源报警功能。

呼吸机气源报警有 FiO$_2$ 报警和氧气或空气压力不足报警。FiO$_2$ 报警是用于保障 FiO$_2$ 在所需要的水平。倘若实际 FiO_2 低于或高于所设置的报警水平，FiO_2 报警装置就会被启动。FiO_2 报警水平的设置可根据病情需要作决定，一般可高于或低于实际设置的 $FiO_2$10% ~ 20% 即可。氧气或空气压力不足时主要通知中心供氧室调整或更换氧气瓶以确保供气压力。

4. 湿化器温度监测　湿化器温度监测是防止湿化瓶内温度过高或过低的保险装置。温度过高可能引起呼吸道灼伤，温度过低又妨碍对吸入气体的加温和湿化，理想的温度监测是保持湿化器温度恒定在所需要的范围，一般在 30 ~ 40℃。

5. 电源报警　电源报警见于停电或电源插头脱落、电闸掉闸。处理主要是立即将呼吸机与患者的人工气道脱开，给予人工通气以确保患者正常的通气功能；电源插头脱落或电闸掉闸时，在人工通气同时重新连接电源或即合电闸。

6. 低 PEEP 或 CPAP 水平报警　有些呼吸机为保障 PEEP 或 CPAP 的压力能在所要求的水平，配备了低 PEEP 或 CPAP 水平的报警装置。设置此项报警参数时，一般以所应用的 PEEP 或 CPAP 水平为准，即如设置的 PEEP 或 CPAP 水平为 10cmH_2O，报警水平也设在此水平，一旦低于这个水平时，呼吸机就会报警，人们也能及时发现和处理。如未用 PEEP 或 CPAP，则该项参数不需设置。

二、一般情况监测

在机械通气治疗期间应注意观察患者的体温、脉搏、呼吸、血压、皮肤、神志变化及尿量等。体温升高通常是感染的一种表现，体温下降伴皮肤苍白湿冷，则是休克的表现，应找出原因，采取相应措施。由于机械通气时气道内压增高，回心血量减少，可引起血压下降，心率反射性增快。另外机械通气可抑制患者吸气，尤其是潮气量大时，可导致自主呼吸停止。如患者通气不足，缺氧或二氧化碳潴留时，患者首先表现为意识状态的改变，可有烦躁、意识障碍、惊厥等症状。如果患者呼吸道通畅，机械通气治疗得当，缺氧和二氧化碳潴留缓解，则患者发绀改善，神志会逐渐转为清醒。

同时应注意用最基本的物理诊断方法——肺部听诊，观察呼吸音变化和是否有异常呼吸音出现。机械通气时，两侧胸廓活动应对称，两侧肺呼吸音的强弱应一致，否则提示气管插管进入一侧气管或有肺不张、气胸等情况。

注意观察有无自主呼吸与机械通气对抗。主要表现为自主呼吸激动、呼吸频率增快、与呼吸机不同步，结果导致呼吸困难，通气不足或气体交换不良。清醒患者可表现为猛烈地摇头，疯狂地敲打床边，甚至企图自行拔掉气管内插管。因呼吸机每次送气都与自主呼吸发生对抗，使气道压力过高而报警。发生对抗的常见原因有：①呼吸机失灵或调节不当；②呼吸道有梗阻，如导管扭曲、分泌物或痰栓堵塞导管等；③自主呼吸过于急促；④全身性疾病的影响，如败血症、高热、严重酸碱平衡失调等；⑤精神因素，由于疼痛刺激、意识变化及长期应用呼吸机的痛苦，使患者精神极度紧张，总感到气短，导致呼吸激动。发现患者自主呼吸与机械通气对抗，应首先让患者暂时脱离呼吸机，并用简易呼吸器以纯氧进行人工呼吸。在此同时检查呼吸器，必要时应查动脉血气分析，进行胸部 X 线检查以确定气管导管的位置，是否存在肺部病变等。主要针对原因进行处理：①适当增加潮气量或呼吸频率，以过度通气来减弱患者的自主呼吸；②如果是用控制通气者，可改为 IMV；③适当应用镇静药、镇痛药或肌肉松弛药，以减弱自主呼吸。

三、PaO_2、SaO_2 或 SpO_2 监测

$PaO_2 < 60mmHg$ 是判断患者是否存在低氧血症的标准，接受呼吸机治疗的患者，通常也以此作为低氧血症是否纠正的标准。当患者接受呼吸机治疗后，低氧血症已被纠正，即 $PaO_2 \geq 60mmHg$，说明所设置的有关纠正低氧血症的呼吸机参数基本合理；若低氧血症仍未得到满意的纠正，应分析原因调整呼吸机参数。若低氧血症可能是肺内分流所致，则一般首先考虑应用 PEEP 并根据疗效将 PEEP 调至最佳水平；若低氧血症为弥散障碍所致，则一般只能通过适当提高吸入氧浓度；如果是通气障碍，最简单的调节方法是去除呼吸道分泌物、保持呼吸道通畅，适当增加 TV。

持续 SaO_2 或 SpO_2 监测，是目前临床应用较多且极为普遍的监测方法。SpO_2 监测的优点是简便易行，除能替代持续 SaO_2 监测外，还能间接反映 PaO_2 的变化，能减少有创性动脉血气分析穿刺。

四、$PaCO_2$ 和 $PETCO_2$ 监测

$PaCO_2$ 是判断呼吸性酸、碱中毒的主要指标。呼吸性酸中毒预示通气不足，即高碳酸血症；呼吸性碱中毒预示通气过度，即低碳酸血症。虽然 $PaCO_2$ 的正常值是 $35 \sim 45mmHg$，但应用呼吸机治疗时，一般以 $PaCO_2 < 35mmHg$ 作为过度通气的指标，以 $PaCO_2 > 50mmHg$ 作为判断通气不足的指标。

$PETCO_2$ 是呼吸末的 CO_2 分压，主要反映或代表 $PACO_2$，$PETCO_2$ 正常值是 $38mmHg$。持续监测 $PETCO_2$ 替代 $PaCO_2$ 监测能免去反复抽取动脉血气监测 $PaCO_2$，能指导合理调节呼吸机的某些参数，预防和纠正过度通气所致的呼吸性碱中毒。通气不足所致的呼吸性酸中毒，也可通过 $PETCO_2$ 监测得到预防和纠正。

1. 通气不足　应用呼吸机条件下，通气不足产生的主要原因可能是气道不畅所致的二氧化碳排出受阻。当然不排除由于通气管道漏气、脱机等引起的通气量不足，主要诊断是动脉血气分析结果。$PaCO_2 > 50mmHg$，意味着患者存在不同程度的通气不足，有些患者也许会伴有不同程度的低氧血症，一般患者有呼吸急促、烦躁、出汗、发绀、与呼吸机不同步等低氧和高碳酸血症表现。出现通气不足时，首先应分析并排除可能的外界影响因素，主要是加强气道的湿化和充分吸引、应用支气管扩张剂，必要时更换导管或套管，调整管道的位置等。倘若引起通气不足的因素均已去除，动脉血气分析仍提示通气不足所致的 CO_2 潴留，则可以适当调整机械通气的参数，对通气不足的患者，可以调整的呼吸机参数主要是 I/E，通过调整使患者在不增加呼吸做功的前提下，促进二氧化碳的排出。I/E 最长可达 $1：2.5 \sim 1：3$。

2. 过度通气　主要原因为通气量过大或呼吸频率过快，使每分通气量增加明显，二氧化碳也随之排出过多。主要诊断依据是动脉血气分析。无论引起过度通气的原因如何，只要 $PaCO_2 < 35mmHg$，均意味着患者存在不同程度的过度通气。一旦发生过度通气应根据临床资料判断患者产生过度通气的最可能因素，并尽可能地去除这些影响因素。倘若估计引起过度通气的因素已经去除，动脉血气分析仍提示通气过度则应考虑调整机械通气的参数。先将患者的呼吸频率降至正常水平（$16 \sim 20$ 次/分）；另外可酌情将原先设置的 TV 降低，降低的幅度可根据 PaO_2 水平分次调整；在降低呼吸频率和 TV 后，最后的调整就是 I/E，对过度通气患者可适当缩短呼气时间，必要时应用反比呼吸，即吸气时间大于呼气时间。3 种参数

调整的先后可按上述顺序进行，特殊情况下也可酌情重新排列调整的顺序。

五、动脉血气分析监测

动脉血气分析是判断通气和氧合情况的主要依据，是机械通气治疗中监测的重要指标。一般在应用呼吸机治疗后 30min 应常规做动脉血气分析。以后每当呼吸机参数有较大的调整，均应在 30min 后再做 1 次动脉血气分析，直至达到所设置的呼吸机参数基本符合患者的需要或者原有的缺氧和酸碱失衡已得到纠正。

六、胸部 X 线监测

胸部 X 线监测也是呼吸机治疗患者常规监测项目之一。由于呼吸机治疗患者不能轻易搬动，胸部 X 线摄片监测只能在床边进行。胸部 X 线可帮助明确人工气道的位置，发现肺水肿及并发症（气胸、皮下气肿等）、肺部感染、肺不张等；同时它也是决定患者是否接受呼吸机治疗或脱离呼吸机的重要指标之一。一般在呼吸机治疗前、治疗期间以及停止呼吸机治疗前均需行 X 线检查。

七、呼吸力学监测

主要指气道阻力和肺顺应性的监测。理论上讲，呼吸力学监测对了解肺功能状况，尤其是肺力学改变有相当重要的价值。但在实际临床工作中很少用这两项指标来判断患者的病情和肺部病变的严重程度。主要是因为测得的这两项指标值多变，不但随病情多变，而且还随呼吸机的类型不同而变，使临床医生难以掌握正常值。因此观察和监测气道阻力和肺顺应性的变化应强调动态观察。同一个患者，应用同样的机器，监测所得的气道阻力和肺顺应性变化值，可用于患者的病情和肺部力学的判断。倘若监测的气道阻力进行性地增高，可能真正意味着患者的气道阻力的增高；监测的肺顺应性下降，可能意味着患者肺顺应性的下降。

八、血流动力学监测

对接受呼吸机治疗的患者，进行血流动力学监测，其价值在于进一步了解呼吸机对患者血流动力学影响的情况，指导人们更加合理地应用各种不同的通气模式，有效地预防各种并发症，尤其是干扰血流动力学的并发症。

九、呼出气 CO_2 监测

采用红外线或质谱分析技术可快速测定二氧化碳（CO_2）浓度，可用于连续监测呼出气 CO_2 浓度。CO_2 与动脉血二氧化碳分压（$PaCO_2$）有着稳定的关系，两者相差 0.7kPa（5mmHg）。因此，通过监测呼出气 CO_2 可以了解 $PaCO_2$ 情况。

（王　慧）

第八节　机械通气图形技术

机械通气波形主要包括的四个基本参数：压力、容积、流速、时间，相互组合构成了各种通气波形，包括压力－时间、流速－时间、容积－时间曲线及压力－容积环、流速－容积环、压力 – 流速环。通过图形分析可以了解通气模式和通气参数的选择是否适应患者需要；气道有无痰液阻塞；呼吸回路积水有无增加；有无漏气；肺顺应性；有无人机对抗；呼吸机和患者在呼吸过程中做功情况从而达到减少气压伤等并发症，增加人机协调性，减少镇静剂的使用，增加脱机成功率的目的。

各种机械通气波形的临床应用如下：

一、压力 – 时间曲线的临床应用

压力 – 时间曲线反映气道压力的逐步变化，纵轴为气道压力，单位为 cmH_2O（或 mbar）；横轴是时间，以秒为单位。

1. 定容型通气时的压力 – 时间曲线　在预置容积（volume controlled ventilation，VCV）和流速恒定时，气道压力等于肺泡压和所有气道阻力的总和，并受呼吸机和肺的阻力及顺应性的影响。当呼吸机的阻力及顺应性恒定不变时，压力 – 时间，曲线即反映呼吸系统的情况。监测压力 – 时间曲线，容积控制、流速恒定时的压力 – 时间曲线可发现吸气时气道压力的增高分为两个阶段，首先是克服气道阻力所产生的压力（P_{Raw}），然后是克服呼吸系统顺应性所产生的压力。吸气开始后，呼吸机释放的气流需先克服呼吸系统的气道阻力（Raw），当吸入的气体到达肺泡区域后，肺泡开始膨胀，此时吸入气流需克服肺泡和胸廓的弹性阻力（即顺应性），因此肺泡压开始增高，并于吸气末达到峰值。机械通气时可通过监测平台压来了解肺泡压，但须设置吸气暂停时间。呼气始于 E 点，与"主动"吸气相比，呼气是个被动过程，依靠胸廓弹性回缩力迫使肺泡压超过大气压而将肺内气体排出体外。正常情况下呼气支呈指数下降，呼气完全结束后气道压再次回复到基线压水平（0 或 PEEP）。

临床意义：①吸气支的形态改变反映了系统弹性与黏性阻力的变化；②呼气阻力的增高使得呼气支呈线性下降而非指数下降；③PIP 增高而 $P_{plateau}$ 不变提示吸气阻力的增加；④$P_{plateau}$ 近似于肺泡压并反映系统的静态顺应性；⑤$P_{plateau}$ 增高而潮气量与 PEEP 不变说明有肺不张、气胸的可能；⑥PIP 及触发功（吸气所做的功）的上下波动说明人机不同步。

2. 定压型通气时的压力 – 时间曲线　在定压型的通气模式中，其压力 – 时间曲线不同于定容。定压型压力 – 时间曲线气道压力从较低水平（大气压或 PEEP）快速地线性增加至较高水平（P_{insp} 或 P_{high}），并在呼吸机设定的吸气时间内（Ti）保持恒定。在呼气相，压力下降如同定容型通气时一样，正常情况下呈指数下降，直至基线压水平。

临床意义：①由于 P_{insp} 的预先设置和控制，系统弹性与黏性阻力的变化均难以通过吸气支观察；②呼气阻力的增高使得呼气支呈线性下降而非指数下降；③当设置外源性 PEEP 时，呼气末压回复到基线压或 PFEP 水平；④回路出现泄漏时，气道压无法达到预置 P_{insp} 水平；⑤过高的吸气流速将使气道压迅速增至 P_{insp} 水平；⑥吸气支曲线呈扇形提示吸气流速不足。

3. 自主呼吸　吸气时吸气肌收缩以克服系统弹性、黏性与惯性阻力，使胸腔内压力与肺内压力发生改变，肺泡压呈负压，低于口腔压（一般即为大气压），因而产生气流使气体进入肺内，肺脏容积也随之增加，即所谓负压式呼吸。当肺泡压等于口腔压时吸气终止，膈肌与肋间肌松弛，胸廓复位，肺弹性回缩，肺泡压大于口腔压造成呼气，呼气终止时肺泡压又与口腔压相等。

二、流速－时间曲线的临床应用

流速－时间曲线反映了吸气流速和呼气流速各自的变化形式，纵轴为流速（f或ν），单位升/分（L/min），横轴为时间。吸气流速的形态取决于通气模式，呼气流速的变化可反映系统的顺应性和全部阻力的情况。方形波和递减波是临床上最常用的标准波形，其他流速波形到目前为止尚无在治疗上取得特别成功的证明。

1. 恒定流速波形　恒定流速波形（方形波）是指容积的流率在整个吸气相均保持恒定。当吸气开始时，流速很快升至呼吸机的设置值并保持恒定，直至所预置的潮气量被完全释放。在吸气后暂停时间（平台期）开始时，流速迅速降至0。平台期结束后，呼气开始，此时呼气流速最大（呼气峰流速），正常情况下呼气支呈指数递减，呼气末降为0。方形波是定容型通气模式的典型特征。

临床意义：①系统弹性与黏性阻力的变化不能通过吸气支观察；②呼气时间少于3个时间常数时会导致产生内源性PEEP；③呼气支呈线性递减且时间延长提示呼气阻力增高；④曲线形态出现锯齿状改变提示回路中分泌物或冷凝水过多。

2. 指数递减波　指数递减波是指流速在吸气开始时迅速升至最大值，随后呈指数下降，正常情况下在吸气过程中流速可回复到0。随着肺内充气容积的增加，肺泡压也随之上升，在吸气结束时，肺泡压等于呼吸机设置的吸气压（P_{insn}）。在呼气相，呼气支亦呈指数递减，并于呼气末降至0。指数递减波是定压型通气模式的典型特征。

临床意义：①系统弹性与黏性阻力的变化可通过吸气支观察；②在吸气过程中吸气流速过早降至0。可能与顺应性减退；吸气时间过长；吸气峰流速过高有关；③过高的吸气峰流速易使患者感到不适；④在吸气末保持低吸气流速有助于时间常数大的肺泡区域复张；⑤呼气支呈线性递减提示呼气阻力增高；⑥呼气时呼吸肌的主动参与可导致呼气流速曲线形态发生改变。

3. 自主呼吸　自主呼吸时流速取决于患者本身，也就是说在自主吸气过程中流速的大小和持续时间与患者的需要相适应。流速的波形也是由患者决定，但是吸气开始和结束时呼吸机需按系统的反应时间，对波形的影响很小。自主呼吸时的流速－时间曲线，正常波形近似正弦波。

三、容积－时间曲线

在吸气相和呼气相中，容积时间曲线在呼吸机释放的容积内平缓变化，曲线纵轴为容积，单位为毫升（mL），横轴为时间，单位为秒（s）。

1. 恒定流速波形通气　在吸气相，容积是线性增加的，并在平台期内保持恒定，因为此时吸气流速为0。无更多的气体进入肺内。呼气时容积呈指数下降至基线。最大容积值是指进入肺内的潮气量，并不代表肺内的全部容积，因为功能残气量（FRC）未被考虑进去。

临床意义：①系统弹性与黏性阻力变化不能通过吸气支观察；②呼气阻力的增高如气道阻塞导致呼气支呈线性递减；③平台期使吸入气体在肺内重分布；④吸气开始后曲线突然降至基线提示回路出现泄漏。

2. 指数递减流速波形通气　在吸气相，容积呈指数增长，在吸气末到达最大值；呼气时亦指数下降，回复至基线水平。

临床意义：①系统弹性与黏性阻力的变化可通过曲线的吸气支和呼气支观察；②吸气起始阶段曲线降至基线提示回路出现泄漏。

四、压力－容积环

1. 恒定流速波形通气 在吸气相，吸气支呈指数增长直至气道峰压与预置潮气量，在平台期压力出现下降但无容积的改变，应用外源性 PEEP 后，P－V 环向右移动。在呼气相，曲线快速降至基线。

临床意义：①系统弹性与黏性阻力的改变可通过曲线的吸气支与呼气支观察；②吸气支下 1/3 段出现低位折返点提示早期 ALI；③吸气支上 1/3 段出现高位折返点提示肺过度充气；④吸气支呈弓形变化提示吸气阻力增高；⑤P－V 环斜率偏向纵轴提示顺应性增加，偏向横轴提示顺应性减退；⑥P－V 环形态受吸气流速、潮气量、呼吸频率与患者肌松状态影响。

2. 指数递减流速波形通气 吸气开始后，压力迅速增至气道峰压水平并在整个吸气相保持恒定，吸入潮气量取决于顺应性和阻力。在呼气起始阶段，气道压力快速下降，此时容积变化很少，随后压力与容积均降至基线。曲线形态多少有点似方盒状。

临床意义：①系统弹性与黏性阻力的变化可通过曲线的吸气支和呼气支观察；②P－V 环斜率代表系统动态顺应性；③吸气支出现高位折返点提示肺过度充气；④P－V 环形态受吸气流速、潮气量、呼吸频率与患者肌松状态影响。

3. 自主呼吸 与控制通气时所获得的 P－V 环不同，在自主呼吸时，P－V 环呈顺时针方向进行。患者的吸气肌收缩在肺内产生负压，气体沿着此压力梯度进入肺内，吸气末肺泡压等于口腔压。呼气时由于胸廓与肺弹性回缩力的作用，肺泡压大于口腔压，呈正压，肺内气体得以呼出。

五、流速－容积环

1. 恒定流速波形通气 在吸气相，吸气流速迅速增至设置值并在整个吸气过程中保持恒定，并于吸气末迅速降至 0。呼气开始时流速最大（呼气峰流速，PEF），随后逐渐降至基线。

临床意义：①系统黏性阻力的变化不能通过吸气支观察；②呼气流速突然终止提示存在 auto－PEEP；③呼气支凹向横轴提示呼出气流受限；④呼气峰流速降低提示气道阻塞；⑤FV环呈开环状提示回路出现泄漏；⑥自主呼吸时曲线出现锯齿状改变提示回路中分泌物过多；⑦应用支气管扩张剂后呼气峰流速增高且呼气支更线性化。

2. 指数递减流速波形通气 吸气相吸气流速迅速升至峰值，随后逐渐降低；呼气开始时流速最大，随之渐降至基线。

临床意义：①系统黏性阻力的变化可引起吸气峰流速和呼气峰流速的改变；②呼气流速突然终止提示有 auto－PEEP 的存在；③呼气支凹向横轴提示呼出受限；④P－V 环呈开环状，提示回路中出现泄漏；⑤曲线出现锯齿状改变，提示回路中分泌物过多；⑥应用支气管扩张剂后，呼气峰流速增高且呼气支更线性化。

（李文娟）

第九节　呼吸机的撤离和气管导管的拔除

机械通气对急性呼吸衰竭的救治有着其他方法无可替代的治疗作用，它也为救治呼吸衰竭的原发病赢得了宝贵的时间。但是，机械通气也会对人体带来一些负面影响，长时间的机械通气可导致患者对呼吸机的依赖，使撤机困难，因此在患者的原发病得到控制的同时应尽早结束机械通气，拔除气管导管。从某种意义上说，机械通气是否成功，呼吸机能否顺利撤离是一个重要的判断指标。

一、机械通气的撤离

影响撤机的因素很多，既有患者的因素，也有医生的原因。对患者来说，既有生理因素，也有心理因素。影响撤机的生理因素有：一般状况改善的情况、呼吸功能的恢复、呼吸肌的疲劳或萎缩是否恢复等；心理因素有：对呼吸机精神上的依赖和对撤机、拔管的恐惧等。对医生来说，患者病情的判断、撤机时机的掌握、撤机前机械通气的设置、通气模式正确运用、对患者的心理引导等均与撤机的成功与否有着密切的关系。因此，撤离呼吸机比上呼吸机更不容易，因此撤机既是科学又是艺术。

二、撤机的指征

（一）撤离呼吸机的标准

机械通气治疗后患者病情改善、呼吸功能逐渐恢复，需考虑停用呼吸机，符合下述标准者可停用：①所需机械通气治疗的基础疾病或创伤已稳定或得到明显改善，能自主摄入一定的热量、营养状态和肌力良好；②败血症已得到控制；③心血管功能基本稳定，心排血指数 > $2L/（min·m^2）$；④呼吸功能明显改善，自主呼吸强，且 < 20 ~ 25 次/分，需呼吸机支持的每分通气量应 < 180mL/（kg·min）；⑤吸氧浓度 < 40% 时，PaO_2 > 8.0kPa（60mmHg）；⑥PEEP≤1.96kPa（10cmH$_2$O），如 > 1.96kPa（10cmH$_2$O）则不可能成功地停用呼吸机。

（二）撤离呼吸机的方法

呼吸机撤离的难易程度主要取决于两个因素：一是患者原先的肺功能状况，原有肺功能不全的患者，容易因呼吸机依赖而出现脱机困难；二是原发病对肺功能损害的程度及是否有肺部并发症的影响，如肺部感染常常是脱机困难的主要原因。撤机一般在白天进行，晚上让患者充分休息，直到患者能完全依靠自主呼吸为止。如呼吸机撤离困难，呼吸机治疗超过1周的患者至少应维持自主呼吸 24 ~ 48h 方能拔除气管导管。依据脱机难易程度，可大致分为两种方法。

1. 直接撤离　主要适用于原先肺功能状况良好，因为某种急性疾病或突发因素造成呼吸衰竭、需要应用机械通气患者。

（1）降低呼吸机辅助条件：如逐步降低 PEEP 和 PSV 水平，直至完全去除；同时也逐渐降低 FiO$_2$ 水平，一般以将 FiO$_2$ 降低至小于 40% 水平为宜。

（2）撤除呼吸机：当降低呼吸机条件至上述水平后，患者的氧合水平仍能保持在较好的水平（PaO_2 > 60mmHg、SaO_2 > 90%），可以考虑撤除呼吸机。

2. 分次或间断撤离　主要是针对原有肺功能不全、因某种原发病对肺功能损害严重或者是并发肺部感染等的患者，撤离呼吸机的标准基本达到，但十分勉强时，可以采用分次或间断撤离呼吸机的方法。

（1）准备：对原有慢性肺功能不全的患者，要加强做患者的思想工作，解除患者的心理负担和顾虑，并加强营养支持和肺功能锻炼（腹式呼吸）等。

（2）改变通气模式：对脱机困难或没有足够把握的患者，采用一定的通气模式作为撤离呼吸机的过渡也是十分必要的：①SIMV：采用 SIMV 时，可以通过逐渐降低 SIMV 的呼吸次数，使自主呼吸次数逐渐增加。在呼吸机的协助下，增加患者呼吸肌活动，使患者在体力及精神上得到支持。待 SIMV 频率降至 5 次/min 时，如果患者呼吸平稳、血气大致正常、能较好地维持通气和氧合即可考虑脱机。②PSV：采用 PSV 作为过渡措施的通气模式，开始可逐渐增加 PSV 的压力支持水平，以利肺、胸廓的充分膨胀，做被动性的肺功能锻炼；以后可逐渐降低 PSV 的压力支持水平，一旦当压力支持水平下降至一定水平或完全撤除后，患者仍能维持较好的呼吸时，也就意味着脱机的条件成熟，可以试行脱机。③SIMV + PSV：对有呼吸衰竭的患者，可先采用 PSV 的通气功能，增加肺的膨胀度；然后在逐渐降低 PSV 压力的同时，应用 SIMV 的通气模式；待 PSV 完全撤除后，再逐渐降低 SIMV 的通气支持次数，直至达到可以脱机的次数（5 次/min）时，如果自主呼吸可以达到满意的氧合状态，即可以考虑脱机。④MMV：既可保障患者合适通气水平的通气模式，也可用于脱机前的过渡。但要注意患者的自主呼吸频率，有时自主呼吸频率增快，通气量不变，但实际肺泡有效通气量却明显下降。因此，有自主呼吸频率趋于增快的患者不适合此模式。⑤CPAP：可以单独应用，也可与 SIMV + PSV 合用。方法与 PSV 基本相同，压力逐渐降低，自主呼吸频率也要兼顾，过快时应寻找原因，并及时更换通气模式。

（3）间断脱机：是指将脱机的时间分开，先是逐小时，即每日分次脱机几小时，以后视情况逐渐增加脱机的次数或延长每次脱机的时间，最后还可以改成逐日或白天脱机、夜间上机等，直至完全停用。有些患者即使应用特殊的通气模式或功能，仍无法脱机时可采用间断脱机的方法。间断脱机的时间，依脱机的难易程度而异，有的仅需数天，有的却可能需要数周。

（三）撤机失败的原因

撤机失败的主要临床表现有：撤机时或撤机后出现呼吸困难、心动过速、血压升高、神经/精神改变等。导致这些临床症状的原因是：通气负荷过高、呼吸性因素、非呼吸性因素和心理因素。

导致通气负荷过重的原因有：呼吸机送气阀敏感性差、气管插管的管径因痰痂黏附而变小等。如系送气阀敏感性的原因，可通过调节呼吸机的灵敏度、加用 CPAP、改用流量触发或有背景气流的呼吸机解决。如由气管导管内痰痂所引起，可通过反复吸引或通过小口径气管镜对管道进行清洗解决。

导致撤机失败的呼吸性因素主要有：气道痉挛、气道分泌物过多、药物性通气驱动抑制、原发病未得到控制等。气道痉挛、气道分泌物过多的原因是多方面的，对于 COPD 或哮喘患者，常常是因为感染或炎症未得到控制所致，气道的湿化和湿化调节是否恰当也是重要原因。撤机前应慎用镇静剂，以免对神经 - 肌肉的功能产生负面影响。对原发病的控制情况应有一个客观地评估，以保证撤机成功。

撤机失败的非呼吸性因素有：心血管循环功能的不稳定、代谢水平的增加、酸碱及电解质平衡的紊乱未纠正、营养不良等。由于从正压通气转为自主通气，吸气时胸腔内的压力从正压变为负压，如循环代偿能力较差，可使右心室回心血量增加，右心负荷增大，肺循环瘀血，导致肺水肿的发生。此外，撤机时的应激状态常使血液中儿茶酚胺浓度增高，致使血压升高、心率加快，加重了缺氧，使撤机发生困难。另外，由于精神紧张、发热、寒战等原因导致额外消耗增加，酸碱及电解质平衡紊乱、贫血、低蛋白血症等导致的缺氧和呼吸肌乏力，均可影响撤机，应予以及时纠正。

心理因素：如上述情况均已排除，患者仍无法脱机，就应该考虑心理因素。患者常因为焦虑而休息不好，进而发展成呼吸困难，最终无法撤机。对于这类患者，镇静剂虽可缓解症状，但同时会给撤机带来另一问题，即镇静剂对呼吸中枢和呼吸肌的影响，因此仍难解决根本问题。非药物治疗可作为首选，国外采用的音乐疗法、图片引导、特殊心理护理、生物反馈治疗等，对这类患者均有较好的效果，可根据条件应用。

总之，撤机成败常受各种因素影响，只有对此有充分的认识，才能在撤机过程中及时发现、及时处理，争取尽快、尽早撤机。

三、拔管

呼吸机的撤离仅仅是撤机的一部分，患者能否彻底撤机还要看是否能顺利拔管。由于气管导管起着保持气道通畅的作用，对咳嗽能力较差的患者还有清除气道分泌物的作用，因此当患者脱机成功以后，医生首先应判断患者是否仍需要人工气道，可否拔除气管导管。

（一）气管导管拔除的指征

（1）气道无狭窄和阻塞：在气管导管拔除前首先应对气管会否狭窄进行评估。常见气管狭窄的原因有：因气管狭窄而插管患者；插管前有气道损伤；插管时间过长且有瘢痕体质的患者，该类患者常可在气管导管的下方或气管切开口处产生瘢痕，导致气道狭窄。为判断气管插管后气道有否狭窄，拔管前可行下列试验：将气管导管的气囊放气后继续用容量控制通气，观察呼出气的容量，计算漏气量，如每次通气的漏气量 >110mL，说明拔管后气道口径足够大，拔管后一般不会产生气道狭窄；反之，应考虑有气道狭窄的可能。如估计气道有狭窄，应慎重考虑可否拔管。

（2）气道防御功能恢复：观察患者咳嗽反射是否较弱或过强，痰液是否黏稠、容易咳出。如痰液黏稠，咳嗽无力，应暂缓拔管。

（3）神志清楚，吞咽反射存在，无严重的食管反流。如因头颅外伤或脑血管意外而插管的患者，应特别注意其神志状况，患者首次尝试饮水和进食时有无呛咳、吸引器的引流瓶中有无食管和胃反流物等。

（4）精神状况良好，能配合操作。

（二）气管导管拔管方法

（1）准备好吸引器、吸引管、面罩、简易呼吸器、开口器、喉镜等物品。

（2）拔管前先将存留在口、鼻、咽喉及气管内的分泌物吸引干净，放掉套囊中的气体，再次吸引气管。

（3）拔管前吸入100%氧气1~2min。拔出导管前让患者深呼吸几次。

（4）将吸引管插入导管并超出内端口，一边作气管内吸引，一边随同气管导管一起轻柔缓慢拔出，以便将存留在气管与导管外壁缝隙中的分泌物一并吸出。

（5）拔除导管后，继续吸引口、咽部的分泌物，并将头偏向一侧，以防呕吐误吸。

（6）密切观察呼吸道是否通畅，托起下颌，面罩给氧，必要时可放入口咽通气道或鼻咽通气管。

（7）气管切开患者导管拔除前 1～2d 应放出套囊的气体，间断堵塞导管外口，观察经上呼吸道自主呼吸情况良好。拔管后可经造口处插入吸引管抽吸气管内分泌物。气道通畅者，可用纱布堵盖造口，间断换药，使其自行愈合。或拔除套管后用油纱布塞入气管切开处，防止愈合，观察 1～2d 如无异常再去除油纱。有异常则随时可以重新插入气管套管。

（8）拔管后若发生喉痉挛或呼吸不良，应面罩紧闭加压吸氧，必要时再度插管。严重喉痉挛者可给予镇静剂或肌松药后，再次插管。

（三）拔管后即刻或延迟性并发症及处理

1. 喉痉挛　表现为吸气性或呼气性呼吸困难伴有尖调气流通过声，有缺氧征象。处理：一般托起下颌或面罩吸氧后即可解除；持续不止者，静脉注射地西泮 10～20mg 或琥珀胆碱 20～50mg 后加压给氧，必要时再插管。

2. 胃内容物反流误吸　多见于饱胃、消化道梗阻或出血、虚弱的患者。处理：一旦发生，立即将头偏向一侧吸引，并面罩给氧，必要时采用头低位。严重误吸咳不出者应再行气管插管吸引。

3. 咽痛　因咽部黏膜上皮细胞剥脱引起，女性多见。处理：一般 48～72h 内痊愈，无后遗症，严重时可局部喷雾 1% 丁卡因。

4. 喉痛　常伴声嘶及咽异感，多为声带、假声带充血、水肿和黏膜下出血所致。处理：一般可自愈，必要时行雾化治疗。

5. 喉或声门下水肿　小儿及婴幼儿易发生，常见原因：插管机械损伤、上呼吸道感染、过敏、输晶体液过多。处理：若发生应面罩辅助给氧，给予肾上腺皮质激素、抗感染；若水肿严重，应考虑气管切开；紧急时迅速行环甲膜穿刺，缓解呼吸困难和缺氧。

6. 喉溃疡　多见于声带后部、勺状软骨声带突部位，女性多见，经口插管更易发生。处理：一般经严格控制声带活动即可自愈；伴有肉芽肿者行肉芽肿切除术，并保证声带绝对休息。

7. 气管炎　予对症消炎处理。

8. 气管狭窄　较少见，若发生可行气管扩张或狭窄段气管切除术。

9. 声带麻痹　不影响呼吸时，不需处理。

10. 勺状软骨脱臼　罕见并发症，早期予复位治疗，严重者行关节固定术。

（李文娟）

第五章

呼吸重症疾病的治疗技术

第一节 氧气疗法

氧气是维持人体所必需的物质,但是人体自身储备的氧极少,维系机体新陈代谢的氧需要呼吸系统从外界摄取,借助循环系统输送给全身各个器官。呼吸重症疾病均有低氧血症。氧气疗法(氧疗)是指通过给氧,提高动脉血氧分压和动脉血氧饱和度,增加动脉血氧含量,纠正各种原因造成的缺氧状态,促进组织的新陈代谢,维持机体生命活动的一种治疗方法。氧疗是各种原因引起的急性低氧血症患者常规和必不可少的治疗,有纠正缺氧、缓解呼吸困难、保护重要生命器官的功能,有利于疾病痊愈。

一、缺氧的诊断与监测

缺氧临床表现主要为发绀、呼吸加深加快、心动过速、血压升高等,但缺氧的临床表现缺乏特异性,因此缺氧的诊断主要依据实验室检查。

1. 血氧测定 如下所述。

(1)动脉血气分析:是监测低氧血症最可靠的方法,一般以 PaO_2 降低程度作为划分低氧血症的标准。PaO_2 正常范围为 13.3 - (0.04 × 年龄) ± 0.67kPa [100 - (0.3 × 年龄) ± 5mmHg]。PaO_2 低于同龄人正常下限称为低氧血症。

(2)经皮血氧饱和度监测(SpO_2):具有连续、准确、无创等优点,当 PaO_2 在 60 ~ 100mmHg 范围内时,SpO_2 与 PaO_2 具有较好的相关性。

(3)混合静脉血氧分压监测(PvO_2):是监测氧供需平衡可靠的指标。有人强调以 PvO_2 作为组织缺氧的指标,对休克、严重心肺疾病和体外循环患者,测量 PvO_2 和乳酸水平与患者生存率的相关性优于心排血量参数。PvO_2 正常范围为 35 ~ 40mmHg,28mmHg 为低氧阈值。PvO_2 <20mmHg 出现细胞功能进行性障碍,PvO_2 <12mmHg 时,病人数分钟即会死亡。

2. 其他 如下所述。

(1)血乳酸测定:血乳酸增高提示无氧代谢增加,在各类型休克和急性低氧血症的研究中发现,血乳酸水平与病情严重程度和死亡率之间有显著相关性。但血乳酸增高并非诊断低氧血症的特异性证据。

(2)阴离子间隙:正常为 12 ~ 14mmol/L。阴离子间隙明显增大提示有机酸中毒或严重肾衰竭,乳酸中毒时阴离子间隙超过 25mmol/L。监测血乳酸含量和阴离子间隙可反映组织低氧程度。

（3）内脏组织氧合监测：不少学者主张应用胃肠道张力计（Gastrointestinal tonometry）监测胃肠黏膜 PCO_2 及计算 pH，认为它可准确、敏感地反映组织氧合状态，对危重病患者病情估计、指导治疗及预后判断有较大帮助。近年来，采用胃肠黏膜血氧饱和度测定对判断组织缺氧具有重要价值。

此外，尚有经皮及经球结合膜监测（$PtCO_2$、$PtjO_2$）、经皮二氧化碳监测（$PtcCO_2$）等。

3. 分类　临床上划分低氧血症严重程度的标准如下：

（1）轻度低氧血症：无发绀，$PaO_2 > 50mmHg$，$SaO_2 > 80\%$。

（2）中度低氧血症：有发绀，PaO_2 为 $30 \sim 50mmHg$，SaO_2 为 $60\% \sim 80\%$。

（3）重度低氧血症：显著发绀，$PaO_2 < 30mmHg$，$SaO_2 < 60\%$。

临床上 $PaO_2 \leqslant 50mmHg$ 时，常推断已有组织缺氧的存在，但组织缺氧也可以在没有低氧血症的情况下发生，如各种原因所致循环功能不全、贫血、一氧化碳中毒等。对于无低氧血症的组织缺氧，除一氧化碳中毒以外，氧疗的效果一般较差或无效。

二、呼吸重症疾病氧疗的适应证以及方式

（一）呼吸重症疾病氧疗的适应证

1. 目的　氧疗的目的在于改善低氧血症，凡属于通气功能不足/灌流不平衡所引起的低氧血症，氧疗有一定帮助。至于较大的右向左分流、静脉血掺杂所致的动脉血氧分压不足，氧疗效果颇为有限。氧疗只能预防低氧血症所致的并发症，如缺氧的精神症状、肺性脑病、心律失常、乳酸中毒和组织坏死等，故氧疗只是防止组织低氧一种的暂时性措施，绝不能取代对病因的治疗。

2. 适应证　如下所述。

（1）有低氧血症的组织缺氧：理论上，存在动脉低氧血症，便是氧疗指征。但最好根据血气分析结果决定是否实施氧疗及如何实施，其中 PaO_2 测定尤为重要，同时参考 $PaCO_2$ 来确定缺氧的类型与严重程度。低氧血症可分为两类：①单纯低氧血症，其 PaO_2 低于正常而 $PaCO_2$ 尚正常，包括所有通气功能正常或有轻度抑制的患者。这类患者可给予无控制性氧疗，因即使给予较高浓度的氧亦无 CO_2 潴留的危险，而任何较高浓度的氧都能维持满意的血氧分压，但应注意长时间吸入较高浓度氧的危险。氧疗后 PaO_2 的理想水平是 $60 \sim 80mmHg$。②低氧血症伴高碳酸血症，其 PaO_2 低于正常，$PaCO_2$ 高于正常，包括所有通气功能异常，主要依赖低氧作为兴奋呼吸中枢的患者（如 COPD、阻塞性肺气肿、慢性肺源性心脏病）。这类患者的氧疗指标相对严格，在 $PaO_2 < 50mmHg$ 时才开始氧疗，必须结合患者的通气功能实施控制性氧疗，以避免因解除低氧性呼吸驱动而抑制呼吸中枢的危险。如患者并发心肌梗死、循环衰竭或大脑缺氧等，必须保持患者动脉的良好氧合。在给予高浓度氧吸入时，使用机械通气治疗以降低 $PaCO_2$。

（2）血氧正常的组织缺氧：血氧正常的组织缺氧是指有组织缺氧而无明显低氧血症，包括休克、心排血量减少、急性心肌梗死、严重贫血、氰化物或一氧化碳中毒以及全身麻醉、大手术术后患者等。PaO_2 对判断此类患者是否需要氧疗及氧疗的效果并不合适，临床一般均给予氧疗，但其疗效较难评价，只有一氧化碳中毒给予氧疗的疗效是肯定的。必要时可给予较高浓度氧疗或高压氧疗治疗。

3. 指征　如下所述。

（1）轻度低氧血症：这类患者已适应轻度低氧血症，一般不需氧疗。对病情可能恶化的患者，早期氧疗可能具有一定的治疗作用。

（2）中度低氧血症：对长期处于慢性缺氧状态的阻塞性肺病患者，给予氧疗是有益的。氧疗期间出现渐进性通气量降低，但 $PaCO_2$ 可能升高（ > 55mmHg）。但若有 CO_2 潴留，吸入氧浓度应控制在28%左右。

（3）严重低氧血症：重症患者常有 CO_2 潴留，氧疗过程中会发生渐进性通气量不足，宜选用控制性氧疗。吸入氧深度尽可能从24%开始，然后逐步提高吸入氧浓度，若治疗过程中 CO_2 下降至正常水平，即可改吸较高浓度的氧。

（二）呼吸重症疾病的氧疗方式

1. 无控制性氧疗　吸入氧浓度不需严格控制，适用于无通气障碍的患者。据吸入氧浓度可分为3类：

（1）低浓度氧疗：吸入氧浓度24% ~ 35%。适用于轻度低氧血症患者。可缓解缺氧症状。全麻或大手术术后患者常给予低浓度氧吸入，可维持 PaO_2 处于较高水平。

（2）中等浓度氧疗：吸入氧浓度在35% ~ 50%，适用于有明显 VA/Q 失调或显著弥散障碍但无 CO_2 潴留的患者，如左心衰竭引起的肺水肿、心肌梗死、休克、脑缺血，特别是血红蛋白浓度很低或心排血量不足的患者。

（3）高浓度氧疗：吸入氧浓度在50%以上，适用于无 CO_2 潴留的极度 VA/Q 失调，即有明显动 - 静脉分流的患者，如 ARDS。一氧化碳中毒、I 型呼吸衰竭经中等浓度氧疗未能纠正低氧血症者，也可采用高浓度氧吸入。心肺复苏患者在复苏后短时间内一般都采用高浓度氧疗。

2. 控制性氧疗　需严格控制吸入氧浓度，适用于慢性阻塞性肺疾病通气功能障碍患者，因其低氧血症伴 CO_2 潴留，其呼吸中枢对 CO_2 已不敏感，呼吸节奏主要来自低氧对外周化学感受器的刺激。这种患者吸氧后易加重 CO_2 潴留，故接受氧疗时，必须控制吸入氧浓度，采取持续低浓度吸氧。

采用控制性氧疗，开始宜吸24%氧，以后复查 PaO_2 和 $PaCO_2$。若吸氧后 PaO_2 仍低于中度低氧血症水平，$PaCO_2$ 升高不超过10mmHg，患者神志未趋向抑制，可适当提高吸氧浓度，如26% ~ 28%，一般不超过35%，保持 $PaCO_2$ 上升不超过20mmHg。若控制性氧疗不能明显纠正低氧状况，提高吸入氧浓度后，又可导致 CO_2 潴留，意识障碍加重，可考虑气管内插管或切开用呼吸器机械通气治疗。

（三）给氧装置和方法

临床上氧疗的方法多种多样，有各种不同给氧装置可供选择和应用，这些装置在价格、疗效、给氧浓度的准确性及操作的复杂性方面均存在差异。

1. 低浓度及中等浓度给氧装置　如下所述。

（1）鼻导管、鼻塞：鼻导管为普遍使用的方法，有单侧、双侧鼻导管两种，单侧鼻导管置于鼻前庭，若鼻腔炎症或鼻导管不易插入，可改用双侧鼻导管或鼻塞，后者较单侧鼻导管方便和舒适，但吸氧效果相似，吸入氧浓度与氧流量的关系可用公式计算［吸氧浓度（FiO_2）% = 20 + 4 × 每分钟氧流量（L）］。这种计算是粗略的，受患者潮气量和呼吸频率等因素影响。该法简便实用，无重复呼吸，不影响咳嗽、咳痰、进食等，患者易接受。

其点有：

1）吸入气和氧浓度不恒定，受患者呼吸的影响。

2）易于堵塞，需经常检查。

3）对局部有刺激性，氧流量5L/min以上时，干燥的氧气可致鼻黏膜干燥、痰液黏稠；氧流量在7L/min以上，患者大多不能耐受，可改用面罩给氧。

（2）简单气面罩：固定在鼻或口部的面罩有多种规格，一般借管道连接贮气囊和氧源（中心供氧或氧气筒）。有无重复呼吸面罩、部分重复呼吸面罩、有T型管的面罩几种。给氧浓度随每分通气量而异，但很难使吸入氧浓度达100%（图5-1）。

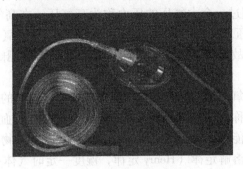

图5-1 简单氧气面罩

（3）空气稀释面罩（Venturi面罩）：如图5-2所示，据Venturi原理制成，氧气以喷射状进入面罩，而空气从面罩侧面开口进入面罩。因输送氧的喷嘴有一定的口径，所以从面罩侧孔进入的空气与氧混合后可保持固定比率，比率大小决定吸入氧浓度的高低。因Venturi面罩所提供的气体总流量远超过患者吸气时的最高流量和潮气量，故它提供的FiO_2不受患者通气量的影响，吸氧浓度恒定，也不受张口呼吸的影响，不需湿化，需氧量较少。因高流量气体不断冲洗面罩内部，呼出气中的CO_2难以在面罩中滞留，故基本为无重复呼吸，使用舒适。虽然Venturi面罩可提供40%~50%的FiO_2，但不如低FiO_2时准确可靠。

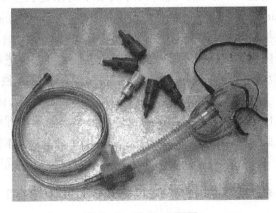

图5-2 Venturi面罩

其缺点为影响患者饮食、吐痰，体位变换时面罩容易移位或脱落，若不慎将面罩进口封闭，会严重影响氧疗效果。Venturi面罩已广泛用于临床，对容易产生CO_2潴留、低氧血症伴高碳酸血症，需持续低浓度给氧的患者尤为适用。

2. 高浓度的给氧装置　如下所述。

（1）机械通气并发氧疗：机械通气可扩张细支气管和肺泡，提高氧疗疗效。为防止氧中毒，使用呼吸机时一般采用中等浓度给氧，达到有效的 PaO_2 水平最为理想，但 ARDS、心肺复苏后短时间内可用高浓度给氧。

（2）氧帐或改进式头部氧气帐：氧帐是一种大容量给氧系统，但对于需要高浓度氧疗患者，此法常不理想。因为容积大，漏气也相应增多，必须给高流量（20L/min）和长时间（30min 左右）才达到50%。改进式头部氧气帐，每分钟给氧 10～20L，在患者肩部及颈部用胶布固定，氧浓度可达 60%～70%。

（3）高压氧治疗：超过一个大气压的压力称为高气压，在高气压环境中呼吸氧气称为高压氧治疗（HBO）。高压氧治疗的特殊设备称为高压舱。高压氧下肺泡氧分压增高，肺泡内血液间氧分压差增大，故氧气从肺泡向血液弥散的量增加，动脉血氧分压增高，结果血液的氧气向组织弥散增加。

正常情况下血液输送氧气有两种方式：①血红蛋白与氧结合的氧合血红蛋白；②氧气呈物理状态溶解在血液中，称为物理溶解氧。在常压下吸空气时，血红蛋白饱和度已达97%，故无论通过何种手段均不能再大幅度提高氧合血红蛋白含量，但物理溶解氧却可随血氧分压成比例地增加。根据气体溶解定律（Henry 定律，湿度一定时气体在液体中的溶解量与其分压成正比）及气体分压定律（即 Dalton 定律，混合气体的总压力等于组成气体的压力总和），物理溶解氧量与分压成正比，而压力又与吸入气体的总压力有关。生理情况下，呼吸空气时 PaO_2 在 13.33kPa 左右，溶解氧为 0.3mL；若改吸纯氧，则 PaO_2 高达 88.64kPa，溶解氧量达 2.0mL，提高 6 倍以上；当呼吸 3ATA 纯氧时，PaO_2 达 292kPa，物理溶解氧量达 6.6mL，增加 22 倍，相当于正常时每 100mL 动静脉血的氧差（即组织代谢消耗的氧量），因此在高压氧下即使无红细胞携氧，依靠物理溶解氧基本可维持机体需要。

高压氧可不同程度地增加各组织的氧含量而显著增加组织储氧量。常温常压下，正常人体组织储氧量 13mL/kg，需氧量为 3～4mL/min，阻断循环的安全时限为 3～4min。在 3ATA 吸纯氧时，组织储氧量增至 53mL/kg，此时循环的安全时限延长至 8～12min，若配合低温等措施，更可延至 20min 以上。因此，高压氧能极有效地改善机体的缺氧状态，对心、脑、肝、肾等重要脏器有保护作用。高压氧条件下，既可提高血、脑组织、脑脊液的氧分压，又可减轻脑水肿、降低颅内压，从而打断脑缺血缺氧的恶性循环，促进脑功能恢复，故高压氧对防治各种脑缺氧、脑水肿（尤其是心脏骤停后的急性脑缺氧）有独特的疗效。

（4）内给氧疗法：又称过氧化氢疗法。将过氧化氢直接注射入体内，产生氧气并与血红蛋白结合，提供组织代谢的需要，从而改善机体缺氧状态，不受呼吸功能或肺组织疾病的影响。但注射过快可致血管痉挛性收缩，此外还可能出现溶血、气体栓塞、自由基产生增多等并发症。晶体过氧化氢较其水溶液作用持久、纯度高、毒性低，临床应用较为安全。

三、呼吸重症疾病氧疗的不良反应以及注意事项

（一）氧疗的不良反应

1. 一般并发症　如下所述。

（1）CO_2 蓄积：吸入高浓度氧有两种情况可引起 CO_2 蓄积：①慢性阻塞性肺疾病，其通气动力主要依靠低氧对外周化学感受器的刺激，一旦吸入高浓度的氧，就会失去低氧对外

周感受器的刺激，通气量急剧降低，造成 CO_2 蓄积；②慢性低氧血症患者 VA/Q 比值低下的区域，因低氧收缩血管，吸氧后有不同程度的舒张，增加 CO_2 蓄积。

控制性氧疗可减少这一并发症的发生，但低浓度吸氧也必须密切观察，避免由于 $PaCO_2$ 明显升高而致 CO_2 麻醉。

（2）吸收性肺不张：呼吸道不完全阻塞的患者，呼吸空气时，肺泡内氧被吸收后留下氮气而维持肺泡不致塌陷。氧疗后 VA/Q 低下的肺泡内，大部分的氮气被吸入的氧气所替代，肺泡内氧气又迅速弥散至肺循环，肺循环吸收氧气的速度超过肺泡吸入氧气的速度，而致呼吸道部分阻塞的肺泡萎陷。

急性呼吸衰竭的患者，小支气管周围水肿及小气道内有分泌物，易造成低 VA/Q 区。若 FiO_2 超过 0.6，肺泡萎陷而形成分流。肺下垂部肺泡比较小，又易聚积水肿液及分泌物，故吸收性肺不张多见于肺的下垂部。

预防一般并发症的方法有：①吸氧浓度尽可能不超过 60%；②若采用通气治疗，可选择呼气末正压通气；③鼓励排痰。

2. 氧中毒　机体吸入高浓度、高分压的氧或吸氧时间过长，造成机体功能性或器质性损害，称为氧中毒。关于氧中毒的发病机制目前尚未完全阐明，有以下 3 种假说：

（1）自由基学说：高浓度、高分压的氧可诱发机体内自由基、活性氧产生增多，攻击蛋白质或酶、核酸及脂质，引起细胞结构损害、功能丧失，导致细胞死亡。自由基可引发细胞膜脂质过氧化反应而致膜通透性增加、非过氧化线粒体损伤、攻击 DNA 致其单链断裂或发生碱基修饰、蛋白构型改变及酶活性降低或丧失等。

（2）酶抑制学说：高压氧氧化机体内含巯基的酶，使之活性丧失。机体内三羧酸循环、氧化磷酸化等过程中许多酶为巯基酶，一旦受损即导致能量代谢受抑制，继而发生细胞内外离子浓度紊乱、细胞水肿等。

（3）神经 - 体液学说：高分压的氧作用于机体内的感受器，反射性兴奋垂体、肾上腺等内分泌腺体，或直接刺激大脑皮质、下丘脑、脑干的网状结构，使垂体 - 肾上腺皮质系统和交感 - 肾上腺髓质系统兴奋，分泌大量 ACTH、TSH 等激素和儿茶酚胺类血管活性物质，造成严重的应激反应而致组织细胞损伤。

氧中毒的自由基学说已为大多数学者公认。近来的研究表明，自由基损害与其他递质密切相关，如肿瘤坏死因子、白介素 - 1、黏附分子及花生四烯酸的某些代谢产物等，这些介质在触发炎症反应、导致氧中毒后组织损害中起重要作用。

氧疗中严格控制压力和吸氧时限，并采用间歇吸氧法，氧中毒是可预防的。此外，根据其发病机制，辅用抗氧化剂、巯基保护剂、肾上腺素阻滞剂可能亦有一定效果，麻醉药物、巴比妥类药、低温等可降低机体代谢，提高对氧中毒的耐受性。

氧中毒的治疗关键是及时发现，立刻停止吸氧，改吸空气，减压出舱并对症处理。

（二）氧疗注意事项

1. 氧疗效果评价　如下所述。

（1）临床监测：观察患者的神志、精神、呼吸、心率、血压、发绀等临床表现。若收缩压降低、脉压减少和出现心律失常，都表明病情恶化，说明氧疗效果不佳；皮肤温暖、干燥表示灌注不良；患者意识清楚表明脑供氧尚好。若氧疗后心律失常消失，呼吸困难及发绀有所改善，血压稳定，神志兴奋或抑制状态有所改善，提示氧疗有一定疗效。

（2）血气分析：氧疗后应定期或不定期抽动脉血行血气分析，观察各项氧合指标、酸碱状态的变化趋势，有助于直接而较全面地评价氧疗效果。此外，经皮血氧饱和度监测及各种组织缺氧的监测方法均有助于评价氧疗的疗效。

2. 积极防治氧疗不良反应　氧疗的不良反应重在预防，尤应避免长时间高浓度吸氧而致氧中毒。

3. 注意事项　通过鼻咽导管、鼻塞或人工气道给氧（气管造口、气管内插管等），干燥气未经呼吸道生理湿化区，直接进入下呼吸道，使分泌物黏稠，呼吸道纤毛运动减弱。氧疗时吸入气应有70%湿度，故氧疗时吸入气应通过湿化良好的湿化器。所有的给氧装置，包括鼻导管、鼻塞、面罩、湿化器等一切氧疗用品均应定期消毒，一般专人使用。更换给别的患者应用时更要严格消毒。此外。应注意氧疗期间防火及安全。

（李文娟）

第二节　气道保护与气道净化技术

一、气道内给药

呼吸系统疾病，如哮喘、COPD等治疗时给药途径有多种，除了以往熟悉的口服、静脉输液或注射、皮下注射、肌内注射外，通常还使用吸入给药的治疗方法，使药物直接到达肺部发挥作用。而且某些药物只能通过吸入给药，如异丙托溴铵。虽然吸入药物只有一小部分到达呼吸道，大部分进入胃肠道（用药后漱口可减少此情况），但与其他给药途径相比，产生同样药效时所用的药物总量已明显减少，这样就使得药物的全身不良反应明显减少，如β_2受体激动剂引发的手颤等。激动剂静脉输注不比雾化或口服有效，且有潜在的危险性。因此作为疾病的总的治疗原则，如果能使用吸入治疗，最好将其作为首选。

（一）气溶胶吸入治疗的因素

有效地进行吸入气溶胶治疗与气溶胶的输出量、颗粒大小和沉积有关。

1. 输出量　气溶胶输出量是指每分钟由雾化器所产生的气溶胶颗粒的重量，即离开雾化器的量。密度是指单位体积气体内气溶胶的重量（mg/L或g/L）

2. 颗粒大小　颗粒大小与药物本身、雾化器的选择、产生气溶胶的方法和周围环境均有关。肉眼不能确定雾化器所产生的颗粒大小是否合适，肉眼看不到直径<50~100μm的颗粒，唯一可靠的办法是由实验室来测定。两个最常用的方法是连续碰撞法和激光衍射法。连续碰撞法用气体力学质量中位数直径（MMAD）表示，激光衍射法则是用容量中位数直径（VMD）表示。两者均以微米（μm）为单位。多数自然状态下或呼吸治疗用的气溶胶颗粒是由大小不同的颗粒组成，称为不均一分散相。

3. 沉积　当气溶胶颗粒不再悬浮于空气中时即为沉积。来自雾化器的气溶胶（发射剂量）仅有一部分可被吸入，并不是所有到达下呼吸道的都能停留、沉积。沉积的主要机制是惯性碰撞、沉降、弥散运动。颗粒的大小并不是影响沉积的唯一因素，吸气流速、呼吸频率、吸入气体容积、吸呼比、是否屏气均会影响颗粒的沉积。气道阻塞的程度也是影响沉积的因素之一。

（二）雾化吸入

雾化吸入是一种以呼吸道和肺为靶器官的直接给药方法，使用特制的气溶胶发生装置（雾化器）将药物制成气溶胶微粒，吸入后沉积于下呼吸道或肺泡，达到治疗疾病、改善症状的目的。

雾化适用于 β_2 受体激动剂、异丙托溴铵、布地奈德等药物。例如哮喘急性发作时，气道狭窄明显，定量吸入器吸入效果差，此时需选用雾化吸入。因为雾化吸入不需要患者过多的配合，正常呼吸即可吸入药液，吸入的药液量也大，治疗效果与静脉治疗相同。

1. 小容量雾化器（SVN）　家庭和医院均常用，雾化器的储药库较小。雾化器的气流通过一个浸在溶液中的毛细管时将液体吸入毛细管，产生气溶胶。原始气溶胶撞击一个或多个挡板，大颗粒撞击挡板后落下来，减小了气溶胶的 MMAD 和 GSD，同时，大颗粒重新汇入雾化液以节省雾化液。

气溶胶颗粒的大小和雾化的时间与气体流速成反比。气体流速越高，则雾化的颗粒越小，雾化的时间越短。多数沉积于肺的颗粒直径为 $2 \sim 5\mu m$，$10\mu m$ 以上的颗粒沉积在口咽部。如 4mL 药液，气流速为 6L/min 时，需要 10min；气流速为 4L/min 时，则需要双倍的时间；8L/min 的气流速可产生大小合适的吸入颗粒。

SVN 的使用不像使用 MDI 和 DPI 那样技术要求较高。缓慢地吸气可以提高 SVN 雾化的沉积率，但深呼吸和吸气后屏气不比正常潮式呼吸沉积率更高。

通常住院后哮喘急性发作的患者通过雾化装置吸入了他们在家中用通过 MDI 吸入的同样药物而获得缓解，原因为雾化吸入的药量比 MDI 吸入的药量多；雾化吸入时很少需要患者很好配合；吸入的气流缓慢，故进入肺的药量充足。

雾化完毕后内残留量在 $0.5 \sim 2mL$。残留量越多，药物浪费就越多，效果就越差。残留量的多少与 SVN 的位置也有关。某些 SVN 倾斜 30° 就不再产生气溶胶。用于雾化的雾化液容量越大、稀释越深，最后剩下的药液也越少，药液的浪费也就越少，但雾化的时间也越长。一些 SVN 可间断雾化，由患者于吸气时操纵手柄来完成。虽然这样减少了雾化液的浪费，却会使治疗时间延长 4 倍，且需要手与呼吸的良好协调，并不是所有的患者都能做到这一点。单向阀可减少雾化液的浪费。吸气孔使患者可以吸入雾化液，呼气时吸气孔关闭，气体通过口嘴边的单向阀孔呼出，这样可以减少气溶胶药的浪费。

2. 超声雾化器（USN）　USN 的晶体转换器将电信号转换为高频声波，转换器上方的液体即产生震荡。如果信号的频率足够高，幅度足够大，震荡将液体震荡形成间歇"喷泉"，裂成细的气溶胶颗粒。超声雾化能够输出较高的气溶胶产量。

（1）大容量 USN：主要用来雾化治疗和痰液诱导。与射流雾化器不同，在使用过程中溶液的温度会增加，温度增加，则药物浓度就会增加，可产生意料不到的不良反应。

（2）小容量 USN：不同于大容量 USN，小容量 USN 只有一个室，即药物直接放入转换器上的集合管内，转换器连接电源。如果有电池，还可随身携带。仪器也没有吹风器，依赖患者吸气气流吸入雾化液。小容量 USN 可用于多种药物的治疗。其残留量小于 SVN，故可以增加吸入量，减少药物的稀释。小容量 USN 可以用来雾化支气管扩张剂原液，因为残留量小，缩短了治疗时间。有人推荐在机械通气时使用小容量 USN 进行雾化。与 SVN 不同，小容量 USN 不需要在呼吸机回路中增加额外气流，因此，雾化时不需要调整和重设呼吸机参数及报警参数。缺点是价格昂贵，但其优势超过了其高昂的价格。

（3）安全性：目前所吸入的药物选择性更强，且吸入治疗为气管内局部用药治疗，而非全身用药，药物的用量相对较少，其不良反应明显减轻，安全性好，但与 MDI 相比，药量仍偏大，使用量大时需监测生命体征。另外尚应注意以下不良作用：

1）COPD 患者使用氧气作为驱动气体时会因吸入过多的氧气致 CO_2 潴留而有昏迷的可能。

2）急性哮喘发作的患者，已有低氧血症时，支气管扩张剂做雾化时可加重缺氧，这是因为支气管扩张剂可使通气/血流比失调加重，氧分压降低，当然这种情况不常发生。故最好以氧气作为驱动力，或雾化期间予以持续鼻导管吸氧，另外，一次做雾化的时间不宜过长，最好不超过 10min，如超过 10min，中间应间歇休息。

3）雾化吸入气的湿度太高，会降低吸入氧浓度，尤其是在超声雾化吸入时，部分患者动脉血氧分压下降，胸闷、气急加重，最好也以氧气作为驱动力，或雾化期间予以持续鼻导管吸氧。

4）高浓度及冷气溶胶可引起气道痉挛和气道阻力增加，特别是以往有呼吸道疾病的患者。检测支气管痉挛应包括治疗前、后检测 PEF、FEF；听呼吸音、观察患者的综合表现。

5）通过空气播散造成院内感染：最常见的细菌来源是受污染的溶液（如多剂量的药瓶）、护理者的手、患者的分泌物。所以两个患者使用间歇期雾化器应消毒，并定期消毒雾化器，以避免雾化治疗中引起呼吸道交叉感染。

（4）临床常用的药物：沙丁胺醇雾化液、异丙托溴铵、布地奈德。糜蛋白酶等蛋白水解酶雾化吸入能引起咳嗽、过敏反应，限制了它们的使用。氨溴索也不适用于雾化。

（三）定量吸入器（MDI）

定量吸入器（MDI）是一个加压的容器，MDI 药物（微粒粉状或水溶液）溶入挥发性的液态助推剂中。将容器倒置（喷嘴朝下），放入启动器中，易挥发的悬液就会充满计量室。计量活瓣控制输出量，每次活瓣开放即可精确地送出（25～100μl）溶液。助推剂的蒸汽高压将定量的药通过喷嘴喷出，遇到大气压后突然蒸发而迅速喷射，喷射时间约 20 毫秒。气溶胶喷射的速度很快，在喷嘴的速度超过 30m/s，但在 0.1 秒内，速度减至一半。喷出的悬液呈羽毛状，初始液滴的直径 >30μm，由于空气的阻力，速度迅速减慢，液滴蒸发而迅速减小。

常见的用于定量吸入器（MDI）的药物有 β_2 受体激动剂、抗胆碱能药物和激素等。MDI 射出的颗粒要通过咽部的弯道才能到达气道，故大的、重的和速度快的颗粒会沉积下来，不能到达呼吸道。吸入技术再佳也只有 10%～15% 的药物进入呼吸道，而大约 90% 的药液则沉积在口腔，随后吞咽入胃肠道。一般来讲，这些进入胃肠道的药物总的剂量很少，不会产生治疗效果和中毒效果。

MDI 的吸入技术要求相对较高，如果技术不佳，药液就不能到达气道，无法发挥药物作用，因此掌握吸入技术就显得非常重要。故患者每一次来院都应教会或纠正其使用技术，直到能正确使用为止。

【MDI 使用技术的要点】

1. 摇动 MDI 将 MDI 在手中捂热，然后用力摇一摇，这样既可确保药液均匀，也可使患者确定是否用完。

2. 位置 喷药时 MDI 必须垂直，如不垂直，计量室就不能被充满药液，下次喷药时吸入量将会减少。

3. 吸气速度　吸气速度不要太快（<0.5L/s），以减少咽部的沉积率，使药液向深一层气道扩散，因为气流的层流形式而不是涡流形式有利于药液向气道深部扩散，有时这与药商的指导恰恰相反。

4. 屏气　在深而缓的吸气末屏气，屏气时间最好达 10 秒，使药物颗粒在肺内有充分的时间扩散。屏气不足或没有屏气会减少气溶胶在肺内的沉降。屏气后缓慢呼气，过渡至正常呼吸，呼气过程切勿用力，以免引起咳嗽和喘息。

5. 下一剂量　如果第一剂量吸的是支气管扩张剂，理论上应等支气管扩张剂发挥作用后再吸下一剂量，但这样会使吸入过程更加复杂，除非气道阻塞严重，不予推荐。而且在实际应用中等待 10min 再吸下一剂量，也没有发现更好的治疗效果。所以，一般应嘱患者休息1min，或呼吸恢复到吸药前状态后再吸下一剂量。切勿一次吸气给两次剂量。

6. 另一种吸入方法　张大嘴，将吸入器在离开口腔4cm（约两指宽）处启动，这样可以使气溶胶颗粒到达口腔之前就减慢速度，以便吸入更多的药液。新患者和技术差的患者不推荐使用这种方法。

（四）储雾罐

储雾罐于 1980 年引入，为许多患者展示了吸入治疗的前景。因为不管定量吸入器的使用方法如何，技术再好，最多也只有 10% ~ 15% 的药物进入肺部。如果患者不会使用吸入器，则可将吸入器接储雾罐装置，提高药物在肺部的沉积率。使用储雾罐，减低了药液到达口腔时的速度，增加了 MDI 喷嘴与口腔的距离，减少了气溶胶微粒在口腔的沉积，且不必要求吸气和喷药动作的协调，"冷氟利昂"效应也会消失。

尽管设计不同，所有类型的储雾罐均可降低 MDI 颗粒的喷射初始速度，同时颗粒在穿过储雾罐时助推剂蒸发，气溶胶颗粒减小。由储雾罐输出的 MDI 气溶胶，其 MMAD 减少大约25%，而直径 <5μm 的颗粒增加。放射标记气溶胶研究显示，使用同样的 MDI，肺沉积量相同时，自储雾罐吸入比使用张口技术吸入的口咽部沉积减少了 10 ~ 17 倍，所以不良反应明显减少。这种情况在健康人和 COPD 患者中相同。

最简单的储雾罐是一个不带活瓣的延长装置，在患者口腔和 MDI 之间设置距离，使药物到达口咽之前，喷雾消失、助推剂蒸发。离开 MDI 的大颗粒撞击在储雾罐的壁上，减少了咽部沉积，增加了肺部沉积。但这种储雾罐需要手与呼吸的协调，对着储雾罐呼气可将大部分的药液吹到空气中浪费掉。

带活瓣的储雾罐可以防止呼气时将气溶胶清除，所以允许患者用小潮气量连续呼吸 2 ~ 3 次，比简单的储雾罐口咽部沉积更少，肺吸入量更高，更有利于克服手与呼吸不协调的情况。使用储雾罐可使肺沉积率增加到 20% ~ 30%，同时减少口咽部沉积，胃肠吸收也减少，因而全身不良反应降低。这对于吸入激素的患者特别重要，可使口腔鹅口疮和声嘶发病率减少，尤其是鹅口疮。

哮喘急性发作时协调性更差，吸气气流太慢，不能产生有效的肺沉积，储雾罐可作为支气管扩张剂的一个辅助装置，儿童则需要在储雾罐末端接面罩使用。

储雾罐的使用要点：

（1）加温至体温。

（2）安装好 MDI 及储雾罐，并确保无异物阻塞气流。

（3）垂直握住，用力摇一摇。

（4）用口含住储雾罐口，用口呼吸。

（5）正常呼吸，在吸气开始时启动 MDI，继续呼吸 3 个周期。

（6）两次启动之间间隔 30 ~ 60 秒。

储雾罐的缺点是体积大，携带不方便，但是适合家庭使用，特别是吸入激素。使用后应该每周清洗一次，避免污染。

二、胸部物理治疗

胸部物理治疗（CPT）是指导呼吸重症疾病患者进行有效的控制性呼吸，以减轻呼吸困难，改善通气和氧合；采取特殊的物理手段指导和帮助患者进行有效咳嗽、排痰，借以清除呼吸道分泌物、扩张肺脏，预防肺不张和肺部感染等肺部并发症的一类治疗方法。主要包括控制性呼吸技术、体位引流、胸部叩拍与振动、指导性咳嗽、胸部扩展治疗等。与其他一些治疗方法联合应用，如气道湿化、雾化治疗，能更好地达到引流痰液、扩张肺脏等目的。

（一）控制性呼吸技术

控制性呼吸技术又称呼吸锻炼，是胸部物理治疗的重要内容之一，它通过训练患者有意识地控制自主呼吸频率、深度和部位，达到增加呼吸运动强度、协调性和有效性，减轻患者呼吸窘迫状况、消除疲劳、改善通气、增强咳嗽能力、帮助清除呼吸道过量产生或异常潴留的分泌物、预防肺不张等目的。常用的方法有控制性深呼吸、缩唇呼吸、膈式呼吸、用力呼气技术、主动呼吸周期等。

1. 控制性深呼吸　如下所述。

（1）操作方法：控制性深呼吸是指训练患者有意识地进行慢而深的呼吸，减慢呼吸频率，控制吸气与呼气时间的长短及吸呼比，增加吸气容积的一种手段。具体操作如下：

1）根据临床需要和患者主观感受摆放体位。

2）放松四肢肌肉。

3）深慢吸气，并尽量吸至肺总量位，吸气末屏气 3 秒。

4）深慢呼气，并尽可能将残余气体呼出，呼气末屏气 2 秒。

5）每次训练重复上述呼吸周期 5min，训练频率根据患者具体情况而定。

（2）作用：深慢呼吸与浅快呼吸相比，能减少阻力功和无效腔通气。深呼吸可使闭合的基底部气道开放，有利于气体在肺内的均匀分布，改善气体交换和比值，也有利于肺部分泌物的排出。

2. 缩唇呼吸　如下所述。

（1）操作方法：缩唇呼吸是一种简单的控制性呼吸技术，具体操作步骤如下：

1）放松颈部和肩部肌肉。

2）经鼻缓慢吸气至潮气量位。

3）缩唇缓慢呼气至功能残气位，呼气时将唇缩成吹口哨样形状，缩唇大小以患者感觉舒适为宜，呼出气流以能使距离口唇 15 ~ 20cm 处的蜡烛火焰倾斜 45° 为宜。

4）重复以上动作 5 ~ 10min，根据患者情况每天可进行 4 ~ 5 次。

（2）作用：缩唇呼吸能增大潮气量，降低呼吸频率，延长呼气时间，有利于肺内气体充分排出，防止气体陷闭。可缓解患者呼吸困难症状，尤其是因体力活动导致的呼吸困难。

缩唇呼吸与控制性深呼气联合应用效果更佳，先经鼻深吸气，然后缩唇缓慢呼气，更能改善通气、换气功能，防止肺不张。

3. 膈式呼吸 如下所述。

（1）操作方法：膈式呼吸又称腹式呼吸。其利用下胸部、膈肌和腹肌的协调运动进行轻柔、缓慢地吸气和呼气，保持上胸部、肩部和辅助呼吸肌松弛。即吸气时膈肌收缩下降，腹肌松弛，下胸部轻微抬举，获得较大潮气量；呼气时腹肌收缩，膈肌松弛并随腹内压增加而上抬，下胸部归位，以增加呼出气量。具体操作步骤如下：

1）向患者作好解释工作。

2）根据患者的临床情况摆放体位，可取坐位、平卧位、半卧位，双下肢屈曲，四肢肌肉放松。

3）将左、右手分别放置于上腹部和前胸部，同时让患者感受胸腹运动情况。

4）吸气时，嘱患者经鼻深慢吸气，尽可能发挥膈肌力量，使得上腹部最大隆起。手掌用力阻挡上腹部隆起，将加大患者膈肌锻炼力度，用力程度应以患者能接受为宜。

5）嘱患者做缩唇呼气，收缩腹肌推动膈肌上移，帮助膈肌休息。

6）尽量减小胸廓起伏。

7）每次锻炼重复上述步骤 5~10min，根据病情每天可进行 3~4 次。

（2）作用：有效的膈式呼吸可以增加潮气量，增加肺泡通气量，减少功能残气量，增强膈肌力量，降低呼吸功耗，缓解呼吸困难症状，改善换气功能，提高氧合。

4. 用力呼气技术 是指在深吸气后张口用力呼气或哈气，呼气时需收缩腹肌和肋间外肌，以增加呼气力量，呼气时应发出声音，以使声门持续开放，以清除气道内分泌物。

该技术通常与膈式呼吸配合应用，即先进行数次膈式呼吸，通过膈肌和下胸部肋间肌肉的伸缩活动进行轻柔、缓慢的呼吸，保持肺容量为低至中容量状态，上胸部和肩部肌肉松弛休息，然后深吸气至高肺容量，张口用力呼气、哈气或咳嗽。该方式更能松动气道内分泌物并促进其排出。

5. 主动呼吸周期 如下所述。

（1）操作方法：主动呼吸周期是膈式呼吸、肺扩张运动、用力呼气技术，以一定的步骤组合起来的呼吸训练形式。具体操作步骤如下：

1）膈式呼吸。

2）3~4 次胸廓扩张运动。

3）膈式呼吸。

4）3~4 次胸廓扩张运动。

5）膈式呼吸。

6）1~2 次用力呼气技术。

7）膈式呼吸。

胸廓扩张运动包括深吸气及深呼气。只要做 3~4 次深呼吸即可，避免劳累及过度换气。该技术可以松动气道内分泌物，改善气体在肺内的分布。

（2）作用：主动呼吸周期可有效清除气道内分泌物，改善通气、氧合状况，缓解呼吸肌疲劳。

（二）体位引流

体位引流是根据气管、支气管树的解剖特点，将患者摆放于一定的体位，借助重力的作用促使各肺叶、肺段支气管内分泌物排出，从而改善肺功能残气量，改善 V/Q 比值，促进肺实变区扩张。

体位引流每天宜行 2～3 次，每种体位维持 30～60min，如果分泌物多且患者耐受，可适当增加时间或增加引流次数。夜间气道黏膜纤毛的廓清作用弱，分泌物易潴留，故清晨行体位引流效果较好。引流前行胸部叩拍和振动，引流后结合指导性咳嗽更能有效地清除气道内分泌物。

1. 引流原则　病变部位在上，使引流支气管开口向下。肺上叶引流可取坐位或半卧位，中、下叶各肺段的引流取头低脚高位，并根据各引流部位的不同转动身体角度。体位引流的身体倾斜度为 10°～40°，可从较小角度开始，在患者能耐受的情况下逐步增大。注意避免患侧肺的引流污染物危及正常肺和支气管。

2. 适应证　如下所述。

（1）自主翻身无力或不便的患者应常规翻身，如体位止动、神经肌肉疾病、药物诱导性神经肌无力患者。

（2）痰液黏稠、咳痰困难的患者；因痰液引起肺部呼吸音降低，肺部出现大量干湿啰音的患者；因痰液阻塞能引起动脉血气分析和经皮血氧饱和度恶化的患者。

（3）体位改变可改善血氧饱和度的患者。

（4）肺不张患者。

（5）建立人工气道，行机械通气的患者。

（6）囊性肺纤维化、支气管扩张的患者。

（7）气道内异物。

（8）胸部 X 线片显示肺不张、痰液阻塞、肺浸润等。

（9）与胸部叩拍、振动等物理治疗方法联合。

3. 禁忌证　多为相对禁忌证。

（1）颅内压 >20mmHg，头部、颈部损伤。

（2）活动性出血伴血流动力学不稳，活动性咯血，肺癌切除术后新近出血患者。

（3）新近脊柱外伤或脊柱手术、肋骨骨折、食管手术患者。

（4）烦躁、焦虑、不能忍受体位改变患者。

（5）支气管胸膜瘘、气胸、皮下气肿、胸腔积液等。

（6）心力衰竭、肺水肿、肺栓塞。

（7）年老体弱。

（8）误吸。

4. 危害和并发症　如下所述。

（1）低氧血症。

（2）颅内压增加。

（3）血压降低。

（4）肺出血。

（5）胸部肌肉、肋骨和脊柱损伤。

（6）呕吐和误吸。

（7）支气管痉挛。

（8）心律失常。

操作过程中，如出现以上并发症应立即终止操作，将患者返回操作前休息体位，处理相应并发症。

（三）胸部叩拍与振动

1. 适应证 如下所述。

（1）气道分泌物过多、过于黏稠，咳痰无力患者。

（2）外科手术后患者，疼痛引起深呼吸、咳嗽困难患者。

（3）建立人工气道，行机械通气患者。

（4）慢性阻塞性肺疾病急性加重、肺不张、肺部感染患者。

（5）支气管扩张、囊性肺纤维化伴大量咳痰患者。

（6）年老体弱、长期卧床患者。

2. 禁忌证 如下所述。

（1）胸壁疼痛、脊柱疾病、骨质疏松、肋骨骨折、胸部开放性损伤患者。

（2）新近行肺切除术、肺挫裂伤患者。

（3）胸部皮肤破溃、感染和皮下气肿患者。

（4）凝血机制异常患者。

（5）肺部血栓、肺出血及咯血患者。

（6）肿瘤部位。

（7）心律失常、不稳定型心绞痛、心力衰竭患者以及安置心脏起搏器患者。

（8）肺结核、支气管痉挛患者。

3. 操作过程 如下所述。

（1）洗手，戴口罩，向患者做解释工作，取得患者的同意和配合。

（2）患者摆好体位：原则是病变部位在上，引流支气管开口在下，肺上叶引流可取坐位或半卧位，中、下叶各肺段引流取头低脚高位，并根据肺段位置的不同转动身体角度。

（3）叩拍：将手掌微屈成弓形，五指并拢，以手腕为支点，借助上臂力量，有节奏地叩拍患者胸部，叩拍幅度以10cm左右为宜，叩拍频率为2~5次/秒，重复时间为3~5min，单手或双手交替叩拍，可直接或隔着不宜过厚的衣物叩拍。重点叩拍需引流部位，沿着支气管走向由外周向中央叩拍。

（4）振动：用双手掌交叉重叠在引流肺区带的胸壁上，双肘关节保持伸直，嘱患者深吸气，在呼气的同时借助上肢重力振动胸壁，频率为10~15次/秒，每个治疗部位振动时间为3~5min。

（5）指导患者咳嗽：咳嗽无力或无效患者可行气管内吸引以清除气道内分泌物。

（6）操作结束后注意观察患者病情并进行效果评估。

4. 注意事项 如下所述。

（1）有无肋骨骨折。

（2）有无胸部外伤或手术。

（3）避免叩拍胸骨、心脏、乳腺、肾脏和肝脏等脏器。

（4）若患者主诉有任何不适，或出现心律失常、心力衰竭、咯血、$SpO_2 < 90mmHg$ 等情况时，应立即终止操作。

5. 效果评估　如下所述。

（1）患者主观感受。

（2）基本生命体征：心率、血压、血氧饱和度。

（3）呼吸困难症状、辅助呼吸肌活动和胸腹矛盾运动是否改善。

（4）听诊干湿啰音是否减少，呼吸音是否变清晰。

（5）呼吸力学状况。

（6）痰液引流情况。

（武　敏）

第六章

急性呼吸窘迫综合征

第一节 概述与发病机制

一、概述

急性呼吸窘迫综合征（acute respiratory distress syndrome，ARDS）是以低氧血症为特征的急性起病的呼吸衰竭。病理基础是各种原因引起的肺泡－毛细血管损伤，肺泡膜通透性增加，肺泡表面活性物质破坏，透明膜形成和肺泡萎陷，肺顺应性降低、通气血流比例失调和肺内分流增加是 ARDS 典型的病理生理改变，进行性低氧血症和呼吸窘迫为 ARDS 特征性的临床表现。

1967 年 Ashbaugh 首先描述并提出 ARDS。4 年以后，"成人呼吸窘迫综合征"被正式推广采用。根据病因和病理特点不同，ARDS 还被称为休克肺、灌注肺、湿肺、白肺、成人肺透明膜病变等。1992 年欧美危重病及呼吸疾病专家召开 ARDS 联席会议，以统一概念和认识，提出了 ARDS 的现代概念和诊断标准。①急性而非成人：ARDS 并非仅发生于成人，儿童亦可发生。成人并不能代表 ARDS 的特征，急性却能反映 ARDS 起病的过程。因此，ARDS 中的"A"由成人（adult）改为急性（acute），称为急性呼吸窘迫综合征。②急性肺损伤与 ARDS 是连续的病理生理过程：急性肺损伤是感染、创伤后出现的以肺部炎症和通透性增加为主要表现的临床综合征，强调包括从轻到重的较宽广的连续病理生理过程，ARDS 是其最严重的极端阶段。这一认识反映了当前 ARDS 概念的转变和认识的深化，对早期认识和处理 ARDS 显然是有益的。③ARDS 是多器官功能障碍综合征的肺部表现：ARDS 是感染、创伤等诱导的全身炎症反应综合征（SIRS）在肺部的表现，是 SIRS 导致的多器官功能障碍综合征（MODS）的一个组成部分，可以肺损伤为主要表现，也可继发于其他器官功能损伤而表现为 MODS。④推荐的诊断标准包括：急性发病；X 线胸片表现为双肺弥漫性渗出性改变；氧合指数（PaO_2/FiO_2）小于 300mmHg；肺动脉嵌顿压（PAWP）≤18mmHg，或无左心房高压的证据，达上述标准为急性肺损伤（ALI），PaO_2/FiO_2 小于 200mmHg 为 ARDS。

创伤是导致 ARDS 的最常见原因之一。根据肺损伤的机制，可将 ARDS 病因分为直接性和间接性损伤。创伤后 ARDS 病因复杂，常有多因素交叉作用。早期主要是直接损伤，包括肺钝挫伤，吸入性损伤和误吸，后期主要为间接性损伤，主要是持续的创伤性休克，挤压综合征和急性肾损伤，积极的液体复苏以及创面的反复感染和菌血症。由于这些因素的长期作用，导致创伤后 ARDS 病程持续时间较长，而且可以出现多次反复，临床上必须高度重视。

时至今日，虽然 ARDS 治疗策略不断改进和更新，但与 1967 最初提出 ARDS 相比，ARDS 的病死率没有显著改善，仍高达 30% ~40%。患者年龄、病变严重程度、导致 ARDS 病因以及是否发展为 MODS 均是影响 ARDS 预后的主要因素。其中，感染导致的 ARDS 患者病死率高于其他原因引起的 ARDS。研究表明，发病早期低氧血症的程度与预后无相关性；而发病后 24 ~72h 之间 OI 的变化趋势可反映患者预后；另外，肺损伤评分（LIS）（表 6 - 1）也有助于判断预后，有研究显示，LIS > 3.5 患者生存率为 18%，2.5 < LIS < 3.5 生存率为 30%，1.1 < LIS < 2.4 生存率为 59%，LIS < 1.1 生存率可达 66%。

表 6 - 1　LIS 评分表

胸片	低氧血症 （PiO_2/FiO_2） （mmHg）	PEEP 水平 （mmHg）	呼吸系统顺应性 （mL/cmH_2O）
0 分　无肺不张	≥300	≤5	≥80
1 分　肺不张位于 1 个象限	225 ~299	6 ~8	60 ~79
2 分　肺不张位于 2 个象限	175 ~224	9 ~11	40 ~59
3 分　肺不张位于 3 个象限	100 ~174	12 ~14	20 ~39
4 分　肺不张位于 4 个象限	<100	≥15	≤19

注：上述 4 项或 3 项（除肺顺应性）评分的总和除以项目数（分别为 4 或 3），得到肺损伤评分结果。

二、发病机制

虽然 ARDS 病因各异，但发病机制基本相似，不依赖于特定病因。大量研究表明，感染、创伤等各种原因引发的全身炎症反应综合征（SIRS）是 ARDS 的根本原因。其中炎症细胞如多形核白细胞（PMN）的聚集和活化、花生四烯酸（AA）代谢产物以及其他炎症介质为促进 SIRS 和 ARDS 发生发展的主要因素，彼此之间错综存在，互为影响。

（一）炎症细胞的聚集和活化

1. 多形核白细胞　多形核白细胞（PMN）介导的肺损伤在 ARDS 发生发展中起极为重要的作用。研究显示，ARDS 早期，支气管肺泡灌洗液（BALF）中 PMN 数量增加，PMN 蛋白酶浓度升高，两者与 ALI 的程度和患者的预后直接相关。由脓毒血症导致 ARDS 而死亡的患者 BALF 中，PMN 及其蛋白酶浓度持续升高。

正常情况下，PMN 在肺内仅占 1.6%，PMN 包括中性、嗜酸性和嗜碱性粒细胞，其中中性粒细胞所占比例最高，对 ARDS 的发生和发展的作用也最大。机体发生脓毒血症后数小时内，肺泡巨噬细胞产生白介素（ILs）和肿瘤坏死因子 α（TNF - α），同时上调肺毛细血管内皮细胞和中性粒细胞表面黏附分子的表达，均促进 PMN 在肺内积聚和活化，通过释放蛋白酶、氧自由基、花生四烯酸（AA）代谢产物等损伤肺泡毛细血管膜。另外 PMN 还可通过释放上述炎症介质激活补体、凝血和纤溶系统，诱发其他炎症介质的释放，产生瀑布级联反应，形成恶性循环，进一步促进和加重肺损伤。在 ARDS 发生和发展的过程中，PMN 发挥着中心作用。

2. 巨噬细胞　为多功能细胞，主要来自骨髓内多核细胞，在机体的防御中起重要作用。

根据所在部位不同，巨噬细胞分为不同亚型，包括肺泡巨噬细胞、肺间质和肺血管内巨噬细胞、胸膜巨噬细胞、血管巨噬细胞和支气管巨噬细胞等。肺泡巨噬细胞主要分布在肺泡膜表面的一层衬液中，是体内唯一能与空气接触的细胞群，组成肺组织的第一道防线。受到毒素等的刺激后产生炎症介质如肿瘤坏死因子（TNF）-α、白细胞介素（IL）-1等细胞因子和白三烯等，有助于杀灭病原体；同时在肺泡局部释放大量氧自由基、蛋白溶解酶，强烈趋化 PMN 在肺内聚集，进一步促进炎症介质大量释放，导致肺泡-毛细血管损伤。肺间质巨噬细胞与间质内其他细胞及细胞外基质密切接触，具有较强的调节功能，形成肺组织防御的第二道防线。该细胞产生和释放炎症介质的能力明显低于肺泡巨噬细胞，但有较强的分泌 IL-1 和 IL-6 的功能。肺血管内巨噬细胞受到毒素等刺激后，也可产生氧自由基、溶酶体酶、前列腺素和白三烯等炎症介质，参与 ALI 的发病。

3. 淋巴细胞　耗竭绵羊的 T 淋巴细胞可缓解内毒素诱导的肺动脉高压，提示 T 淋巴细胞可能释放 TXA2，参与 ARDS 发生。

4. 上皮细胞和内皮细胞　有害气体吸入后，首先损伤肺泡上皮细胞。而创伤或感染等产生的有害物质首先损伤肺毛细血管内皮细胞，释放氧自由基，并表达黏附分子。黏附分子诱导粒细胞和巨噬细胞黏附于血管内皮，损伤内皮细胞。研究表明，肺毛细血管内皮细胞损伤 2h 后可出现肺间质水肿，严重肺损伤 12~24h 后可出现肺泡水肿。

（二）炎症递质合成与释放

1. 花生四烯酸代谢产物　花生四烯酸（AA）存在于所有的细胞膜磷脂中，经磷脂酶 A_2（PLA_2）催化后通过两个途径代谢产生氧化产物。经脂氧酶催化，最终转化为白三烯 A_4（LTA_4）、LTB_4、LTC_4 和 LTD_4 等物质。LTB_4 具有强大的化学激动和驱动作用，PMN 的趋化活性几乎全部来源于 LTB_4。LTC_4 和 LTD_4 具有支气管平滑肌和毛细血管收缩作用，增加血管渗透性。另外经环氧合酶途径代谢为前列腺素 $F_{2\alpha}$（PGF_2）、PGE_2、PGD_2、血栓素 A_2（TXA_2）和前列环素（PGI_2）。TXA_2 显著降低细胞内环磷酸腺苷（cAMP）水平，导致血管的强烈收缩和血小板聚集。PGI_2 主要来自血管内皮细胞，可刺激腺苷酸环化酶，使细胞内 cAMP 水平升高，因此具有对抗 TXA_2 的作用。

脓毒血症、休克、弥散性血管内凝血等导致 TXA_2 与 PGI_2 的产生和释放失调，是引起肺损伤的重要因素。ARDS 动物的血浆和肺淋巴液中 TXA_2 水平明显升高，布洛芬、吲哚美辛等环氧化酶抑制剂能部分缓解 ARDS，ARDS 患者及动物血浆中 LT 亦明显升高。AA 代谢产物是导致 ARDS 的重要递质。

2. 氧自由基　氧自由基（OR）是诱导 ARDS 的重要介质。PMN、肺泡巨噬细胞等被激活后，细胞膜上 NADpH 氧化酶活性增强，引起呼吸爆发，释放大量 OR。OR 包括超氧阴离子（O_2^-）、羟自由基（OH^-）、单线态氧（$^1O_2$）和过氧化氢（H_2O_2）。OR 对机体损伤广泛，损伤机制主要包括：①脂过氧化：主要作用于生物膜磷脂的多不饱和脂肪酸，形成脂过氧化物，产生大量丙二醛及新生 OR。该反应一旦开始，则反复发生。细胞膜上的多不饱和脂肪酸的损失及丙二醛的作用可使细胞膜严重损伤，导致细胞功能改变。细胞线粒体膜受损伤后，失去正常氧化磷酸化过程，导致三羧酸循环障碍和细胞呼吸功能异常。溶酶体膜损伤导致溶酶体酶释放和细胞自溶。核膜的破坏可造成 DNA 等物质损伤。②蛋白质的氧化、肽链断裂与交联：OR 可氧化 α_1-抗胰蛋白酶等含巯基的氨基酸，使该类酶和蛋白质失活。

③OR可导致 DNA 分子的断裂，从而影响细胞代谢的各个方面。④与血浆成分反应生成大量趋化物质，诱导粒细胞在肺内聚集，使炎症性损伤扩大。

3. 蛋白溶解酶　蛋白溶解酶存在于白细胞的颗粒中，白细胞、巨噬细胞等炎症细胞激活时可释放大量蛋白溶解酶，直接参与 ARDS 的发生发展。主要包括中性粒细胞弹性蛋白酶、胶原酶和组织蛋白酶等，其中中性粒细胞弹性蛋白酶具有特异性水解弹性蛋白的作用，破坏力最强。弹性蛋白是构成气血屏障细胞外基质的主要成分，被分解后上皮细胞之间的紧密连接破坏，大量蛋白和活性物质渗透至肺间质。中性粒细胞弹性蛋白酶还分解胶原蛋白和纤维连接蛋白等结构蛋白；降解血浆蛋白；激活补体；诱导细胞因子表达，分解表面活性蛋白，降低表面活性物质的作用。可见中性粒细胞弹性蛋白酶的多重效应构成一个级联网络而形成恶性循环。正常肺组织有 α_1 - 抗胰蛋白酶（α_1 - AT）等抑制物对抗中性粒细胞弹性蛋白酶的破坏作用。但随着病情的发展，机体 α_1 - AT 保护性作用受到破坏，导致急性肺损伤。

4. 补体及凝血和纤溶系统　补体激活参与 ARDS 发生。ARDS 发病早期，首先补体系统被激活，血浆补体水平下降，而降解产物 C3a 和 C5a 水平明显升高，导致毛细血管通透性增加。脓毒血症导致的细菌毒素或细胞损伤等可直接激活凝血因子Ⅻ，引起凝血系统的内源性激活，导致高凝倾向和微血栓形成，是导致 ARDS 的重要原因；Ⅻa 可使激肽释放酶原转化为激肽释放酶，引起缓激肽的大量释放，诱导肺毛细血管扩张和通透性增高，导致肺损伤。

5. 血小板活化因子　血小板活化因子（PAF）主要来自血小板、白细胞和血管内皮细胞。血小板受到血循环中的致病因子或肺组织炎症的刺激，在肺内滞留、聚集，并释放，TXA2、LTC4、LTD4 和 PAF 等介质。PAF 引起肺 - 毛细血管膜渗透性增加的机制为：①PAF 是很强的趋化因子，可促使 PMN 在肺内聚集，释放炎症介质。②PAF 作用于肺毛细血管内皮细胞膜受体，通过第二信使磷酸肌醇的介导，使内皮细胞中 Ca^{2+} 浓度升高，使微丝中的肌动蛋白等收缩成分收缩，内皮细胞连接部位出现裂隙，通透性增加。

6. 肿瘤坏死因子　肿瘤坏死因子（TNF - α）是肺损伤的启动因子之一。主要由单核 - 巨噬细胞产生。TNF - α 可使 PMN 在肺内聚集、黏附、损伤肺毛细血管内皮细胞膜，并激活 PMN 释放多种炎症介质；刺激 PCEC 合成前凝血质和纤溶酶原抑制物；刺激血小板产生 PAF；导致凝血 - 纤溶平衡失调，促使微血栓形成。TNF - α 还能抑制肺毛细血管内皮细胞膜增生，增加血管的渗透性。

7. 白细胞介素　与 ARDS 关系密切的白细胞介素（IL）包括 IL - 1、IL - 8 等。IL - 1主要由单核 - 巨噬细胞产生，是急性相反应的主要调节物质，亦为免疫反应的始动因子，具有组织因子样促凝血作用。IL - 1 与 IL - 2 和 γ 干扰素同时存在时可显著增强 PMN 趋化性。IL - 1 还诱导单核 - 巨噬细胞产生 IL - 6、IL - 8、PGE_2 等。IL - 8 是 PMN 的激活和趋化因子，IL - 8 不能被血清灭活，在病灶内积蓄，导致持续炎症反应效应。

（三）肺泡表面活性物质破坏

表面活性物质的异常是 ARDS 不断发展的主要因素之一。表面活性物质由肺泡Ⅱ型上皮细胞合成，为脂质与蛋白质复合物，其作用包括：降低肺泡气液界面的表面张力，防止肺泡萎陷；保持适当的肺顺应性；防止肺微血管内液体渗入肺泡间质和肺泡，减少肺水肿的发生。脓毒血症、创伤等导致Ⅱ型肺泡上皮细胞损伤，表面活性物质合成减少；炎症细胞和介质使表面活性物质消耗过多、活性降低、灭活增快。表面活性物质的缺乏和功能异常，导致大量肺泡陷闭，使血浆易于渗入肺间质与肺泡，出现肺泡水肿和透明膜形成。

（四）神经因素

脓毒血症、休克和颅脑外伤等都通过兴奋交感神经而收缩肺静脉，导致肺毛细血管充血、静水压力升高和通透性增加，导致 ALI。动物实验显示使用 α-肾上腺能阻断剂，可防止颅脑外伤导致的肺水肿，提示交感神经兴奋在 ARDS 发病机制中的作用。颅内压增高常伴随周围性高血压，使肺组织血容量骤增，也是诱发 ALI 的原因。

（五）肝脏和肠道等器官在 ALI 发生中的作用

1. 肝功能　正常人大约 90% 的功能性网状内皮细胞存在于肝脏，主要为 Kupffer 细胞，能够清除循环中的毒素和细菌。肝脏功能损害可能加重 ARDS，主要机制如下：①肝功能不全时，毒素和细菌可越过肝脏进入体循环，诱导或加重肺损伤。②肝脏 Kupffer 细胞受内毒素刺激时，释放大量 TNF-α、IL-1 等炎症介质，进入循环损伤肺等器官。③Kupffer 细胞具有清除循环中的毒性介质的功能，肝功能不全时炎症介质作用时间会延长，可能使 ARDS 恶化。④肝脏是纤维连接蛋白的主要来源，肝功能损害时，纤维连接蛋白释放减少，将导致肺毛细血管通透性增高。α_1-抗胰蛋白酶主要也来源于肝脏，对灭活蛋白酶具有重要作用。

2. 肠道功能　胃肠黏膜的完整性是机体免受细菌和毒素侵袭的天然免疫屏障。胃肠黏膜对缺血、缺氧以及再灌注损伤的反应非常敏感，脓毒血症、创伤、休克等均可导致胃肠黏膜缺血缺氧性损伤，造成肠道黏膜对毒素和细菌的通透性增高，毒素和细菌移位入血，诱导或加重肺损伤。

（六）炎症反应在 ARDS 发病机制中的地位

目前认为，ARDS 是感染、创伤等原因导致机体炎症反应失控的结果。外源性损伤或毒素对炎症细胞的激活是 ARDS 的启动因素，炎症细胞在内皮细胞表面黏附及诱导内皮细胞损伤是导致 ARDS 的根本原因。代偿性炎症反应综合征（CARS）和 SIRS 作为炎症反应对立统一的两个方面，一旦失衡将导致内环境失衡，引起肺内、肺外器官功能损害。

感染、创伤等原因导致器官功能损害的发展过程常表现为两种极端。一种是大量炎症介质释放入循环，刺激炎症递质瀑布样释放，而内源性抗炎递质又不足以抵消其作用，结果导致 SIRS。另一种极端是内源性抗炎递质释放过多，结果导致 CARS。SIRS/CARS 失衡的后果是炎症反应扩散和失控，使其由保护性作用转变为自身破坏性作用，不但损伤局部组织细胞，同时打击远隔器官，导致 ARDS 等器官功能损害。就其本质而言，ARDS 是机体炎症反应失控的结果，也就是说是 SIRS/CARS 失衡的严重后果。

总之，感染、创伤、误吸等直接和间接损伤肺的因素均可导致 ARDS。但 ARDS 并不是细菌、毒素等直接损害的结果，而是机体炎症反应失控导致的自身破坏性反应的结果。ARDS 实际上是 SIRS/CARS 失衡在具体器官水平的表现。

（武　敏）

第二节　病理和病理生理

一、病理学改变

各种原因所致 ARDS 的病理变化基本相同,分为渗出期、增生期和纤维化期,三个阶段相互关联并部分重叠(图 6 - 1)。

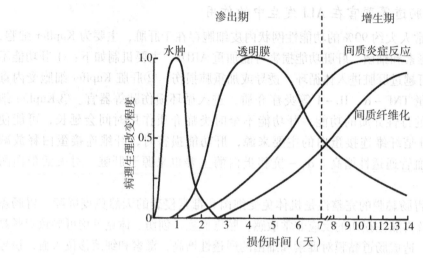

图 6 - 1　ARDS 病理分期

1. 病理分期　如下所述。

(1) 渗出期(early exudative phase):发病后 24 ~ 96h,主要特点是毛细血管内皮细胞和Ⅰ型肺泡上皮细胞受损。毛细血管内皮细胞肿胀,细胞间隙增宽,胞饮速度增加,基底膜裂解,导致血管内液体漏出,形成肺水肿。由于同时存在修复功能,与肺水肿的程度相比,毛细血管内皮细胞的损伤程度较轻。肺间质顺应性较好,可容纳较多水肿液,只有当血管外肺水超过肺血管容量的 20% 时,才出现肺泡水肿。Ⅰ型肺泡上皮细胞变性肿胀,空泡化,脱离基底膜。Ⅱ型上皮细胞空泡化,板层小体减少或消失。上皮细胞破坏明显处有透明膜形成和肺不张,呼吸性细支气管和肺泡管处尤为明显。肺血管内有中性粒细胞扣留和微血栓形成,有时可见脂肪栓子,肺间质内中性粒细胞浸润。电镜下可见肺泡表面活性物质层出现断裂、聚集或脱落到肺泡腔,腔内充满富蛋白质水肿液,同时可见灶性或大片性肺泡萎陷不张。

(2) 增生期(proliferative phase):发病后 3 ~ 7 天,显著增生出现于发病后 2 ~ 3 周。主要表现为Ⅱ型肺泡上皮细胞大量增生,覆盖脱落的基底膜,肺水肿减轻,肺泡膜因Ⅱ型上皮细胞增生、间质多形核白细胞和成纤维细胞浸润而增厚,毛细血管数目减少。肺泡囊和肺泡管可见纤维化,肌性小动脉内出现纤维细胞性内膜增生,导致管腔狭窄。

(3) 纤维化期(fibrotic phase):肺组织纤维增生出现于发病后 36h,7 ~ 10 天后增生显著,若病变迁延不愈超过 3 ~ 4 周,肺泡间隔内纤维组织增生致肺泡隔增厚,Ⅲ型弹性纤维被Ⅰ型僵硬的胶原纤维替代。有研究显示,死亡的 ARDS 患者其肺内该胶原纤维的含量增加至正常的 2~3 倍。电镜下显示肺组织纤维化的程度与患者死亡率呈正相关。另外可见透明膜弥漫分布于全肺，此后透明膜中成纤维细胞浸润，逐渐转化为纤维组织，导致弥漫性不规则性纤维化。肺血管床发生广泛管壁增厚，动脉变性扭曲，肺毛细血管扩张。肺容积明显缩小。肺泡管的纤维化是晚期 ARDS 患者的典型病理变化。进入纤维化期后，ARDS 患者有 15%~40% 死于难以纠正的呼吸衰竭。

2. 病理学特征　ARDS 肺部病变的不均一性是其特征性、标志的病理变化，这种不均一性导致 ARDS 机械通气治疗策略实施存在困难。不均一性主要包括：病变部位的不均一性、病例过程的不均一和病理改变的不均一。

（1）病变部位的不均一性：ARDS 病变可分布于下肺，也可能分布于上肺，呈现不均一分布的特征。另外病变分布有一定的重力依赖性，即下肺区和背侧肺区病变重，上肺区和前侧肺区病变轻微，中间部分介于两者之间。

（2）病理过程的不均一性：不同病变部位可能处于不同的病理阶段，即使同一病变部位的不同部分，可能也处于不同的病理阶段。

（3）病因相关的病理改变呈多样性：不同病因引起的 ARDS，肺的病理形态变化有一定差异。全身性感染和急性胰腺炎所致的 ARDS，肺内中性粒细胞浸润十分明显。创伤后 ARDS 肺血管内常有纤维蛋白和血小板微血栓形成。而脂肪栓塞综合征则往往造成严重的肺小血管炎症改变。

二、病理生理改变

1. 肺容积减少　ARDS 患者早期就有肺容积减少，表现为肺总量、肺活量、潮气量和功能残气量明显低于正常，其中以功能残气量减少最为明显。严重 ARDS 患者实际参与通气的肺泡可能仅占正常肺泡的三分之一。因此，ARDS 的肺是小肺（small lung）或婴儿肺（baby lung）。

2. 肺顺应性降低　肺顺应性降低是 ARDS 的特征之一。主要与肺泡表面活性物质减少引起的表面张力增高和肺不张、肺水肿导致的肺容积减少有关。表现为肺泡压力 – 容积（P – V）曲线与正常肺组织相比有显著不同，需要较高气道压力，才能达到所需的潮气量。

以功能残气量（FRC）为基点，肺泡压力变化为横坐标，肺容量变化为纵坐标绘制的关系曲线为肺顺应性曲线（肺 P – V 曲线）。正常肺 P – V 曲线呈反抛物线形，分为二段一点，即陡直段和高位平坦段，二段交点为高位转折点（upper inflection point，UIP）。曲线陡直段的压力和容量的变化呈线性关系，较小的压力变化即能引起较大的潮气量变化，提示肺顺应性好；而在高位平坦段，较小的容量变化即可导致压力的显著升高，提示肺顺应性减低，发生肺损伤的机会增加。正常情况下，UIP 为肺容量占肺总量 85%~90% 和跨肺压达 35~50cmH$_2$O 的位置。

ARDS 患者由于肺泡大量萎陷，肺顺应性降低，故肺 P – V 曲线呈现"S"形改变，起始段平坦，出现低位转折点（lower inflection point，LIP），同时 FRC 和肺总量下降，导致中间陡直段的容积显著减少。低位平坦段显示随着肺泡内压增加，肺泡扩张较少，提示肺顺应性低；随着肺泡内压的进一步升高，陷闭肺泡大量开放，肺容积明显增加，肺 P – V 曲线出现 LIP，代表大量肺泡在非常窄的压力范围内开放；随着肺泡内压的进一步增加，正常肺组织和开放的陷闭肺组织的容积增加，出现陡直段；同正常肺组织相似，肺容积扩张到一定程度，曲线也会出现 UIP 和高位平坦段，提示肺泡过度膨胀，肺顺应性降低。

在 ARDS 的纤维化期，肺组织广泛纤维化使肺顺应性进一步降低。

3. 通气/血流比例失调　通气/血流比值失调是导致低氧血症的主要原因。ARDS 由于肺部病变的不均一性，通气/血流比值升高和通气/血流比值降低可能同时存在于不同的肺部病变区域中。

（1）通气/血流比值降低及真性分流：间质肺水肿压迫小气道、小气道痉挛收缩和表面活性物质减少均导致肺泡部分萎陷，使相应肺单位通气减少，通气/血流比值降低，产生生理性分流。另外，广泛肺泡不张和肺泡水肿引起局部肺单位只有血流而没有通气，即出现真性分流或解剖样分流。ARDS 早期肺内分流率（Qs/Qt）可达 10% ~ 20%，甚至更高，后期可高达 30% 以上。

（2）通气/血流比值升高：肺微血管痉挛或狭窄、广泛肺栓塞和血栓形成使部分肺单位周围的毛细血管血流量明显减少或中断，导致无效腔样通气。ARDS 后期无效腔率可高达 60%。

4. 对 CO_2 清除的影响　ARDS 早期，由于低氧血症致肺泡通气量增加，且 CO_2 弥散能力为 O_2 的 20 倍，故 CO_2 排出增加，引起低碳酸血症；但到 ARDS 后期，随着肺组织纤维化，毛细血管闭塞，通气/血流比值升高的气体交换单位数量增加，通气/血流比值降低的单位数量减少，无效腔通气增加，有效肺泡通气量减少，导致 CO_2 排出障碍，动脉血 CO_2 分压升高，出现高碳酸血症。

5. 肺循环改变　如下所述。

（1）肺毛细血管通透性明显增加：由于大量炎症介质释放及肺泡内皮细胞、上皮细胞受损，肺毛细血管通透性明显增加。通透性增高性肺水肿是主要的 ARDS 肺循环改变，也是 ARDS 病理生理改变的特征。

（2）肺动脉高压：肺动脉高压，但肺动脉嵌顿压正常是 ARDS 肺循环的另一个特点。ARDS 早期，肺动脉高压是可逆的，与低氧血症和缩血管介质（TXA2、TNF - α 等）引起肺动脉痉挛以及一氧化氮生成减少有关。ARDS 后期的肺动脉高压为不可逆的，除上述原因外，主要与肺小动脉平滑肌增生和非肌性动脉演变为肌性动脉等结构性改变有关。值得注意的是，尽管肺动脉压力明显增高，但 ARDS 肺动脉嵌顿压一般为正常，这是与心源性肺水肿的重要区别。

（武　敏）

第三节　临床表现、分期、辅助检查

一、临床表现

ARDS 由于病因复杂，部分患者存在严重创伤，包括截肢、巨大创面及骨折等，同时又具有强烈的精神创伤，故临床表现可以隐匿或不典型，主要表现为呼吸困难不典型，临床表现与 X 线胸片明显不一致，临床医生必须高度警惕。

1. 症状　呼吸频速、呼吸窘迫是口唇及指端发绀 ARDS 的主要临床表现之一。其特点是起病急，呼吸频速、呼吸困难和发绀进行性加重是其临床特点。通常在 ARDS 起病 1 ~ 2

天内，发生呼吸频速，呼吸频率大于 20 次/分，并逐渐进行性加快，可达 30 ~ 50 次/分。随着呼吸频率增快，呼吸困难也逐渐明显，危重者呼吸频率可达 60 次/分以上，呈现呼吸窘迫症状。

随着呼吸频数和呼吸困难的发展，缺氧症状也日益明显，患者表现烦躁不安、心率增速、唇及指甲发绀。缺氧症状以鼻导管或面罩吸氧的常规氧疗方法无法缓解。此外，在疾病后期，多伴有肺部感染，表现为发热、畏寒、咳嗽和咳痰等症状。

2. 体征 疾病初期除呼吸频数外，可无明显的呼吸系统体征，随着病情进展，出现唇及指甲发绀，吸气时锁骨上窝及胸骨上窝下陷，有的患者两肺听诊可闻及干湿性啰音、哮鸣音，后期可出现肺实变体征，如呼吸音减低或水泡音等。

二、分期

按照 Moore 标准，一般将 ARDS 分为 4 期。

1. 第一期（急性损伤期） 损伤后数小时，原发病为主要临床表现。呼吸频率开始增快，导致过度通气。无典型的呼吸窘迫。可不出现 ARDS 症状，血气分析示低碳酸血症，动脉血氧分压尚属正常或正常低值。X 线胸片无阳性发现。

2. 第二期（相对稳定期） 多在原发病发生 6 ~ 48h 后，表现为呼吸增快、浅速，逐渐出现呼吸困难，肺部可听到湿性啰音或少数干啰音。血气分析示低碳酸血症，动脉血氧分压下降，肺内分流增加。X 线胸片显示细网状浸润阴影，反映肺血管周围液体积聚增多，肺间质液体含量增加。

3. 第三期（急性呼吸衰竭期） 此期病情发展迅速，出现发绀，并进行性加重。呼吸困难加剧，表现为呼吸窘迫。肺部听诊湿性啰音增多，心率增快。动脉血氧分压进一步下降，常规氧疗难以纠正。X 线胸片因间质与肺泡水肿而出现典型的、弥漫性雾状浸润阴影。

4. 第四期（终末期） 呼吸窘迫和发绀持续加重，患者严重缺氧，出现神经精神症状如嗜睡、谵妄、昏迷等。血气分析示严重低氧血症、高碳酸血症，常有混合性酸碱失衡，最终导致心力衰竭或休克。X 线胸片显示融合成大片状阴影，呈"白肺"（磨玻璃状）。

不同原因引起的 ARDS，其临床表现可能会有所差别。通常内科系统疾病引起的 ARDS 起病较缓慢，临床分期不如创伤等原因引起的 ARDS 分期那样明确。但总的来说，ARDS 的病程往往呈急性过程。但也有一部分病例，病程较长。

三、辅助检查

1. X 线胸片 早期胸片常为阴性，进而出现肺纹理增加和斑片状阴影，后期为大片实变阴影，并可见支气管充气征。ARDS 的 X 线改变常较临床症状延迟 4 ~ 24h，而且受治疗干预的影响很大。为纠正休克而大量液体复苏时，常使肺水肿加重，X 线胸片上斑片状阴影增加，而加强利尿使肺水肿减轻，阴影减少；机械通气，特别是呼气末正压（PEEP）和其他提高平均气道压力的手段，也增加肺充气程度，使胸片上阴影减少，但气体交换异常并不一定缓解。

2. CT 扫描 与正位胸片相比，CT 扫描能更准确地反映病变肺区域的大小。通过病变范围可较准确地判定气体交换和肺顺应性病变的程度。另外，CT 扫描可发现气压伤及小灶性的肺部感染。

3. 肺气体交换障碍的监测　监测肺气体交换对 ARDS 的诊断和治疗具有重要价值。动脉血气分析是评价肺气体交换的主要临床手段。ARDS 早期至急性呼吸衰竭期，常表现为呼吸性碱中毒和不同程度的低氧血症，肺泡 - 动脉氧分压差［ $D(A-a)$ O_2］升高，高于 35 ~ 45mmHg。由于肺内分流增加（ > 10%），通过常规氧疗，低氧血症往往难以纠正。对于肺损伤恶化、低氧血症进行性加重而实施机械通气的患者，PaO_2/FiO_2 进行性下降，可反映 ARDS 低氧血症程度，与 ARDS 患者的预后直接相关，该指标也常常用于肺损伤的评分系统。另外，除表现为低氧血症外，ARDS 患者的换气功能障碍还表现为无效腔通气增加，在 ARDS 后期往往表现为动脉二氧化碳分压升高。

4. 肺力学监测　肺力学监测是反映肺机械特征改变的重要手段，可通过床边呼吸功能监测仪监测。主要改变包括顺应性降低和气道阻力增加。

5. 肺功能检测　肺容量和肺活量、功能残气量和残气量均减少；呼吸无效腔增加，无效腔量/潮气量 > 0.5；静 - 动脉分流量增加。

6. 血流动力学监测　血流动力学监测对 ARDS 的诊断和治疗具有重要意义。ARDS 的血流动力学常表现为肺动脉嵌顿压正常或降低。监测肺动脉嵌顿压，有助于与心源性肺水肿的鉴别；同时，可直接指导 ARDS 的液体治疗，避免输液过多或容量不足。

7. 支气管灌洗液　支气管灌洗及保护性支气管刷片是诊断肺部感染及细菌学调查的重要手段，ARDS 患者肺泡灌洗液的检查常可发现中性粒细胞明显增高（非特异性改变），可高达 80%（正常小于 5%）。肺泡灌洗液发现大量嗜酸性粒细胞，对诊断和治疗有指导价值。

8. 肺泡毛细血管屏障功能和血管外肺水　肺泡毛细血管屏障功能受损是 ARDS 的重要特征。测定屏障受损情况，对评价肺损伤程度具有重要意义。测定肺泡灌洗液中蛋白浓度或肺泡灌洗液蛋白浓度与血浆蛋白浓度的比值，可反映从肺泡毛细血管中漏入肺泡的蛋白量，是评价肺泡毛细血管屏障损伤的常用方法。

肺泡灌洗液中蛋白含量与血浆蛋白含量之比 > 0.7，应考虑 ARDS，而心源性肺水肿的比值 < 0.5。血管外肺水增加也是肺泡毛细血管屏障受损的表现。肺血管外含水量测定可用来判断肺水肿的程度、转归和疗效，目前用热燃料双示踪剂稀释法测定。正常人血管外肺水含量不超过 500mL，ARDS 患者的血管外肺水可增加到 3 000 ~ 4 000mL。

9. 电阻抗断层成像技术　新近，电阻抗断层成像技术（electrical impedance tomography，EIT），由于无辐射、无创伤等优点，被认为是有广泛应用前景的床旁呼吸监测技术。EIT 能较准确反映肺不同区域气体分布状态和容积改变，有研究发现 EIT 可能是实现 ARDS 床旁个体化潮气量选择、实施肺复张和指导 PEEP 选择的重要手段和希望。

（田铁英）

第四节　诊断和鉴别诊断

一、诊断

1. 诊断依据　具有脓毒血症、休克、重症肺部感染、大量输血、急性胰腺炎等引起 ARDS 的原发病；疾病过程中出现呼吸频速、呼吸窘迫、低氧血症和发绀，常规氧疗难以纠正缺氧；血气分析示肺换气功能进行性下降；胸片示肺纹理增多，边缘模糊的斑片状或片状阴影，排除其他肺部疾病和左心功能衰竭。

2. 诊断标准　如下所述。

（1）Murray 评分法诊断标准：1988 年 Murray 等提出了 ARDS 的评分法诊断标准，对 ARDS 作量化诊断。评分内容包括 3 方面内容：①肺损伤程度的定量评分。②具有 ARDS 患病的危险因素。③合并肺外器官功能不全。

根据 PaO_2/FiO_2、PEEP 水平、X 线胸片中受累象限数及肺顺应性变化的评分评价肺损伤程度。0 分无肺损伤，0.1~2.5 分为轻度 - 中度肺损伤，评分 >2.5 分为重度肺损伤，即 ARDS。

Murray 评分法 ARDS 诊断标准强调了肺损伤从轻到重的连续发展过程，对肺损伤作量化评价。Owens 等研究显示肺损伤评分与肺脏受累范围呈显著正相关（r = 0.75，P < 0.01），而且也与肺血管通透性密切相关（r = 0.73，P < 0.01）。可见，该标准可较准确地评价肺损伤程度。

（2）欧美联席会议诊断标准：尽管 Murray 标准有利于临床科研，但应用于临床就显得过于烦琐，难以推广。1992 年欧美 ARDS 联席会议提出新标准（表 6 - 2），被广泛推广采用。

表 6 - 2　急性肺损伤与 ARDS 的诊断标准

	起病	氧合障碍程度	X 线胸片	肺动脉嵌顿压
急性肺损伤	急性	$PaO_2/FiO_2 \leqslant 300mmHg$	双肺有斑片状阴影	肺动脉嵌顿压 ≤18mmHg，或无左心房压力增高的临床证据
ARDS	急性	$PaO_2/FiO_2 \leqslant 200mmHg$	双肺有斑片状阴影	肺动脉嵌顿压 ≤18mmHg，或无左心房压力增高的临床证据

急性肺损伤：①急性起病。②$PaO_2/FiO_2 \leqslant 300mmHg$（不管 PEEP 水平）。③正位 X 线胸片显示双肺均有斑片状阴影。④肺动脉嵌顿压 ≤ 18mmHg，或无左心房压力增高的临床证据。诊断 ARDS 除要满足上述急性肺损伤的诊断标准外，PaO_2/FiO_2 需 ≤200mmHg，反映肺损伤程度更严重。

该标准与以往标准有很大区别：①PEEP 改善氧合的效应具有时间依赖性，而且其水平的提高与氧合改善并不呈正相关，因此不考虑 PEEP 水平。②医师的经验及指征掌握等许多因素均影响机械通气应用，可因未及时采用机械通气，而使患者延误诊断，因此，也不把机械通气作为诊断条件。③肺动脉嵌顿压 ≤18mmHg 作为诊断条件，有助于排除心源性肺水肿。④与以往诊断标准中的 $PaO_2/FiO_2 \leqslant 100~150mmHg$ 相比，$PaO_2/FiO_2 \leqslant 200mmHg$ 作为诊断条件能使 ARDS 患者更早的得到诊断和治疗。

Moss 等将欧美 ARDS 标准与 Murray 的评分标准作比较，结果显示对于具有明确 ARDS 危险因素的患者来说，特异性分别为 96% 和 94%，灵敏度分别为 100% 和 81%，诊断准确率分别为 97% 和 90%，显然前者优于后者。对于无明确 ARDS 危险因素患者来说，欧美 ARDS 标准也略优于 Murray 的评分标准。因此，欧美 ARDS 诊断标准对临床更有价值，目前已被广泛采用。

二、鉴别诊断

ARDS 突出的临床征象为肺水肿和呼吸困难。在诊断标准上无特异性，因此需要与其他能够引起和 ARDS 症状类似的疾病相鉴别。

1. 心源性肺水肿　见于冠心病、高血压性心脏病、风湿性心脏病和尿毒症等引起的急性左心功能不全。其主要原因是左心功能衰竭，致肺毛细血管静水压升高，液体从肺毛细血管漏出，至肺水肿和肺弥散功能障碍，水肿液中蛋白含量不高。而 ARDS 的肺部改变主要是由于肺泡毛细血管膜损伤，致通透性增高引起的肺间质和肺泡性水肿，水肿液中蛋白含量增高。根据病史、病理基础和临床表现，结合 X 线胸片和血气分析等，可进行鉴别诊断（表 6 - 3）。

表 6 - 3　ARDS 与心源性肺水肿的鉴别诊断

	ARDS	心源性肺水肿
发病机制	肺实质细胞损害、肺毛细血管通透性增加	肺毛细血管静水压升高
起病	较缓	急
病史	感染、创伤、休克等	心血管疾病
痰的性质	非泡沫状稀血样痰	粉红色泡沫痰
痰内蛋白含量	高	低
痰中蛋白/血浆蛋白	>0.7	<0.5
体位	能平卧	端坐呼吸
胸部听诊	早期可无啰音	湿啰音主要分布于双肺底
	后期湿啰音广泛分布，不局限于下肺	
肺动脉嵌顿压	<18mmHg	>18mmHg
X 线		
心脏大小	正常	常增大
血流分布	正常或对称分布	逆向分布
叶间裂	少见	多见
支气管血管袖	少见	多见
胸膜渗出	少见	多见
支气管气象	多见	少见
水肿液分布	斑片状，周边区多见	肺门周围多见
治疗		
强心利尿	无效	有效
提高吸入氧浓度	难以纠正低氧	低氧血症可改善

2. 其他非心源性肺水肿　ARDS 属于非心源性肺水肿的一种，但其他多种疾病也可导致非心源性肺水肿，如肝硬化和肾病综合征等。另外还可见于胸腔抽液、抽气过多、过快或抽吸负压过大，使胸膜腔负压骤然升高形成的肺复张性肺水肿。其他少见的情况有纵隔肿瘤、肺静脉纤维化等引起的肺静脉受压或闭塞，致肺循环压力升高所致的压力性肺水肿。此类患者的共同特点为有明确的病史，肺水肿的症状、体征及 X 线征象出现较快，治疗后消失也

快。低氧血症一般不重，通过吸氧易于纠正。

3. 急性肺栓塞　各种原因导致的急性肺栓塞，患者突然起病，表现为剧烈胸痛、呼吸急促、呼吸困难、烦躁不安、咯血、发绀和休克等症状。动脉血氧分压和二氧化碳分压同时下降，与 ARDS 颇为相似。但急性肺栓塞多有长期卧床、深静脉血栓形成、手术、肿瘤或羊水栓塞等病史，查体可发现气急、心动过速、肺部湿啰音、胸膜摩擦音或胸腔积液、肺动脉第二音亢进伴分裂、右心衰竭和肢体肿胀、疼痛、皮肤色素沉着、深静脉血栓体征。X 线胸片检查可见典型的三角形或圆形阴影，还可见肺动脉段突出。典型的心电图可见 I 导联 S 波加深、Ⅲ导联 Q 波变深和 T 波倒置（即 s I QTⅢ改变）、肺性 P 波、电轴右偏、不完全或完全性右束支传导阻滞。D－二聚体（＋）。选择性肺动脉造影和胸片结合放射性核素扫描可确诊本病。

4. 特发性肺间质纤维化　此病病因不明，临床表现为刺激性干咳、进行性呼吸困难、发绀和持续性低氧血症，逐渐出现呼吸功能衰竭，可与 ARDS 相混淆。但本病起病隐袭，多属慢性经过，少数呈亚急性；肺部听诊可闻及高调的、爆裂性湿性啰音，声音似乎非常表浅，如同在耳边发生一样，具有特征性；血气分析呈 I 型呼吸衰竭（动脉血氧分压降低，二氧化碳分压降低或不变）；X 线胸片可见网状结节影，有时呈蜂窝样改变；免疫学检查示 IgG 和 IgM 常有异常；病理上以广泛间质性肺炎和肺间质纤维化为特点；肺功能检查可见限制性通气功能障碍和弥散功能降低。

5. 慢性阻塞性肺疾病并发呼吸衰竭　此类患者既往有慢性胸、肺疾患病史，常于感染后发病；临床表现为发热、咳嗽、气促、呼吸困难和发绀；血气分析示动脉血氧分压降低，多合并有二氧化碳分压升高。而 ARDS 患者既往心肺功能正常，血气分析早期以动脉低氧血症为主，二氧化碳分压正常或降低；常规氧疗不能改善低氧血症。可见，根据病史、体征、X 线胸片、肺功能和血气分析等检查不难与 ARDS 鉴别。

（田铁英）

第五节　治　疗

ARDS 是 MODS 的一个重要组成部分，对 ARDS 的治疗是防治 MODS 的一部分。其原因为纠正缺氧，提高全身氧输送，维持组织灌注，防止组织进一步损伤，同时尽可能避免医源性并发症，主要包括液体负荷过高、氧中毒、容积伤和院内感染。在治疗上可分为病因治疗和支持治疗。调控机体炎症反应和以纠正病理生理改变为基础的肺保护性通气策略始终是 ARDS 主要的研究方向。目前对于 ARDS 肺毛细血管通透性增加、肺泡上皮受损以及失衡的炎症反应而言，缺乏特异且有效的治疗手段。主要限于器官功能支持及全身支持治疗，呼吸支持治疗为缓解肺损伤的发展创造时间、为促进肺组织恢复和减轻炎症反应提供可能，肺保护性通气是近十多年来 ARDS 机械通气策略的重大突破，但大量阴性结果的 RCT 使得肺保护性机械通气策略面临前所未有的争议和挑战。

一、病因治疗

病因治疗仍是治疗、控制 ARDS 的关键。

1. 控制致病因素　原发病是影响 ARDS 预后和转归的关键，及时去除或控制致病因素是 ARDS 治疗最关键的环节。主要包括充分引流感染灶、有效的清创和使用合理的抗生素。当然，腹腔、肺部感染的迁延，急性胰腺炎的发展等都使病因治疗相当困难。

2. 调控机体炎症反应 ARDS 作为机体过度炎症反应的后果，SIRS 是其根本原因，调控炎症反应不但是 ARDS 病因治疗的重要手段，而且也可能是控制 ARDS、降低病死率的关键。近年来，国内外学者对 SIRS 的调控治疗进行了大量研究：①糖皮质激素：糖皮质激素是 ARDS 治疗中最富有争议的药物。前瞻性、多中心、安慰剂对照试验显示，ARDS 早期应用大剂量激素，不能降低病死率，同时可能增加感染的发生率。1998 年 Meduri 进行的临床研究显示，糖皮质激素可明显改善 ARDS 肺损伤，降低住院病死率，但该研究样本量较小，需进一步扩大样本量，进行多中心的对照研究。近几年有研究显示 ARDS 晚期应用糖皮质激素有助于阻止肺纤维化的进展，可改善患者生存率。但应用的同时必须监测患者病情，防止并发或加重感染；其作用也有待于进一步大规模临床、前瞻、对照研究进行验证。②环氧化酶抑制剂及前列腺素 E_1：布洛芬、消炎痛等环氧化酶抑制剂对炎症反应有强烈抑制作用，可改善 ARDS 炎症反应，降低体温和心率。前列腺素 E_1 具有扩张血管、抑制血小板聚集和调节炎症反应、降低肺动脉和体循环压力、提高心排血量、氧合指数和组织供氧量的作用。但有关前列腺素 E_1 对 ARDS 的治疗作用尚不肯定，需进一步研究明确其作用。③酮康唑：酮康唑是强烈的血栓素合成酶抑制剂，对白三烯的合成也有抑制作用。初步的临床研究显示，对于全身性感染等 ARDS 高危患者，酮康唑治疗组 ARDS 患病率明显降低；而对于 ARDS 患者，酮康唑能明显降低病死率。④己酮可可碱：己酮可可碱是一种磷酸二酯酶抑制剂。在全身性感染和 ARDS 的动物实验研究中，己酮可可碱能明显抑制白细胞趋化和激活，对肿瘤坏死因子等炎症性细胞因子的表达具有明显抑制效应。但己酮可可碱对 ARDS 的临床疗效尚不肯定，需进一步临床研究证实。⑤内毒素及细胞因子单抗：内毒素单克隆抗体、细菌通透性增高蛋白可阻断内毒素对炎性细胞的激活，而 TNF、IL-1 和 IL-8 等细胞因子单克隆抗体或受体拮抗剂（IL-1Ra）可直接中和炎症介质，在动物实验中均能防止肺损伤发生，降低动物病死率，结果令人鼓舞。但针对细胞因子等炎症介质的免疫治疗措施在感染及 ARDS 患者的临床试验均未观察到肯定疗效。

二、呼吸支持治疗

纠正低氧血症是 ARDS 治疗的首要任务，早期有力的呼吸支持是 ARDS 治疗的主要手段，其根本目的是保证全身氧输送，改善组织细胞缺氧。氧疗是最基本的纠正 ARDS 低氧血症、提高全身氧输送的支持治疗措施。

临床上有多种氧疗装置可供选择和应用，在选择氧疗装置时需考虑到患者低氧血症的严重程度，装置给氧浓度的精确性，患者的舒适度及对氧疗的依从性等。Beers 将氧疗装置依据流速的高低分为两大类（表6-4）：低流速系统和高流速系统。低流速系统给氧的流速较低，一般 <6L/min，患者每次吸入的为氧疗装置送出氧与室内空气混合的气体，因此吸入的氧浓度是可变化的，它取决于氧气流速、患者呼吸的频率和潮气量。高流速系统则以高流速给氧，通常超过患者每钟通气量的 4 倍，患者的呼吸方式对吸入氧浓度没有影响。

表6-4　低流速系统和高流速氧疗系统氧流速与吸入氧浓度关系

氧疗系统	氧疗装置	氧流速（L/min）	吸入氧浓度（%）
低流速氧疗系统	鼻导管或鼻塞	1	25
		2	29
		3	33
		4	37
		5	41
		6	45
	简单面罩	0.5~4	24~40
		5~6	40
		6~7	50
		7~8	60
	附贮袋面罩	6	60
		7	70
		8	80
		9	90
		10	>99
	非重复呼吸面罩	4~10	60~100
高流速氧疗系统	Venturi 面罩	3（80）*	24
		6（68）	28
		9（50）	40
		12（50）	0.40
		15（41）	0.50

注：*括号内数值表示进入面罩的空气流量。

当常规氧疗不能纠正低氧血症和缓解呼吸窘迫时，应早期积极进行气管插管实施机械通气，使患者不致死于早期严重的低氧血症，为治疗赢得时间。近年来，呼吸支持治疗取得长足的进步，并系统地提出机械通气治疗的新策略，主要包括以下内容。

1. 小潮气量　避免高潮气量、限制气道平台压。

小潮气量通气是 ARDS 病理生理改变的要求和结果："小肺"或"婴儿肺"是 ARDS 的特征，ARDS 参与通气的肺容积显著减少，大量研究显示，常规或大潮气量通气易导致肺泡过度膨胀和气道平台压力过高，激活炎症细胞，促进炎症介质释放增加，引起或加重肺泡上皮细胞和肺泡毛细血管内皮细胞损伤，产生肺间质或肺泡水肿，导致呼吸机相关肺损伤以及肺外器官如肠道、肾脏损伤，诱发多器官功能障碍综合征。因此，ARDS 患者应避免高潮气量和高气道平台压，应尽早采用小潮气量（6mL/kg 理想体重，参见表6-5下注所示公式计算理想体重）通气，并使吸气末气道平台压力不超过 $30cmH_2O$。

目前5个多中心、随机、对照试验比较了常规潮气量与小潮气量通气对 ARDS 病死率的影响（表6-5）。其中3项研究显示患者病死率均无显著改变。Amato 和 NIH ARDSNet 的研究则表明，与常规潮气量通气组比较，小潮气量通气组 ARDS 患者病死率显著降低。进一步对比分析各项研究显示，阴性结果的研究中常规潮气量组和小潮气量组的潮气量差别较小，可能是导致阴性结果的主要原因之一。可见，ARDS 患者应采用小潮气量通气。

潮气量个体化的选择和实施：ARDS 患者由于病因、病变类型和病变累及范围不同，塌陷肺泡区域大小、分布不同，导致肺的不均一性，患者正常通气肺泡的数量和容积存在显著差异。尽管 ARDSNet 的研究发现 6mL/kg 的小潮气量可以降低 ARDS 患者的病死率，但随后的研究和临床工作中均发现不是所有 ARDS 患者都适合 6mL/kg 的潮气量，如何实现潮气量的个体化选择呢？

表 6 - 5　MH ARDSNet 机械通气模式和参数设置方法

通气模式——容量辅助/控制通气													
潮气量 6mL/kg（理想体重*）													
保持气道平台压 <30cmH_2O													
潮气量 6mL/kg 时气道平台压 >30cmH_2O，减少潮气量至 4mL/kg（理想体重）													
动脉血氧饱和度或经皮血氧饱和度 88% ~95% 之间													
不同 FiO_2 对应的预期 PEEP 水平													
FiO_2	0.3	0.4	0.4	0.5	0.5	0.6	0.7	0.7	0.7	0.8	0.9	0.9	0.9	1.0
PEEP	5	5	8	8	10	10	10	12	14	14	16	18	20 ~24

注：* 理想体重的计算公式
男性 = 50 + 2.3 [身高（英尺）- 60] 或 50 + 0.91 [身高（cm）- 152.4]；
女性 = 45.5 + 2.3 [身高（英尺）- 60] 或 45.5 + 0.91 [身高（cm）- 152.4]。

结合平台压设置潮气量较合理：ARDS 机械通气期间肺泡内压过高是产生呼吸机相关肺损伤的重要原因之一，气道平台压能够客观反映肺泡内压。Amato 对上述 5 项多中心、随机、对照研究进行综合分析，结果显示 4 项研究（NIH ARDSNet 研究除外）中小潮气量通气组气道平台压力低于 30cmH_2O，而常规潮气量通气组高于 30cmH_2O。然而进一步研究发现随着平台压的降低（ >33cmH_2O、27 ~33cmH_2O、23 ~27cmH_2O、<23cmH_2O 四组），患者的病死率显著下降，即使平台压已经小于 30cmH_2O，仍需考虑是否可进一步降低潮气量，降低平台压，改善患者预后。对于应用 6mL/kg 潮气量，平台压仍在 28 ~30cmH_2O 以上的患者，提示肺顺应性差，病情较重，需要逐步降低潮气量，降低平台压。Terragni 等的研究中以控制气道平台压在 25 ~28cmH_2O 为目标，减小潮气量至 4mL/kg，减轻肺的炎症反应，减轻肺损伤。因此，结合患者的平台压设置潮气量较合理，限制平台压在 28cmH_2O 以下，甚至更低。提示 ARDS 机械通气时应限制气道平台压力，以防止肺泡内压过高，这可能比限制潮气量更为重要。

肺顺应性指导潮气量的设定：顺应性差的患者给予较小的潮气量，控制其平台压，减轻肺损伤。Deans 对 ARDSNet 的研究分析发现，对于基础肺顺应性下降不明显、顺应性较好的患者，若仍给予 6mL/kg 潮气量，病死率是增加的；而肺顺应性差的患者给予 6mL/kg 潮气量预后会改善。Brander 等研究发现：肺顺应性越好，患者所需潮气量越大；肺顺应性越差，所需潮气量越小。但由于患者胸腔肺容积和胸壁顺应性的差异，潮气量与顺应性之间暂无明确的换算关系，限制了临床的实施。

根据肺组织应力和应变选择潮气量更为科学：目前认为引起 VILI 的始动因素是肺组织整体和局部异常的应力和应变（stress/strain）。ARDS 患者可以根据不同的 FRC 设置潮气量，以控制应力和应变在安全范围内（目前认为应力上限为 27cmH$_2$O、应变上限为 2cmH$_2$O）。即低 FRC 患者需要小潮气，而相对较高的 FRC 患者则可能应给予较大潮气量。可见，依据肺组织应力和应变有助于潮气量的个体化设置。与平台压相比，肺组织应力更为直接地反映了肺组织力学改变。由于去除了胸壁顺应性的影响，肺组织应力直接反映了克服肺组织弹性阻力所需要的压力。与平台压相比，依据肺组织应力和应变设置潮气量的方法更为合理。目前 FRC 和跨肺压的床旁监测已成为可能，依据肺组织应力和应变设定潮气量为临床医生提供新的途径。

ARDS 患者机械通气时应采用小潮气量（6mL/kg 以下）通气，同时限制气道平台压力不超过 30cmH$_2$O，以避免呼吸机相关肺损伤和肺外器官损伤，防止多器官功能障碍综合征，最终能够降低 ARDS 病死率。

高碳酸血症不再是限制小潮气量实施的主要原因：高碳酸血症是小潮气量通气最常见的并发症。虽然有研究发现 ARDS 患者可以耐受一定程度的 PaCO$_2$ 升高，但急性二氧化碳升高导致包括脑及外周血管扩张、心率加快、血压升高和心排血量增加等一系列病理生理学改变。颅内压增高是应用允许性高碳酸血症的禁忌证，而某些代谢性酸中毒的患者合并允许性高碳酸血症时，严重的酸血症可能抑制心肌收缩力，降低心脏和血管对儿茶酚胺等药物的反应性。PaCO$_2$ 升高至 80mmHg 以上时，需考虑增加呼吸频率（40 次/分），补充碳酸氢钠（最高剂量 20mEq/h）等方法处理，若 PaCO$_2$ 仍高时可用体外膜肺清除 CO$_2$，随着科学技术和医疗水平的提高，体外膜肺清除 CO$_2$ 逐渐成为小潮气量通气顺利实施的有力保障。

2. 积极、充分肺复张　ARDS 广泛肺泡塌陷和肺水肿不但导致顽固的低氧血症，而且导致可复张肺泡反复吸气复张与呼气塌陷产生剪切力，导致呼吸机相关肺损伤。大量临床和实验研究均表明，适当水平呼气末正压（PEEP）防止呼气末肺泡塌陷，改善通气/血流比值失调和低氧血症。另一方面消除肺泡反复开放与塌陷产生的剪切力损伤。另外还可减少肺泡毛细血管内液体渗出，减轻肺水肿。因此，ARDS 患者应在充分肺复张的前提下，采用适当水平的 PEEP 进行机械通气。

充分肺复张是应用 PEEP 防止肺泡再次塌陷的前提。PEEP 维持塌陷肺泡复张的功能依赖于吸气期肺泡的充张程度，吸气期肺泡充张越充分，PEEP 维持塌陷肺泡复张的程度越高。

（1）肺复张手法（recruitment maneuver，RM）：是在可接受的气道峰值压范围内，间歇性给予较高的复张压，以期促使塌陷的肺泡复张进而改善氧合。目前常用的 RM 方式主要包括控制性肺膨胀（sustained inflation，SI）、PEEP 递增法（incre - mental PEEP，IP）及压力控制法（PCV 法）（图 6 - 2）。

控制性肺膨胀：控制性肺膨胀的实施是在机械通气时采用持续气道正压的方式，一般设置正压水平 30 ~ 45cmH$_2$O，持续 30 ~ 40 秒，然后调整到常规通气模式。

PEEP 递增法：PEEP 递增法的实施是将呼吸机调整到压力模式，首先设定气道压上限，一般为 35 ~ 40cmH$_2$O，然后将 PEEP 每 30 秒递增 5cmH$_2$O，气道高压也随之上升 5cmH$_2$O，为保证气道压不大于 35cmH$_2$O，高压上升到 35cmH$_2$O 时，可每 30 秒递增 PEEP 5cmH$_2$O，直至 PEEP 为 35cmH$_2$O，维持 30 秒。随后每 30 秒递减 PEEP 和气道高压各 5cmH$_2$O，直到实施肺复张前水平。

压力控制法：压力控制法的实施是将呼吸机调整到压力模式，同时提高气道高压和PEEP 水平，一般高压 40 ~ 45cmH$_2$O，PEEP 15 ~ 20cmH$_2$O，维持 1 ~ 2min，然后调整到常规通气模式。

临床上肺复张手法的实施应考虑到患者的耐受性，可予以充分的镇静以保证 RM 的顺利实施。由于 ARDS 患者存在程度不等的肺不张，因此，打开塌陷肺泡所需的跨肺压也不同。实施 RM 时临床医师需结合患者具体情况选择合适的肺复张压力。

（2）肺复张效果的评价：如何评价肺泡复张效果，目前还无统一认识。CT 是测定肺复张容积的金标准，但无法在床边实时开展。目前临床上常用肺复张后氧合指数≥400mmHg 或反复肺复张后氧合指数变化 < 5%，来判断是否达到完全复张。也可用 PaO$_2$ + PaCO$_2$ ≥ 400mmHg（吸入氧浓度 100%）评价肺复张的效果，Borges 等通过观察复张后氧合和胸部 CT 的关系，发现 PaO$_2$ + PaCO$_2$ ≥ 400mmHg（吸入氧浓度 100%）时，CT 显示只有 5% 的肺泡塌陷，而且 PaO$_2$ + PaCO$_2$ ≥ 400mmHg 对塌陷肺泡的预测 ROC 曲线下面积 0.943，说明 PaO$_2$ + PaCO$_2$ ≥ 400mmHg 是维持肺开放可靠指标。此外，电阻抗法评价肺开放效果尚处于实验阶段。目前临床上还可根据 P – V 曲线和呼吸力学的变化判断肺复张效果。

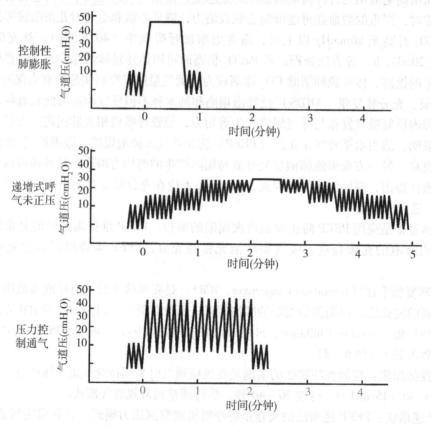

图 6 – 2　肺复张手法实施过程压力 – 时间波型

（3）肺复张的影响因素：肺复张对 ARDS 预后影响的不确定性可能与多种因素有关，以下因素影响患者对肺复张的反应性：导致 ARDS 的病因、肺损伤的严重程度、患者的病程、实施肺复张的压力、时间和频率、不同的肺复张方法、患者的体位、肺的可复张性等。

3. 最佳 PEEP 的滴定　ARDS 最佳 PEEP 的水平目前存在争议。尽管如此，Barbas 等通过荟萃分析比较了不同 PEEP 对 ARDS 患者生存率的影响，结果表明 PEEP > 12cmH$_2$O 尤其是高于 16cmH$_2$O 明显改善患者生存率。通过胸部 CT 观察 PEEP 肺泡复张效应的研究也显示，PEEP 水平为肺静态压力 – 容积曲线低位转折点对应的压力（Pflex）+2cmH$_2$O 通气条件下仍有大量肺泡塌陷。2003 年由 Slutsky 等进行的一项临床研究显示，NIH ARDSNet 研究中小潮气量通气组呼吸频率较快，导致呼气不完全，产生一定水平的内源性 PEEP（5.8 ± 3.0）cmH$_2$O，使得总 PEEP 水平升高，可达（16.3 + 2.9）cmH$_2$O，而常规潮气量组呼吸频率较慢，内源性 PEEP 仅（1.4 ± 1.0）cmH$_2$O，总 PEEP 为（11.7 + 0.9）cmH$_2$O，显著低于小潮气量通气组，故小潮气量通气组患者病死率的降低可能部分源于高水平 PEEP 的维持塌陷肺泡复张效应。提示，ARDS 需要设置较高水平 PEEP 防止呼气末肺泡塌陷。

ARDS 患者 PEEP 的设置方法目前缺乏大规模、前瞻、随机、对照研究，无统一标准，实验和临床研究的设置方法各不相同。目前主要有以下几种方法：①上述 NIH ARDSNet 关于小潮气量的对比研究中，依赖氧合障碍的严重程度以及维持足够氧合所需的吸入氧浓度（FiO$_2$）来设置 PEEP，从表 6 – 5 中可见，该方法以维持一定动脉血氧饱和度为目标，所需 FiO$_2$ 越高，设置的 PEEP 水平也越高。故 PEEP 的设置基于患者氧合障碍的严重程度，但 PEEP 维持肺泡复张的效应如何不明确。②一些专家认为依据床边测定的肺顺应性来滴定 PEEP 水平，即设置为获得最大顺应性所需的 PEEP 水平，但最大顺应性并不代表最佳的肺泡复张。③以 Pflex 作为设置 PEEP 的依据（Pflex + 2cmH$_2$O），该方法综合考虑 PEEP 对动脉氧合和心排出量的影响，但 Pflex 对应的压力仅代表塌陷肺泡开始复张，随着气道压力的升高，塌陷肺泡的复张仍在继续，故 Pflex + 2cmH$_2$O 也不能反映充分的肺泡复张。

上述方法各有利弊，近来有学者提出新的 PEEP 设置方法。①Lahhaman 和 Amato 等学者提出肺泡充分复张后依据 PEEP 变化引起的动脉血氧分压变化来选择 PEEP。即 PEEP 递增法复张塌陷肺泡后逐步降低 PEEP，当动脉氧分压较前一次 PEEP 对应的值降低 5% 以上时提示肺泡重新塌陷，则动脉氧分压显著降低前的 PEEP 为最佳 PEEP。②Slutsky 和 Ranieri 等提出通过测定恒定流速、容量控制通气条件下气道压力，时间曲线吸气支的应激指数（stress index）来确定 ARDS 患者的 PEEP 水平，应激指数位于 0.9 和 1.1 之间时，提示塌陷肺泡充分复张，该指数对应的 PEEP 为最佳 PEEP。可见，上述两种方法从维持塌陷肺泡复张的角度设置 PEEP，更加符合 ARDS 的病理生理改变，可能成为设置 PEEP 的主要方法，但其临床实用和可靠性需要循证医学的证据加以证实。③2010 年 Zhao 等在床边利用 EIT，通过观察塌陷和复张肺组织容积分布的变化及肺组织均一性的改变来滴定最佳 PEEP，EIT 法来滴定 PEEP 不再局限于既往单纯呼吸力学和氧合的变化，而是着眼于使用合适 PEEP 后，ARDS 肺病理生理、组织形态学的改善，并且 EIT 可以在床旁即时反映整体及局部肺的容积变化，从而直观、快速反映肺复张和 PEEP 的效果、指导肺开放策略的实施，具有一定的优势和临床应用前景。④2010 年 Sinderby 等利用单次潮气量和膈肌电活动电位（Edi）比值来滴定最佳 PEEP，为 PEEP 选择提供全新的视角和理念。

4. 调整吸呼比　吸呼比影响肺内气体分布和通气/血流比值。对于 ARDS 患者，采用反比通气，有助于传导气道与肺泡之间气体的均匀分布；延长气体交换时间；升高平均肺泡压力，改善通气/血流比值，纠正低氧血症；降低气道峰值压力，减少气压伤的可能性；形成内源性 PEEP（PEEPi），有助于时间常数长的肺泡保持复张状态，改善通气/血流比值。当然，通过延长吸气时间而产生的 PEEPi 与外源性 PEEP 不同，PEEPi 有助于稳定时间常数长的肺泡，而外源性 PEEP 主要使时间常数短的肺泡趋于稳定；辅助通气时，患者触发吸气需额外做功克服 PEEPi，增加呼吸负荷；PEEPi 难以监测和调节，且 ARDS 肺单位以时间常数短的肺泡为主，因此，临床多采用外源性 PEEP 治疗 ARDS。

5. 保留自主呼吸　采用保留部分自主呼吸的通气模式是 ARDS 呼吸支持的趋势。部分通气支持模式可部分减少对机械通气的依赖，降低气道峰值压，减少对静脉回流和肺循环的影响，从而可能通过提高心排出量而增加全身氧输送；有助于使塌陷肺泡复张，而改善通气/血流比值；可减少镇静剂和肌松剂的使用，保留患者主动运动能力和呼吸道清洁排痰能力，减少对血流动力学和胃肠运动的干扰，同时，有助于早期发现合并症。当然，部分通气支持尚存在一些问题，例如自主呼吸引起胸腔内压降低，可能使肺泡的跨肺压增大，有可能增加气压伤的危险性，需进一步研究观察。

压力预设通气为减速气流，吸气早期的气流高，有助于塌陷肺泡复张，也有助于低顺应性肺泡的充气膨胀，改善肺内气体分布和通气/血流比值；吸气期气道压力恒定，使肺泡内压不会超过预设压力水平，可防止跨肺压过高，同时气道压力恒定，防止气道峰值压力过高，均可降低气压伤发生的可能性；气道平均压力较恒流高，有利于肺泡复张，改善氧合；减速气流与生理条件下的气流类似，患者易耐受，减少人机对抗。由此可见，ARDS 患者采用减速气流的通气模式更为有益。常用的支持自主呼吸的压力预设通气主要包括压力支持通气（PSV）、容量支持通气（VSV）、气道压力释放通气（APRV）及双相气道压力正压通气（BIPAP）等。

双相气道正压通气（BIPAP）是一种定时改变 CPAP 水平的通气模式，可支持患者的自主呼吸。高水平 CPAP 促使肺泡扩张，CPAP 的压力梯度、肺顺应性、气道阻力及转换频率决定肺泡通气量。在无自主呼吸情况下，BIPAP 实际上就是压力控制通气，但有自主呼吸时，自主呼吸可在高、低两个水平 CPAP 上进行。目前认为 BIPAP 是实施低潮气量通气的最佳模式之一。容量支持通气（VSV）是 PSV 的改进模式，通过自动调节 PSV 支持水平，使潮气量保持恒定，具有较好的应用前景。另外，成比例通气（PAV）是一种新型的通气模式，吸气期呼吸机提供与患者吸气气道压力成比例的辅助压力，而不控制患者的呼吸方式。该通气模式需要患者具有正常的呼吸中枢驱动。采用 PAV 时，患者较舒适，可减少人机对抗和对镇静剂的需求量；同时利于恢复和提高患者的呼吸控制能力，适应自身通气的需求。可见，PAV 是根据患者自主呼吸设计的通气模式，更接近于生理需求，或许是治疗 ARDS 的更有前途的通气模式。

6. 俯卧位通气　ARDS 病变分布不均一，重力依赖区更易发生肺泡塌陷和不张，相应地塌陷肺泡的复张较为困难。俯卧位通气降低胸膜腔压力梯度，减少心脏的压迫效应，促进重力依赖区肺泡复张，有利于通气/血流失调和氧合的改善，同时还有助于肺内分泌物的引流，利于肺部感染的控制。俯卧位通气是 ARDS 肺保护性通气策略的必要补充。既往研究显示即使已经采用小潮气量肺保护性通气和积极肺复张，仍有 10% ~ 16% 的重症 ARDS 患者死于严重低氧血症。可见严重、顽固性低氧血症仍是十分棘手的临床难题。俯卧位时通过体位改变改善肺组织压力梯度，改变重力依赖区和非重力依赖区的分布，明显减少背侧肺泡的过度膨胀和肺泡反复塌陷 - 复张，减小肺组织应力、改善肺均一性，改善氧合，并且减少肺复张时的压力和 PEEP 水平，避免或减轻呼吸机相关肺损伤。另外，俯卧位后体位的改变有利于气道分泌物的引流。因此，俯卧位不仅有利于氧合改善，减轻肺损伤，还有助于气道分泌物的引流，有利于肺部炎症的控制。早期的研究发现俯卧位通气虽然能够改善 ARDS 患者氧合，对病死率影响不大。新近的 meta 分析发现对于严重 ARDS 患者（氧合指数低于100mmHg）俯卧位通气不仅可以改善氧合，还可以明显改善患者预后。

俯卧位的持续时间及病情严重程度影响俯卧位的效果。俯卧位的持续时间长短与患者病情的严重程度及导致 ARDS 原因有关，肺损伤越严重，需要俯卧位时间越长，有研究发现对于重症 ARDS 患者，俯卧位的时间甚至需要长达 20h/天；另外，肺内原因的 ARDS 对俯卧位反应慢，需要时间长，肺外原因的 ARDS 患者俯卧位后氧合改善较快，需时间相对较短。一般建议看到氧合不再升高时应该停止俯卧位通气。

俯卧位通气可通过翻身床来实施，实施过程中避免压迫气管插管，注意各导管的位置和连接是否牢靠。没有翻身床的情况下，需在额部、双肩、下腹部和膝部垫入软垫。防止压迫性损伤和胸廓扩张受限。

俯卧位通气伴随危及生命的潜在并发症，包括气管内插管及中心静脉导管的意外脱落。但予以恰当的预防，这些并发症是可以避免的。对于合并有休克、室性或室上性心律失常等的血流动力学不稳定患者，存在颜面部创伤或未处理的不稳定性骨折的患者，为俯卧位通气的禁忌证。

7. 45°半卧位　机械通气患者平卧位易于发生院内获得性肺炎。研究表明，由于气管内插管或气管切开导致声门的关闭功能丧失，机械通气患者胃肠内容物易于反流误吸进入下呼吸道，是发生院内获得性肺炎的主要原因。前瞻性、随机、对照试验观察了机械通气患者仰卧位和半卧位院内获得性肺炎的发生率，结果显示平卧位和半卧位（头部抬高45°以上）可疑院内获得性肺炎的发生率分别为34%和8%（$P = 0.003$），经微生物培养确诊后发生率分别为23%和5%（$P = 0.018$）。可见，半卧位显著降低机械通气患者院内获得性肺炎的发生。进一步相关分析显示，仰卧位和肠内营养是机械通气患者发生院内获得性肺炎的独立危险因素，哥拉斯格评分低于9分则是附加因素，进行肠内营养的患者发生院内感染肺炎的概率最高。因此，机械通气患者尤其对于进行肠内营养或（和）昏迷患者，除颈部术后、进行操作、发作性低血压等情况下保持平卧位外，其余时间均应持续处于半卧位，以减少院内获得性肺炎的发生。

8. 每日唤醒、进行自主呼吸测试　机械通气一方面纠正低氧血症，改善肺泡通气，促进肺泡复张，降低患者呼吸做功，另一方面可产生呼吸机相关肺炎、呼吸机相关肺损伤、呼吸机依赖等并发症。因此，机械通气期间应客观评估患者病情，相应作出合理的临床决策，每日唤醒、适时进行 SBT，尽早脱机拔管，尽可能缩短机械通气时间。

自主呼吸测试（SBT）的目的是评估患者是否可终止机械通气。因此，当患者满足以下条件时，应进行 SBT，以尽早脱机拔管。需要满足的条件包括：①清醒。②血流动力学稳定（未使用升压药）。③无新的潜在严重病变。④需要低的通气条件及 PEEP。⑤面罩或鼻导管吸氧可达到所需的 FiO_2。如果 SBT 成功，则考虑拔管。SBT 可采用 $5cmH_2O$ 持续气道压通气或 T 管进行（图 6 - 3）。

最近前瞻、随机、多中心、对照研究表明，对达到上述条件的机械通气患者每日进行SBT，可缩短机械通气时间，提高脱机拔管成功率。SBT 方式包括 T 管、$5cmH_2O$ 持续气道正压通气（CPAP）或低水平（依据气管插管的内径采用 5～10cmH₂O）的压力支持通气。另外，有研究对比了 SBT 持续 30min 与 120min 对患者的影响，结果显示两种 SBT 时间对患者成功脱机拔管和再插管率均无显著差异，而 SBT 持续 30min 组 ICU 停留时间和总住院时间均显著缩短（表 6－6）。故 SBT 推荐持续 30min。需要指出的是该方法也适用于 ALI/ARDS 以外的机械通气患者。

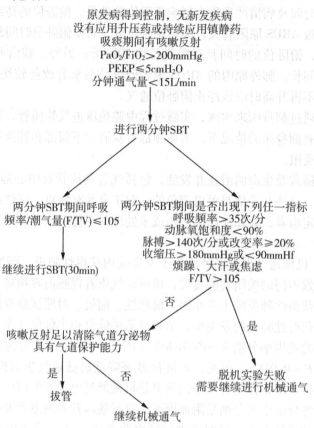

图 6－3　自主呼吸试验流程

表 6－6　SBT 持续时间（30min 和 120min）对患者的影响

	SBT 时间（分钟）		P
	30	120	
病人数（例）	270	256	
脱机拔管率（%）	87.8	84.4	0.32
SBT 失败率（%）	12.2	15.6	0.32
48h 无再插管率（%）	13.5	13.4	0.91
ICU 病死率（%）	13	9	0.18
住院病死率（%）	19	18	0.96
ICU 停留时间（天）	10	12	0.005
总住院时间（天）	22	27	0.02

9. 一氧化氮吸入 近年来一氧化氮在 ARDS 中的作用受到重视。其生理学效应主要表现为以下几方面：①调节肺内免疫和炎症反应：主要通过杀灭细菌、真菌及寄生虫等病原体而增强非特异性免疫功能，同时可抑制中性粒细胞的趋化、黏附、聚集和释放活性物质，减少炎性细胞释放 TNF - α、IL - 1、IL - 6、IL - 8 等炎症性细胞因子，减轻肺内炎症反应。②减轻肺水肿：吸入一氧化氮可选择性扩张肺血管、降低肺动脉压力，减轻肺水肿。③减少肺内分流：一氧化氮吸入后进入通气较好的肺泡，促进肺泡周围毛细血管的扩张，促进血液由通气不良的肺泡向通气较好的肺泡转移，从而改善通气/血流失调，降低肺内分流，改善气体交换，改善氧合。可见，吸入一氧化氮不仅对症纠正低氧，而且还具有病因治疗作用。吸入的一氧化氮很快与血红蛋白结合而失活，可避免扩张体循环血管，对动脉血压和心排出量无不良影响。一般认为，吸入低于 20ppm 的一氧化氮就能明显改善气体交换，而对平均动脉压及心排出量无明显影响。由于一氧化氮吸入改善顽固性低氧血症，能够降低呼吸机条件和吸入氧浓度，对需高通气条件和高吸入氧浓度的重度 ARDS 患者，可能减少医源性肺损伤，并赢得宝贵的治疗时间。

10. 补充外源性肺泡表面活性物质 肺泡表面活性物质有助于降低肺泡表面张力，防止肺泡萎陷和肺容积减少，维持正常气体交换和肺顺应性，阻止肺组织间隙的液体向肺泡内转移。ARDS 时，肺泡Ⅱ型上皮细胞损伤，表面活性物质合成减少；肺组织各种非表面活性蛋白如免疫球蛋白、血清蛋白、纤维蛋白、脂肪酸、溶血卵磷脂以及 C 反应蛋白等浓度大大增加，竞争表面活性物质在气液界面的作用，稀释表面活性物质的浓度，并且抑制磷脂和表面活性物质合成和分泌；导致肺泡表面活性物质明显减少和功能异常。补充外源性肺泡表面活性物质在动物试验和小儿患者取得了良好效果，能够降低肺泡表面张力，防止和改善肺泡塌陷，改善通气/血流比例失调、降低气道压力以及防止肺部感染。另外，有研究认为外源性补充肺泡表面活性物质还具有抑制微生物生长和免疫调节的作用。

目前关于表面活性物质对成人 ARDS 治疗的时机、使用方法、剂型（人工合成或来源于动物）、使用剂量、是否需要重复使用以及应用所采取的机械通气模式和参数设置等均需进行进一步的研究和探讨。

11. 液体通气 液体通气，特别是部分液体通气明显改善 ARDS 低氧血症和肺功能，可能成为 ARDS 保护性通气策略的必要补充。目前液体通气多以 Perflubron（有人译为潘氟隆，PFC）为氧气和二氧化碳的载体。其有效性机制包括以下几方面：①促进肺下垂部位和背部肺泡复张；PFC 的比重较高，进入肺内位于下垂部位或背部，使该区域肺内压升高，有效对抗由重力引起的附加静水压，促进肺泡复张。可见，PFC 的作用类似于 PEEP 的作用，但可避免 PEEP 引起的非下垂区域肺泡过度膨胀引起的气压伤以及心排出量下降的不良反应。②改善肺组织病变：PFC 可减轻血浆向肺泡内渗出，促进肺泡复张；PFC 比重较大，作为灌洗液将肺泡内渗出物及炎症介质稀释清除。③类表面活性物质效应：PFC 的表面张力低，进入肺泡可作为表面活性物质的有效补充。促进肺泡复张，改善通气/血流失调，纠正低氧血症。

尽管液体通气用于动物 ARDS 模型的研究已经取得相当成功的经验，但用于人类的研究尚处于初级阶段。由于液体通气的作用机制是针对 ARDS 的病理生理过程，故成为 ARDS 治疗的新途径。但液体通气需较强镇静甚至肌松抑制自主呼吸，循环易发生波动；PFC 的高放射密度，可能影响观察肺部病理改变；PFC 剂量和效果维持时间的进一步探讨均是应用液体通气需关注的方面。

12. 体外膜肺氧合 部分重症 ARDS 患者即使已经采用最优化的机械通气策略，仍然难以改善氧合，继而出现严重低氧血症和继发性器官功能障碍。体外膜肺氧合（extracorporealmembrane oxygenation，ECMO）是通过体外氧合器长时间体外心肺支持，也就是通过体外循环代替或部分代替心肺功能的支持治疗手段。重症低氧血症患者通过 ECMO 保证氧合和二氧化碳清除，同时积极治疗原发病，是重症 ARDS 患者的救援措施，可有效纠正患者气体交换障碍，改善低氧血症。2009 年 CESAR 和澳大利亚、新西兰用 ECMO 治疗重症甲型（H_1N_1）流感并发 ARDS 患者的多中心研究显示，若病因可逆的严重 ARDS 患者，通过 EC-MO 保证氧合和二氧化碳清除，同时采用较低机械通气条件，等待肺损伤的修复，能明显降低患者病死率。由此可见，对充分肺复张、俯卧位通气、高频震荡通气和 NO 吸入等措施仍然无效的 ARDS，ECMO 可能是不错的选择。

13. 神经电活动辅助通气 神经电活动辅助通气（neurally adjusted ventilatory assist，NA-VA）是一种新型的机械通气模式。NAVA 通过监测膈肌电活动信号（electrical activity of diaphragm，EAdi），感知患者的实际通气需要，并提供相应的通气支持。越来越多的研究显示NAVA 在肺保护方面有下列突出优势：①改善人机同步性，NAVA 利用 EAdi 信号触发呼吸机通气，不受内源性 PEEP 和通气支持水平的影响，与自身呼吸形式相匹配。②降低呼吸肌肉负荷。由于 NAVA 能保持良好的人机同步性，并且滴定合适的 NAVA 水平，从而提供最佳的压力支持，使得患者呼吸肌肉负荷显著降低。③有利于个体化潮气量选择，避免肺泡过度膨胀。NAVA 采用 EAdi 信号触发呼吸机送气和吸/呼气切换，通过患者自身呼吸回路反馈机制调节 EAdi 强度，从而实现真正意义的个体化潮气量选择。④增加潮气量和呼吸频率变异度，促进塌陷肺泡复张。动物实验证实潮气量的变异度增加能够促进塌陷肺泡复张，改善呼吸系统顺应性，同时降低气道峰压，减少肺内分流及无效腔样通气，改善肺部气体分布不均一性。研究表明 NAVA 潮气量大小的变异度是传统通气模式的两倍，更加接近生理变异状态。⑤有利于指导 PEEP 选择。由于 ARDS 大量肺泡塌陷和肺泡水肿，激活迷走神经反射，使膈肌在呼气末不能完全松弛，以维持呼气末肺容积，防止肺泡塌陷，这种膈肌呼气相的电紧张活动称为 TonicEAdi。若 PEEP 选择合适，即在呼气末维持最佳肺容积、防止肺泡塌陷，Tonic EAdi 也应降至最低。在 ALI 动物实验中发现当 Tonic EAdi 降至最低的 PEEP 水平即为 EAdi 导向的最佳 PEEP，还需进一步临床研究证实 Tonic EAdi 选择 PEEP 的可行性和价值。

14. 变异性通气 变异性通气（variable mechanical venti-lation）呼吸频率和潮气量按照一定的变异性（随机变异或生理变异）进行变化的机械通气模式。这种通气模式不是简单通气参数的变化，而是符合一定规律的通气参数的变异，可能更符合患者生理需要。临床及动物研究均发现变异性通气能改善 ARDS 氧合和肺顺应性，促进肺泡复张，减轻肺损伤。Suki 等研究发现，变异性通气可以促进重力依赖区塌陷肺泡的复张，增加相应区域血流分布，有肺保护作用。可能的原因为：变异性通气过程中产生与患者需要相匹配的不同的气道压力和吸气时间，从而使得不同时间常数的肺泡达到最大限度的复张和稳定。Gama 等在动物实验中发现 PSV-变异性通气可以明显改善 ALI 动物氧合。变异性通气的肺保护作用还需要进一步研究。

15. ARDS 机械通气策略的具体实施步骤 机械通气是 ARDS 重要的治疗手段，经过大量的临床研究和具体实践，小潮气量肺保护性通气、肺开放策略和针对重症 ARDS 的救援措施均逐步应用于临床。面对重症 ARDS，尤其是严重、顽固性低氧血症的患者，临床医生对于机械通气治疗措施的选择和实施需要有正确的判断和清晰的思路。有学者根据文献及实践经验初步拟订 ARDS 机械通气治疗流程图（图 6-4），以使 ARDS 机械通气治疗更加规范、有序，为临床医生提供清晰的治疗临床思路。

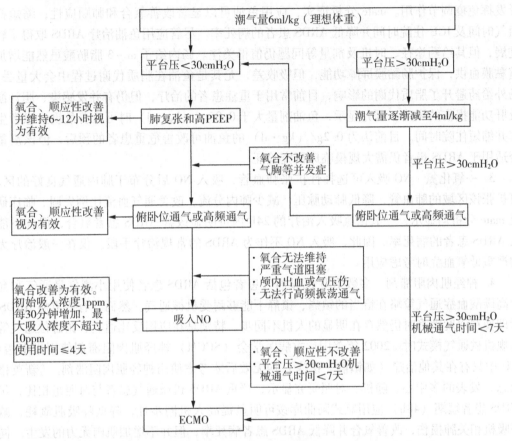

图 6-4　ARDS 患者在脱机过程中自主呼吸试验（SBT）的实施程序

三、药物治疗

1. 糖皮质激素　全身和局部炎症反应是 ARDS 发生和发展的重要机制，调控炎症反应是 ARDS 的根本治疗措施。利用糖皮质激素的抗炎作用预防和治疗 ARDS 一直存在争议。大剂量糖皮质激素不能起到预防 ARDS 发生和发展的作用，反而增加感染等并发症已普遍被临床医生接受。小剂量糖皮质激素治疗 ARDS 的起始时间、剂量、疗程与适用人群也一直备受关注。近期 meta 分析显示，应用小剂量糖皮质激素治疗早期 ARDS 患者可改善 ARDS 患者氧合，缩短机械通气时间并降低患者的病死率，提示对于重症 ARDS 患者早期应用小剂量糖皮质激素可能是有利的，但其有益作用仍需要大规模的随机对照研究进一步证实。特别值得注意的是，近期研究显示对继发于流行性感冒的重症 ARDS 患者，早期应用糖皮质激素可能是有害的。

持续的过度炎症反应和肺纤维化是导致 ARDS 晚期病情恶化和治疗困难的重要原因，有学者提出可应用糖皮质激素防治晚期 ARDS 患者肺纤维化。但 ARDSNet 研究显示，ARDS 发病大于 14 天的患者应用小剂量糖皮质激素后病死率显著增加，提示晚期 ARDS 患者也不宜常规应用糖皮质激素治疗。因此，对于早期重症 ARDS 患者，可根据患者个体情况权衡利弊决定小剂量糖皮质激素的应用，而晚期 ARDS 患者不宜应用糖皮质激素治疗。

2. 鱼油　鱼油富含 ω-3 脂肪酸，是有效的免疫调理营养素，通过多种机制对 ARDS 患者发挥免疫调节作用。mate 分析证实，应用鱼油可以显著改善氧合和肺顺应性，缩短机械通气时间及 ICU 住院时间并降低 ARDS 患者的病死率。尽管应用鱼油治疗 ARDS 取得了较大进展，但其给药途径、时机及剂量等问题仍值得关注。肠内给予 ω-3 脂肪酸虽然能增加肠道黏膜血供，保护肠黏膜屏障功能，但吸收差，尤其是鱼油在脂质代谢过程中会大量丢失。肠外给药避开了脂质代谢的影响，目前常用于重症患者的治疗，但仍有并发感染、胆汁淤积及肝功能损伤的风险。研究显示，鱼油剂量大于 0.05g/（kg·d）时可改善危重症患者生存率并缩短住院时间。目前认为 0.2g/（kg·d）的鱼油可改善危重患者的预后，但该剂量是否适用于 ARDS 患者仍需大规模临床研究验证。

3. 一氧化氮　NO 吸入可选择性扩张肺血管，吸入 NO 后分布于肺内通气良好的区域，可扩张该区域的肺血管，降低肺动脉压，减少肺内分流，改善通气血流比例失调。临床研究及 mate 分析均显示，一氧化氮吸入治疗的 24h 内可明显改善 ARDS 患者氧合，但并不能降低 ARDS 患者的病死率。因此，吸入 NO 不作为 ARDS 的常规治疗手段。仅在一般治疗无效的严重低氧血症时考虑应用。

4. 神经肌肉阻滞剂　多数 ICU 机械通气患者包括 ARDS 患者使用小潮气量通气和允许性高碳酸血症通气策略在恰当的镇痛、镇静下能够耐受机械通气。然而，有些重症 ARDS 患者即使在深度镇静时仍然存在明显的人机不同步，特别是在应用反比通气、俯卧位通气等非常规机械通气模式时。2002 年美国危重病医学会（SCCM）神经肌肉阻滞剂使用指南指出：ICU 中只有在其他治疗（如镇静、镇痛）均无效后才考虑使用神经肌肉阻滞剂。《新英格兰杂志》发表的多中心、随机、对照研究显示，严重 ARDS 机械通气患者与对照组相比，早期 ARDS 患者短期（48h）应用顺式阿曲库铵可明显提高人机同步性，降低呼吸肌氧耗，减少呼吸机相关肺损伤，改善氧合并降低 ARDS 患者病死率，但并不增加肌肉无力的发生。同时发现，对于氧合指数低于 120mmHg 的重症 ARDS 患者病死率的改善更为明显。虽然该研究结果不能推论到其他种类神经肌肉阻滞剂的应用，但仍提示对于镇静、镇痛治疗无效的部分重症早期 ARDS 患者短期应用神经肌肉阻滞剂可能有益。值得注意的是，神经肌肉阻滞剂的种类及疗程均可影响用药后肌肉无力的发生。同时，在使用神经肌肉阻滞剂前，应充分镇静以使患者达到无意识状态。

5. 其他药物治疗　ARDS 患者存在肺泡表面活性物质减少或功能丧失，易引起肺泡塌陷。因此，补充肺泡表面活性物质可能成为 ARDS 的治疗手段。但研究显示，补充表面活性物质并缩短机械通气时间也不降低病死率，而且目前药物来源、用药剂量、具体给药时间、给药间隔等诸多问题仍有待解决，因此，目前表面活性物质还不能作为 ARDS 的常规治疗手段。

鉴于炎症反应在 ARDS 发病过程中的重要作用，细胞因子拮抗剂可能成为 ARDS 治疗的药物之一。但由于炎症反应的复杂性，目前仍无有利临床证据证实任何细胞因子的拮抗剂对于 ARDS 治疗的有效性，因此，细胞因子的拮抗剂不能用于 ARDS 常规治疗。

此外，虽然部分临床或动物实验发现重组人活化蛋白 C、前列腺素 E_1、抗氧化剂等环氧化酶抑制剂可能对于 ARDS 患者具有有益作用，但目前上述药物均不能用于 ARDS 的常规治疗。

四、液体管理

液体管理是 ARDS 治疗的重要环节。ARDS 的肺水肿主要与肺泡毛细血管通透性增加导致血管内液体漏出有关，其次毛细血管静水压升高可加重肺水肿的形成。故对 ARDS 应严格限制液体输入。通过限制输液和利尿而保持较低肺动脉嵌压的 ARDS 患者，有较好的肺功能和转归。而且，早期限制输液和利尿并不增加肾衰竭和休克的危险性。因此，在维持足够心排出量的前提下，通过利尿和适当限制输液量，保持较低前负荷，使肺动脉嵌顿压不超过 12mmHg 是必要的。

1. 保证器官灌注，限制性液体管理 高通透性肺水肿是 ARDS 的病理生理特征，肺水肿程度与 ARDS 预后呈正相关，研究显示，创伤导致的 ARDS 患者，液体正平衡时患者病死率明显增加。积极的液体管理改善 ARDS 患者肺水肿具有重要的临床意义。研究表明应用利尿剂减轻肺水肿可改善氧合、减轻肺损伤，缩短 ICU 住院时间。但减轻肺水肿的同时可能会导致有效循环血量下降，器官灌注不足。因此 ARDS 患者的液体管理必须考虑二者的平衡。在维持循环稳定，保证器官灌注的前提下，限制性液体管理是积极有利的。

2. 增加胶体渗透压 ARDS 患者采用晶体液还是胶体液进行液体复苏一直存在争论。值得注意的是胶体渗透压是决定毛细血管渗出和肺水肿严重程度的重要因素。研究证实，低蛋白血症可导致 ARDS 病情恶化，机械通气时间延长，病死率增加。尽管白蛋白联合呋塞米治疗未能明显降低低蛋白血症（总蛋白 < 50 ~ 60g/L）ARDS 患者病死率，但与单纯应用呋塞米相比氧合明显改善、休克时间缩短。因此，对低蛋白血症的 ARDS 患者，有必要输入白蛋白或人工胶体液，有助于提高胶体渗透压，实现液体负平衡，减少肺水生成，甚至改善预后。

3. 改善肺毛细血管通透性 肺泡上皮细胞和毛细血管内皮细胞受损，导致通透性增加是 ARDS 主要的病理改变，因此改善肺毛细血管通透性是减轻 ARDS 肺水肿的关键。但临床上可行的方法不多，近年来有研究发现，ARDS 患者 β 受体阻滞剂雾化吸入 7 天后血管外肺水明显低于对照组、气道平台压降低，提示 β 受体阻滞剂有改善肺毛细血管通透性的作用。

五、营养和代谢支持

早期营养支持值得重视。危重患者应尽早开始营养代谢支持，根据患者的肠道功能情况，决定营养途径。肠道功能障碍的患者，采用肠外营养，应包括糖、脂肪、氨基酸、微量元素和维生素等营养要素，根据全身情况决定糖脂热量比和热氮比。总热量不应超过患者的基本需要，一般为 25 ~ 30kcal/（kg·d）。如总热量过高，可能导致肝功能不全、容量负荷过高和高血糖等并发症。肠道功能正常或部分恢复的患者，尽早开始肠内营养，有助于恢复肠道功能和保持肠黏膜屏障，防止毒素及细菌移位引起 ARDS 恶化。

六、间充质干细胞可能成为 ARDS 治疗的未来

促进损伤肺毛细血管内皮细胞和肺泡上皮细胞的有效修复可能是 LI/ARDS 治疗的关键

和希望。随着干细胞工程学的发展，间充质干细胞（MSC）作为一种理想的组织修复来源，且具有低免疫原性、免疫调节及抗炎作用，在 ALI/ARDS 治疗中受到越来越多关注。MSC 具有减轻肺损伤、抗纤维化和抑制炎症反应的作用。研究发现给予外源性的 MSC 后，能明显减轻肺的炎症反应和纤维化，减少细胞外基质成分层粘连蛋白和透明质烷的分泌。另外，MSC 可增加肺泡液体清除能力，有助于维持肺泡血管屏障的完整性。MSC 还可作为基因治疗的细胞载体，使基因在肺组织高选择性和持久表达，并针对损伤局部提供治疗蛋白。

（田铁英）

第七章

呼吸衰竭

第一节　呼吸衰竭的定义、病因、分类、分型和诊断

　　呼吸衰竭是临床上经常遇到的一种危重病症，实际上许多重症疾病均可发生呼吸衰竭，故呼吸衰竭实际上是一个综合征，而不是一个疾病。呼吸衰竭通常是由于肺通气不足、弥散功能障碍和肺通气/血流比例失调等原因，使静息状态下吸入空气时出现低氧血症和（或）二氧化碳潴留，从而引起一系列生理和代谢混乱的临床综合征。急性或慢性呼吸衰竭也是临床上危重患者死亡的一个重要原因。慢性阻塞性肺部疾病患者晚期常死于呼吸衰竭。肺炎患者的死亡原因，7%以上为呼吸衰竭。美国重症监护病房（ICU）的患者中，每年约有34%因呼吸衰竭而接受机械通气治疗，总数达 50 万人。急性呼吸衰竭（acute respiratory failure, ARF）患者，如果原先无心肺疾患或系统疾病，存活率可超过 85%，健康老人（＞80 岁）患急性呼吸衰竭后，生存率也接近 85%。然而，多器官功能障碍综合征（MODS）或原先有肝、肾或慢性肠胃道疾病伴营养不良者，其预后较差。其中约 17%的患者需要机械通气治疗，这些患者中，年龄较大的只有 9%的存活率，年轻者也不过 36%。表 7-1 列举了急性呼吸衰竭的临床特征和预后。

表 7-1　急性呼吸衰竭的常见原因和预后

常见原因	发生率（%）	生存率（%）
急性呼吸窘迫综合征（ARDS）	7	60
心源性肺水肿	16	60
心肺骤停	10	20
慢性阻塞性肺疾病（COPD）	12	65
中枢神经系统疾病（外伤、脑卒中、出血）	11	60
药物过量	7	95
代谢性昏迷	8	30
神经肌肉疾病	8	36
肺炎	10	38
哮喘	＜1	90
其他	10	50

　　呼吸衰竭是一种功能性疾病，由影响肺功能的多种病理情况所致，这些病理改变使肺功

能不能维持正常的 PaO_2 或排出 CO_2。呼吸衰竭可为急性或慢性表现，取决于疾病过程的病理，病理生理和治疗反应。通常急性和慢性呼吸衰竭取决于动脉血气分析，但是临床上不一定与这些血气分析的数据相符合。

一、呼吸衰竭的定义、病因和分类

（一）呼吸衰竭的定义

迄今尚无公认的呼吸衰竭定义。当前国外大多数呼吸内科权威教科书，将呼吸衰竭定义为：当呼吸功能损伤到气体交换不能维持正常的动脉血气水平，动脉血氧分压（PaO_2）降低和（或）动脉血二氧化碳分压（$PaCO_2$）增高并超越正常范围时，即有呼吸衰竭存在。通常血气诊断标准是在海平面、静息状态及呼吸空气的情况下，$PaO_2 < 60mmHg$（6.7kPa，1kPa＝7.5mmHg），和（或）$PaCO_2 > 45mmHg$（6kPa）。但是美国 2008 年出版的"肺脏病学"（Fishman's pulmonary diseases and disorders）则将高碳酸性呼吸衰竭定义为 $PaCO_2 > 45mmHg$，而低氧性呼吸衰竭定义为当吸氧浓度≥60%时，$PaO_2 < 55mmHg$。2006 年 11 月美国国立心、肺、血液学会（NHLBI）和 WHO 发表的"慢性阻塞性肺疾病全球创议"（Global Initiative for Chronic Obstructive Lung Disease，GOLD）修订版中把呼吸衰竭定义如下：在海平面呼吸空气的情况下，PaO_2 小于 8kPa（60mmHg）伴有或不伴有 $PaCO_2 > 6.7kPa$（50mmHg）。

然而，必须指出：这些血气分析指标并不是硬性规定，指标是为临床服务的，应该结合患者的病史、体征和其他实验室检查结果进行综合评估。一般而言，如果患者失去对体内器官提供充分的氧合能力或通气能力的情况下，则可以认为患者可能发生了呼吸衰竭。对于发生急性呼吸衰竭的患者，临床上需要进行紧急处理，包括：紧急气道管理、机械通气治疗和稳定循环功能。其后的临床任务有：呼吸衰竭病因的鉴别诊断、根据临床和实验室结果制订治疗计划、对患者进行呼吸监护，必要时进行右心导管检查。

（二）呼吸衰竭的病因

呼吸衰竭的病因繁多，脑、脊髓、神经肌肉系统，胸廓或胸膜，心血管，上气道、下气道和肺泡，其中任何一个环节的异常均可导致呼吸衰竭。临床上通常引起急、慢性呼吸衰竭的主要病因有：

1. 气道阻塞性疾病 ①急性病：如会厌炎、喉水肿、气道内异物、细支气管炎、支气管哮喘。②慢性病：如慢性阻塞性肺部疾病，其中包括慢性支气管炎、肺气肿以及睡眠呼吸暂停综合征、支气管扩张等。

2. 肺实质浸润性疾病 ①急性病：各种原因引起的肺炎、结缔组织疾病合并肺间质病等。②慢性病：结节病、肺尘埃沉着病、弥漫性肺间质纤维化，包括特发性肺间质纤维化和其他各种原因引起的肺间质纤维化。

3. 肺水肿性疾病 ①心源性：心肌梗死、二尖瓣或主动脉瓣疾患、左心衰竭。②肺泡－毛细血管膜通透性增加：各种原因引起的休克、海洛因中毒、吸入化学物质、败血症、急性呼吸窘迫综合征（ARDS）等。

4. 肺血管疾病 ①急性病：肺血栓栓塞、空气、脂肪栓塞等。②慢性病：肺血管炎、多发性微血栓形成等。

5. **胸壁与胸膜疾病** ①急性病：气胸。②慢性病：脊柱后侧凸、胸膜纤维化、胸腔积液等。

6. **神经肌肉系统疾病** ①脑部：镇静药和麻醉药的应用、脑血管疾病、感染、肿瘤。②外周神经：多发性神经炎、多发性脊髓炎。③肌肉：肌萎缩症、重症肌无力、肥胖和吉兰 - 巴雷综合征（急性炎症性脱髓鞘性多发神经病）等。

（三）呼吸衰竭的分类

虽然临床上有许多疾病可以引起呼吸衰竭，按照其原发异常改变对呼吸系统的效应，通常能将上述各种疾病分类如下：

1. **中枢神经系统的异常** 药物的作用、结构病变和代谢疾病对中枢神经系统的影响，均可导致中枢呼吸驱动的抑制，可产生低通气综合征和高碳酸血症，临床上可为慢性或急性呼吸衰竭的表现。麻醉药物或其他镇静药物的过量是呼吸衰竭的常见原因。最常见的是急性中毒，长期应用某些制剂（如：美沙酮），可产生慢性高碳酸血症呼吸衰竭。"结构型"的中枢神经系统异常所产生的高碳酸血症，其常见疾病有脑膜脑炎、局部的肿瘤或髓质的血管异常或影响髓质控制系统的卒中。通常呼吸衰竭伴有其他神经系统的异常临床表现。各种代谢异常通过抑制呼吸中枢而产生高碳酸血症。常见原因有：黏液性水肿、肝功能衰竭和晚期尿毒症。除此之外，中枢神经系统的 $PaCO_2$ 升高可使中枢神经系统进一步抑制，并促使 CO_2 潴留。例如，慢性代谢性碱中毒时，常有 $PaCO_2$ 的升高，其原因常与利尿剂的应用有关。

2. **周围神经系统或胸壁的异常** 各种周围神经系统疾病，神经肌肉疾患和胸壁的异常，常伴有高碳酸血症和低氧性呼吸衰竭。这类疾病主要特征是患者不能维持适当的每分通气量水平以排出机体所产生的 CO_2，且伴随有呼气肌群的损害，肺不张和吸入性肺炎。神经肌肉疾病所致高碳酸血症呼吸衰竭的常见原因是吉兰 - 巴雷综合征、重症肌无力、多发性肌炎、肌萎缩和代谢性肌肉疾病。除此之外，急性脊髓灰质炎和创伤性脊髓损伤也常伴有高碳酸血症。药物所致的高碳酸血症，其原因包括应用去极化和非去极化的麻醉制剂，尤其在应用皮质激素时，（如处理哮喘持续状态）、重症肌无力治疗时出现胆碱能危象，肌无力的患者应用氨基糖苷类抗生素等。胸壁异常是呼吸衰竭另一类常见的呼吸衰竭原因。常见有：严重的脊柱侧弯、连枷胸、广泛的胸廓成形术和重度肥胖等。

上述各种原因所致的呼吸衰竭，其共同特点为吸气肌群的衰弱或胸廓活动程度受限制，从而造成潮气量的降低。患者最初可通过增加呼吸频率来代偿潮气量的降低，以维持一定的每分通气量，但随着病情进展，最终仍导致每分通气量降低。此外，患者的叹气功能也受损，加上潮气量的减少，导致肺不张的发生和肺顺应性的降低。肺顺应性的下降则使潮气量进一步减少和呼吸功的增加。因此造成通气量下降，而另一方面由于 VD/VT 的增加（原因为肺不张等），使患者的通气需要增加。通气供应和通气需要之间产生了明显的失衡，从而造成高碳酸血症更进一步，由于延髓反射机制受损及呼吸肌群的受累，造成咳嗽功能障碍，造成吸入性肺炎和继发性的低氧血症。

除上述原因外，由于胸廓形态异常（如脊柱侧凸等）可造成呼吸功增加，造成呼吸肌群氧耗量增加，呼吸肌群的总氧耗量比例也增加。

3. **气道的异常** 上气道或下气道的阻塞性疾病，均为慢性高碳酸血症的常见原因。上气道阻塞的病因有：急性会厌炎、异物吸入、气管内肿物和气管狭窄等。引起下气道阻塞的疾病有：慢性阻塞性肺疾病（COPD）、哮喘和晚期囊性肺纤维化。气道的狭窄可导致跨胸壁压力梯度的增加，从而需要吸气气流的增加。呼吸功的阻力成分增加，并伴有氧耗量的增加。此外，潮气量下降和无效腔通气增加可发生呼气肌群衰竭，其结果产生浅而速的呼吸类型。最后某些疾病中（如哮喘或 COPD 加重期），可发生气体陷闭和肺过度充气，导致膈肌扁平和膈肌功能受损。

4. 肺泡异常　这类疾病中，常见临床病因有心源性和非心源性肺水肿，弥漫性肺炎、广泛的肺出血、胃内容物吸入和溺水。弥漫性肺泡内充填，造成了一个大量的右向左分流，如同肺血流通过一个无通气或通气不佳的肺区。此外，伴随存在的肺间质水肿可损害肺 - 毛细血管膜的弥散功能，进一步损伤混合静脉血的氧合。

以肺泡内充填为特征的急性、广泛的肺疾病，通气需要明显增加，其原因有：低氧血症、VD/VT 的增加、呼吸功的弹性成分增加（因肺顺应性降低）、呼吸功的阻力成分也增加（因气道狭窄和气道反应性的增加），呼吸中枢的神经驱动增加（由于肺实质迷走神经纤维的调节）。一方面是通气需要的增加，另一方面却由于肺泡内充填、肺弹性降低、呼吸肌疲劳、膈肌功能受损而造成了通气供应的下降，这种失衡造成了高碳酸血症。

二、呼吸衰竭的分型

"呼吸衰竭"是一病理生理学诊断术语，随病因、病变性质及病程的发展阶段不同，其主要病理生理改变和血气特点有所不同。临床上根据病理生理的不同类型、有无二氧化碳潴留等，将需要机械通气治疗的呼吸衰竭患者，划分为四大类型：①低氧性呼吸衰竭，主要或全部表现为低氧血症，通常为肺内分流（Qs/Qt）增加和肺泡通气/血流（V/Q）比例失调所致。②通气衰竭，主要表现为高碳酸血症，主要是呼出 CO_2 障碍，是一种肺泡通气（VA）降低所致。③肺不张型呼吸衰竭，是一种围手术期呼吸衰竭。④低灌注型呼吸衰竭，即休克型呼吸衰竭。实际上，将呼吸衰竭划分为这四种类型的呼吸衰竭，完全是人为的，但是有利于临床医师了解其相应的病理生理和常见的临床表现。也利于掌握相应的临床措施。

1. 低氧性呼吸衰竭（hypoxic respiratory failure，HRF）　通常也称 I 型呼吸衰竭或换气性呼吸衰竭，血气特点是 $PaO_2 < 60mmHg$，$PaCO_2$ 正常或降低。主要病理生理机制是肺内分流（Qs/Qt）增加和肺泡通气/血流（V/Q）比例失调。重症急性呼吸衰竭患者则往往存在明显的右向左的肺内分流增加，称为急性低氧性呼吸衰竭（acute hypoxic re spiratory yailure，AHRF）。其原因主要是肺泡腔内充满水肿液或者肺泡塌陷所致，因而对氧气治疗效果不佳。弥散功能障碍只是在 $PaO_2 < 50mmHg$ 时才参与作用。其总肺泡通气量正常或增加。常见于支气管炎、肺气肿、肺泡纤维化、支气管哮喘、肺炎、心源性肺水肿、ARDS、肺泡出血综合征及肺不张等疾病。这种难治性低氧血症常常伴有肺泡通气和每分通气量（VE）的增加以及 $PaCO_2$ 降低。但是，随着病情的进展或者持续，可以发生呼吸肌群的衰竭，从而导致肺泡通气量的下降和 $PaCO_2$ 增加。

2. 高碳酸 - 低氧性呼吸衰竭（hypercapnic - hypoxic respiratory failure，HHRF）　也称 II 型呼吸衰竭，主要是有效肺泡通气量不足，血气特点除低氧血症外，$PaCO_2 > 45mmHg$。进一步可分为两个亚型：①总肺泡通气量下降，多发生于神经肌肉系统所致呼吸动力障碍而肺实质正常的患者。②净肺泡通气下降，两上肺区灌注进一步减少，形成类似无效腔效应，不能进行正常的气体交换，尽管总通气量无改变，但有效肺泡通气量却明显减少。常见病因是慢性阻塞性肺部疾病。

3. 肺不张型呼吸衰竭 即围手术期呼吸衰竭（perioperative respiratory failure），现称为Ⅲ型呼吸衰竭，围手术期呼吸衰竭通常是肺不张所致。一般而言，这些患者中，由于异常的腹部情况使呼出气的肺容积（功能残气量，FRC）低于增加的关闭容积，因而导致肺下垂部位的肺泡出现进行性塌陷。其结果常常导致Ⅰ型急性低氧性呼吸衰竭（AHRF）。

把这一肺不张类型的呼吸衰竭，作为临床上一种特殊的呼吸衰竭类型来处理，其主要目的是为了引起临床的注意，预防在手术后发生肺泡塌陷、FRC 降低以及在肺容积增加的情况下发生气道的异常关闭，从而产生呼吸衰竭。由于许多Ⅰ型和Ⅱ型呼吸衰竭患者也可能存在这一类似情况，所以设法减少肺不张所致的呼吸衰竭发生，是临床上处理所有呼吸衰竭患者时所必须考虑的问题之一。临床上常常需要采取的处理措施如下：①每 1～2h 改变体位，从仰卧位转换为侧卧位；积极采取胸部理疗，勤从气道内吸痰。②保持 35°～45° 的端坐体位，以减少腹部的压迫。③机械通气时加用叹气（sighs）、CPAP、PEEP 等模式，使呼气末肺容量高于关闭容量（CV）。④特别关注切口疼痛以及腹痛的处理，镇痛和降低腹压。

4. 低灌注状态所致的Ⅳ型呼吸衰竭 临床上某些机械通气治疗的患者并不属于上述 3 种类型的呼吸衰竭分类，尤其是低灌注状态的患者。Ⅳ型呼吸衰竭常见于心源性休克、低容量休克或脓毒性休克患者，而并未发生肺部病变。对这些呼吸困难的患者进行通气治疗的原因往往是为了稳定气体交换和通过减少呼吸肌群做功来降低心排出量的消耗，直到低灌注状态得以纠正为止。Ⅳ型呼吸衰竭患者的撤机相对较为简便，当休克纠正，患者恢复自主呼吸并且拔除气管插管后，即可撤机。

根据临床经过，呼吸衰竭又可分为 3 种情况：

1. 急性呼吸衰竭 既往无慢性呼吸道疾病患者，从中枢神经系统到肺泡之间任何急性损伤和功能障碍均可致急性呼吸衰竭，通常在数分钟到数小时内发生。同样可分为Ⅰ型和Ⅱ型。

2. 慢性呼吸功能不全发展的慢性呼吸衰竭 早期可呈Ⅰ型特点，为低氧血症和呼吸性碱中毒；晚期发展到Ⅱ型，但进展缓慢，发生在几日或更长的时间内，体内已充分代偿。除 PaO_2 进一步下降外，$PaCO_2$ 升高，HCO_3^- 增加。

3. 慢性呼吸衰竭的急性发作 多见于慢性阻塞性肺部疾病患者，在低氧血症或低氧血症合并高碳酸血症的基础上，PaO_2 进一步下降，$PaCO_2$ 明显升高，酸碱代偿机制不充分，pH 改变明显，常伴有复合性酸碱紊乱。

三、呼吸衰竭的诊断

（一）呼吸衰竭的临床表现

早期轻症呼吸衰竭不易发现，中、重度呼吸衰竭诊断比较容易。根据呼吸衰竭的定义，临床表现并结合动脉血气分析，在综合判断的基础上，可以做出确切的诊断。最好包括其病因、类型和程度以及相关的肺功能、酸碱改变和氧运输等情况，以便指导治疗和估计预后，以下几方面可作为临床诊断的参考：

1. 基础表现 导致呼吸衰竭的基础疾病和临床表现。

2. 低氧血症的表现 主要为呼吸困难和发绀。呼吸困难是最早出现的临床症状，随呼吸功能的减低而加重，可以有呼吸频率及节律的改变，辅助呼吸肌参与时可有"三凹征"，也可表现为呼吸浅速、点头样呼吸等。进入二氧化碳麻醉后，呼吸困难表现可能不明显。发绀是缺氧的典型症状。

3. **神经精神症状** 缺氧和二氧化碳潴留均可引起神经精神症状，急性缺氧可出现精神错乱、狂躁、昏迷、抽搐等。慢性缺氧只表现为智力、定向力障碍。二氧化碳潴留主要表现为中枢神经系统抑制。$PaCO_2 > 80mmHg$（10.7kPa）时，患者有表情呆滞、精神错乱。$PaCO_2 > 120mmHg$（16kPa）时，患者进入昏迷，对各种反射均无反应。"肺性脑病"为二氧化碳潴留的典型临床表现。

4. **循环系统症状** 有心率增快、心排出量增加，血压上升，心律失常。如缺氧加重，心肌可受累，此时心排出量减少、血压下降，可导致循环衰竭。另外，二氧化碳潴留使血管扩张，皮肤温暖、红润、多汗。

5. **消化系统和肾功能的改变** 缺氧可使肝细胞变性坏死，导致血清谷丙转氨酶升高；严重缺氧和二氧化碳潴留可导致胃肠道黏膜充血、水肿或应急性溃疡，可发生呕血、便血。严重的缺氧可损害肾功能，出现少尿、无尿，甚至急性肾衰竭。

6. **值得警惕的呼吸衰竭的早期表现** ①睡眠规律倒转。②头痛，晚上加重。③多汗。④肌肉不自主的抽动或震颤。⑤自主运动失调。⑥眼部征象：球结膜充血、水肿，是反映$PaCO_2$升高的敏感征象。

动脉血气测定：动脉血气和酸碱指标的测定是确定诊断、判断病情轻重呼吸衰竭和酸碱紊乱类型及指导治疗的重要依据。

（二）呼吸衰竭诊断的临床途径

临床上处理呼吸衰竭患者时首先应该明确以下几个方面的问题：临床上患者有无呼吸衰竭、呼吸衰竭分型、呼吸衰竭的病情程度、呼吸衰竭的基础疾病是什么、本次发生呼吸衰竭的诱发因素是什么、患者有无伴发症和并发症及其已经进行的治疗和对治疗的反应如何等等。故临床医师必须对患者的病史、症状和实验室检查结果作一详尽分析。

1. 病史和症状

（1）现病史：从现病史中可发现呼吸衰竭的临床表现：如呼吸困难、发绀、烦躁不安、嗜睡或昏迷等。同时也能了解患者原发病的情况：如发热伴咳嗽、咳痰、气急，要考虑肺部炎症引起的呼吸衰竭；如果出现突发昏迷，一侧肢体偏瘫伴呼吸障碍，应考虑脑血管意外引起的急性中枢性呼吸衰竭；进食时突然呛咳、颜面发紫、呼吸困难、意识障碍，应考虑食物窒息导致急性呼吸衰竭等。病史有助区分急、慢性呼吸衰竭。如为慢性呼吸衰竭，还需了解患者缓解期的临床表现，如气急程度、活动范围、肺功能以及动脉血氧分压和二氧化碳分压值，以判断是慢性呼吸衰竭稳定期或者急性加重。还可以根据患者并发症的表现：如有无呕血、黑便等消化道出血症状，尿少、水肿等肾脏功能不全表现，以判断病情轻重。通过病史可显示诱发因素，如肺部感染诱发COPD加重，接触过敏源导致支气管哮喘发作，手术诱发COPD急性发作等。现病史还应注意经过何种治疗、治疗反应如何。

（2）既往史：既往史可显示基础疾病，详细询问患者的既往病史往往可以给呼吸衰竭的诊断带来意想不到的结果。作者既往曾经处理过一例急性呼吸衰竭的患者，患者在其他医院一直按"支气管哮喘"治疗，但疗效不佳。来急诊室时患者由于二氧化碳严重滞留，已经处于昏迷状态。仔细向家属询问病史，得知患者每次"哮喘"发作均与体位有关，故对"哮喘"的诊断发生疑问。此外查体也发现患者有典型的吸气性呼吸困难，提示上气道阻塞。后来影像学检查证实患者在气管正上方有一肿物，肿物带蒂，并可随体位活动。患者经急诊手术患者完全康复。仔细询问过去史也可发现患者伴发病的一些情况，如糖尿病、冠心病、高血压及贫血等。

（3）个人史：个人史资料可提供诊断和鉴别诊断的临床资料，如长期吸烟史要考虑COPD 的可能，有过敏史者要想到支气管哮喘诊断的可能，接触粉尘史要考虑职业性肺病，有酗酒史要注意与肝性脑病鉴别。

2. 体征　临床上处理呼吸衰竭患者时，除了观察呼吸衰竭的体征外还要注意患者基础疾病的体征及并发症和伴发症的体征。①呼吸衰竭体征：要注意观察患者的神志改变、呼吸频率和节律，有无发绀，有无端坐呼吸、三凹征、张口抬肩等呼吸困难的表现，胸腹矛盾呼吸提示呼吸肌疲劳，呼吸不规则提示中枢性呼吸衰竭。②基础疾病体征：桶状胸常常提示患者可能患有 COPD，两肺哮鸣音则表明患者可能是支气管哮喘或喘息性支气管炎患者，一侧肢体偏瘫提示脑血管意外，下肢软瘫考虑吉兰－巴雷综合征。③诱发因素体征：发热伴肺部湿性啰音往往提示肺部感染，一侧胸廓饱满、叩诊为鼓音伴呼吸音低下或消失则提示气胸。④并发症体征：有无休克、心律失常、心力衰竭和肺性脑病，有无黄疸、水肿、皮肤瘀斑和脏器出血等。⑤伴发症体征：如贫血、高血压、脑梗死后遗症表现等。

3. 实验室和辅助检查　血、尿、粪常规、动脉血气、血电解质、心肝肾功能、痰培养、心电图、胸片等应视为临床上必须检查的项目。肺功能、血培养、细胞免疫、肿瘤标志物测定等可作为酌情选择项目。临床应针对不同的目的，围绕患者的诊断、基础疾病、诱发因素、病情轻重、并发症和伴发症等开展相关必要的检查项目。①为明确临床诊断：首先要明确呼吸衰竭诊断，动脉血气检查是必需的。②为发现患者的基础疾病：如胸片、肺功能检查有助于发现 COPD，而 D－二聚体、胸部螺旋 CT 或磁共振、肺通气/灌注显像和 CT 肺动脉造影等检查有助于发现或排除肺栓塞，头颅 CT、磁共振或脑脊液穿刺检查有助于脑血管疾病等神经系统疾病的发现。③为明确诱发因素：胸部 X 线可发现肺部炎症或气胸，痰细菌培养和药敏试验可了解细菌感染及其耐药情况。④为判断病情轻重：动脉血气、胸片、血液生化等指标有助于病情轻重的判别。⑤为了解伴发症和并发症情况：酌情选择糖代谢指标、电解质、肝肾功能、出凝血功能、多导睡眠监测和心脏超声检查等。⑥为疗效评估和不良反应监测：复查血气指标、胸片、血常规，进行血药浓度监测和肝肾功能电解质的密切随访等。

（闫明宇）

第二节　通气供应与通气需要

目前有一种有用的理论假设有助于了解高碳酸性呼吸衰竭的病理生理基础，即通气供应和通气需要（ventilatory supply versus demand）的关系。

一、通气供应与通气需要的关系

通气供应是指机体能维持最大的自主通气而不发生呼吸肌群衰竭；通气供应也称之为最大持续通气（maximal sustainable ventilation，MSV）。通气需要是指当通气需要量保持不变时，使 $PaCO_2$ 保持恒定的自主每分通气（假定 CO_2 生成量保持稳定）。

正常情况下，通气供应大大超过通气需要。因而在运动时，虽然每分通气需要量发生巨大变化，但不会产生高碳酸血症。肺部疾病时，在通气需要对 MSV 产生影响之前，已可能存在明显的异常。此后，则会发生高碳酸血症。当通气需要超过 MSV 时，$PaCO_2$ 则增加。通常，MSV 约等于最大自主通气量（maximal voluntary ventilation，MVV）的一半。体重 70kg 的成人，MVV 为 160L/min，则 MSV 为 80L/min，基础情况下，每分通气量为 6 ~ 7L/min [90mL/（kg·min）]。正常情况下，MSV 比静息状态下的每分通气量高 10 ~ 15 倍。疾病状态下，每分通气量的需要可能接近 MSV 的低值。MSV 的进一步降低则可导致通气需要超过通气供应和发生高碳酸血症。

二、通气供应的影响因素

（一）通气供应降低的影响因素

呼吸中枢系统传出神经的任何损伤均能降低通气供应（表 7 - 2）。多种疾病可影响和产生传出途径的异常（如膈神经和呼吸肌群疾病，有些可造成呼吸肌群的衰竭）。

表 7 - 2　通气供应下降的因素

因素	临床举例
1. 呼吸肌群强度的降低	
呼吸肌群疲劳	急性呼吸衰竭恢复期，呼吸频率增加，吸气时间增加
失用性萎缩	长时期的机械通气，膈神经受损
营养不良	缺乏蛋白热量
电解质异常	血清磷或钾浓度降低
动脉血气异常	$PaCO_2$ 增加，pH 下降，$PaCO_2$ 降低
膈肌脂肪浸润	肥胖
膈肌长度 - 张力关系的不良变化	因过度充气引起横膈变平
2. 肌肉能量需要增加或肌肉的血流供应降低	
呼吸功的弹性因素增加	肺或胸顺应性降低，呼吸频率增加
呼吸功的阻力因素增加	气道阻塞
横膈的血流供应降低	休克、贫血
3. 运动神经功能下降	
膈神经输出降低	多发性神经病，吉兰 - 巴雷综合征，膈神经横断或受损，多发性肌炎
神经肌肉传导降低	重症肌无力，应用肌松剂
4. 呼吸功能下降	
气流受限	支气管痉挛，上气道阻塞，气道内大量分泌物
肺容量减少	肺叶切除，大量胸腔积液
其他限制性疾患	疼痛限制吸气，因肠梗阻所致的腹胀，腹腔积液或腹膜透析

（二）通气需要增加的影响因素

通气需要可用下列方程式来表示：

$$VE = K \times (VO_2 \times RQ) / [PaCO_2/ (1 - VD/VT)]$$

式中：V 为每分通气量，VO_2 氧消耗量，RQ 为呼吸商，VD 为无效腔容量，VT 潮气量。

任何影响方程式右侧的因素均可能导致通气超过通气供应。

（闫明宇）

第三节 急性低氧性呼吸衰竭

低氧性呼吸衰竭（HRF）为严重的动脉低氧血症（$PaO_2 < 60mmHg$），常常不能用增加吸氧浓度（即 $FiO_2 > 0.5$）来纠正。$PaO_2 < 60mmHg$ 和 $FiO_2 > 0.5$ 两者均为人为的水平，但两者代表了临界生理指标。PaO_2 为 60mmHg 时，只有 80% 的血红蛋白达到饱和，PaO_2 如再稍有下降，动脉血氧含量将显著降低。在这种情况下，患者的氧贮备相当少，且容易出现临床症状。FiO_2 为 0.5，这是患者无需用特殊面罩或气管插管，也是患者无须入 ICU 的最高吸氧浓度，该浓度的氧气能较容易地进入气道。此外，FiO_2 为 0.5 时，通常也能纠正高碳酸 – 低氧性呼吸衰竭所致的低氧血症，当然在这些病理情况下，右向左的分流并不占主要地位。如果低氧血症能通过 FiO_2 为 0.5 来解决，则患者的治疗就相对简单。然而在急性呼吸衰竭时较低的 PaO_2 是由大量的右向左分流分致，因而增加 FiO_2，PaO_2 的增加相当微小，结果使肺泡 – 动脉氧分压差 $P_{(A-a)}O_2$ 显著增加，并且 PaO_2/FiO_2 的比率仍然很低（通常 < 200mmHg）。实际的 PaO_2 依赖于旁路通过气体 – 交换部分肺血流的量、肺泡内氧分压（FiO_2）和混合静脉血氧分压。在无大量右向左分流的情况下，因心排血量下降所致 PaO_2 的改变或代谢的增加，也可导致 PaO_2 的显著下降。大部分患者中根据计算所得的右向左分流在 25% ~ 50%。

一、急性低氧血症的病因和发病机制

（一）急性低氧血症的病因和分类

1. 常见疾病 急性低氧性呼吸衰竭的常见疾病如下：①急性呼吸窘迫综合征（ARDS）。②肺炎：大叶性肺炎、多叶性肺炎。③肺栓塞。④肺不张（急性、叶段性肺不张）。⑤心源性肺水肿。⑥肺创伤或肺泡出血、Good – pasture 综合征、系统性红斑狼疮合并急性狼疮性肺炎等。

2. 急性低氧性呼吸衰竭的影像学分类 这些疾病的氧合功能障碍通常可以用其放射学检查发现来进行分类，可以为诊断和处理提供重要的依据。肺部塌陷（肺不张）、弥漫性或斑片状肺实质病变、肺水肿，局部或单侧肺的浸润阴影和胸部 X 线表现正常等可以为常见低氧血症类型。

（1）肺不张：肺不张有多种形态学类型和发生机制。正常人如果在低于潮气量的情况下进行浅表呼吸，局部也可以出现微小肺不张。肺部局部膨胀不全可能加重上述现象，从而造成盘状肺不张，其原因有胸腔积液或者膈肌功能障碍。微小肺不张和盘状肺不张常见于肺部的下垂部位。肺叶的塌陷通常与分泌物滞留造成的气道阻塞、气管插管位置不当或者气管内肿块等因素有关，这些原因可造成肺泡内气体吸收从而产生肺不张。某些患者可能与支气管外压迫或局部低通气相关。患者如果长期卧床以及上腹部手术后，常常可以发生微小肺不张和盘状肺不张。

急性肺不张的潜在后果是气体交换的恶化，易发生肺炎和增加呼吸功。如果支气管突然

发生阻塞，则 PaO_2 可以在几分钟到数小时急剧降到最低点，但是通过低氧性血管收缩和增加局部肺血管阻力，数小时至数日后，PaO_2 可逐渐得到改善。患者低氧血症的临床表现取决于低氧性血管收缩的反应、肺不张发生的速度以及累及的肺组织的容积。如果肺不张发生的部位较小、发生速度较慢，则临床上可能无低氧血症的表现。

影像学检查很难发现弥漫性微小肺不张，但是查体可发现这些微小肺不张，肺下垂部位或肺底部听诊有吸气末湿啰音，深吸气或咳嗽后湿啰音可消失。盘状肺不张查体也可以发现湿啰音，此外受累部位还可以有管状呼吸音和羊鸣音。如果由于分泌物所致的支气管阻塞而产生肺叶不张，则查体发现叩诊呈浊音，呼吸音降低。如果中心气道阻塞，往往有管状呼吸音和羊鸣音。这些临床表现与影像学检查相一致。盘状肺不张常常发生于胸腔积液之上，或抬高的一侧横膈上方。肺叶不张常见于分泌物明显增加，而且无力排出的患者。一般而言，急性肺上叶肺不张少见，因为肺上叶容易引流。而左下叶肺不张较为多见，这与左下叶邻近心脏、口径较小、支气管的走向角度较为锐利有关。影像学检查容易发现肺不张，其表现为密度增高的阴影、叶间裂移位、周围肺组织有代偿性肺部膨胀和支气管充气征消失。

（2）弥漫性肺浸润和渗出性病变：肺泡内充满液体或细胞浸润，可导致严重的难治性低氧血症。间质内液体造成低氧血症，与支气管周围水肿、V/Q 比例失调和微小肺不张相关。肺泡充填的影像学改变包括：叶段分布的实变影、融合阴影、绒毛状边缘、气道充气征、玫瑰样病变和正常肺组织结构的轮廓影。通常，弥漫性间质病变的影像学分布主要出现在肺基底部位，肺尖部位很少有间质改变。临床上产生这种肺部弥漫性病变和低氧血症的疾病，主要有：肺炎（肺部感染和吸入性肺炎）、肺水肿、血管内液体过多和 ARDS。单从影像学的观点出发，很难鉴别这些疾病。某些特征有助于鉴别诊断。

1）水肿性肺水肿：周围肺组织浸润，主要分布在肋膈角，是一种血管病变为主要特征的肺浸润，血管分布的特征提示容量负荷增加或心源性肺水肿，水肿的重力分布与左心衰竭密切相关，常常伴有心脏扩大，周围斑片状肺部浸润阴影，如果缺乏重力分布，并且随体位改变则提示 ARDS。此外，支气管空气造影征在水肿性肺水肿的病因中相当少见，而在渗出性肺水肿（ARDS）和肺炎中则常见。

2）急性肺损伤（ALI）和 ARDS：ALI/ARDS 的发生可能与肺部直接损伤有关，如吸入、肺炎、肺淹溺、肺部挫伤和毒气吸入等，这与肺泡上皮直接损伤有关，ALI/ARDS 的发生也可以与肺部间接损伤相关。例如：脓毒血症、输血、胰腺炎伴有系统性炎症反应等产生上皮－肺泡界面创伤，损伤造成肺泡－毛细血管渗出，富有蛋白的液体进入间质和肺泡，并且抑制表面活性物质的功能，造成广泛的肺不张。

3. 低氧血症伴随胸部 X 线片正常　某些患者临床表现为严重的低氧血症，而影像学检查无明显的肺部浸润阴影。这种情况下，最可能的发病机制是隐性的分流和严重的 V/Q 比例失调。心内分流或者肺内分流，哮喘和其他类型的气道阻塞性疾病，闭合容量增加造成的肺容量降低（例如：患有支气管炎的肥胖患者），肺栓塞和隐性微小血管交通（肝硬化并发肝肺综合征）等常常可以伴发这种类型的低氧血症。混合静脉血氧饱和度的降低、应用血管活性药物治疗低氧性收缩（例如：硝普钠、钙通道拮抗剂和多巴胺）、头部创伤后发生严重的 V/Q 失调等都可能加剧低氧血症。

4. 单侧肺部疾病　影像学检查发现肺部有单侧肺浸润阴影或双侧肺部阴影明显的不对称，表明患者肯定存在某种疾病，大部分发生在某些特殊的临床疾病中。此时，应该仔细检查患者低氧血症的原因。

（二）急性低氧性呼吸衰竭的解剖结构分类

按照解剖结构也可以对急性低氧性呼吸衰竭进行分类（表 7 – 3）。根据原发病变的病理学改变部位，划分为肺泡腔、肺间质、心脏和肺血管、气道和胸膜五类。这一分类能够较容易判断病因，并考虑到某些疾病，例如：肺水肿或肺炎、过敏性肺炎、肺栓塞、支气管痉挛和气胸等。

表 7 – 3　急性低氧性呼吸衰竭的解剖结构分类

解剖结构	可能诊断举例
肺泡腔	心源性肺水肿、急性肺损伤（ALI）、ARDS、肺出血、肺炎
肺间质	肺纤维化（例如：Hamman – Rich 综合征）、外源性过敏性肺泡炎、病毒性肺炎或非典型肺炎
心脏/肺血管	肺栓塞、心内分流、肺内分流、充血性心力衰竭
气道	支气管哮喘、慢性阻塞性肺疾病（COPD）、黏液栓塞、右主支气管插管
胸膜	气胸、胸膜渗出

（三）急性低氧性呼吸衰竭的发病机制

呼吸生理方面，PaO_2 减低主要有几方面的原因：吸入氧气浓度（FiO_2）降低、通气不足、换气障碍等。

1. FiO_2 降低　环境中氧浓度降低，如在高原上。吸入氧浓度的降低必然引起肺泡氧分压（PaO_2）降低，因而使 PaO_2 下降。通常在高原或井下发生的低氧血症，多与 FiO_2 降低有关。

2. 肺泡通气量下降　肺泡通气量（V_A）是反映肺通气功能的一项基本指标。正常健康成人呼吸空气时，约需 4L/min 的肺泡通气量才能保持有效氧和 CO_2 通过血气屏障进行气体交换的气体分压差。肺泡通气量不足，肺泡氧分压下降，CO_2 分压增加，肺泡 – 毛细血管分压差减少，即可诱发呼吸衰竭。

每分肺泡通气量与每分通气量（V_E）、每分无效腔通气量（V_D）的关系，可用公式来表示：$V_A = V_E - V_D$。V_A 减低有两个原因，一是当氧耗量增加时，V_E 不能相应增加；二是 V_E 虽然没有减少，但解剖或生理无效腔增大，使 V_A 减低。呼吸频率的变化对 V_A 有很大影响，在同一 V_E 前提下，呼吸频率越快，V_D 越高。因而浅而快的呼吸比深而慢的呼吸 V_A 要小，也就是呼吸"效率"降低。

因二氧化碳的弥散能力是氧的 20 倍，$PaCO_2$ 不受弥散的影响，主要受 V_A 的影响，$PaCO_2$ 升高在二氧化碳产量不变的前提下，提示 V_A 不足。计算 $P_{(A-a)}O_2$，有助于判断 PaO_2 下降的原因。单纯 V_A 不足，不合并弥散功能障碍，通气、血流分布不均，肺内从右向左分流等时，虽 PaO_2 降低，而 $P_{(A-a)}O_2$ 保持在正常范围。V_A 下降的纠正方法是：增加每分通气量或设法减少无效腔，或通过增大潮气量减少呼吸频率的办法，来减少每分无效腔通气量。吸氧可使 PaO_2 升高，可有效地改善 V_A 减低所致低氧血症，但因 V_A 没有增加，无助于同时存在的二氧化碳潴留。机械通气是有效的改善肺泡通气的方法之一。产生肺泡通气不足的常见原因，为阻塞性或限制性通气障碍，临床上以慢性阻塞性肺部病变引起的通气障碍最为常见。

3. 弥散功能障碍　氧从肺泡向血液弥散的速率，主要取决于两个条件：①能进行弥散功能的与毛细血管相接触的肺泡面积，即弥散面积的大小。②构成血－氧屏障的肺泡膜、间质、毛细血管膜、红细胞、血红蛋白的情况，又称为弥散距离。如肺气肿时，大量肺泡、毛细血管破坏，致使弥散面积缩小，而在肺纤维化时，肺泡膜、间质增厚、弥散距离增大，均可使弥散能力下降。另外，如心率过快，使肺泡气与血液接触时间过短，也可能影响到弥散功能。轻度弥散功能下降，在静息时并不表现出明显低氧血症，但稍一活动即可表现出缺氧。因二氧化碳的弥散能力是氧的 20 倍以上，故弥散功能下降并不引起二氧化碳潴留。

4. 通气/血流分布不均　有效的气体交换除了要有足够的肺泡通气量以外，还需要肺泡通气和血流在数量上的协调、匹配，正常时通气/血流的比值为 4L/min 与 5L/min 之比，约为 0.8。所以，在理论上每个肺泡通气/血流比值都保持在 0.8 时，才能发挥肺的最大换气效率。在生理情况下因肺的各微小局部之间气流阻力与肺顺应性不尽相同，充气与排空并不完全相等，再加上重力的影响等，气体与血流在肺内的分布也并不是完全均等的。但是就整个肺部来说，大致保持在这一比例，即为 0.8。然而在病理情况下却大不相同，如：①血流正常，通气障碍：如果肺叶不张，虽流经这一肺叶的血流正常，但因无气体存在，流经该部分的静脉血得不到气体交换，直接注入左心，产生了右向左血液分流效果。②通气正常，血流障碍：如果肺叶分支动脉栓塞，虽该肺叶通气正常，但进入该肺叶的气体无机会与血液进行气体交换，即产生生理无效腔样效果——"无效腔效应"。

5. 自右向左的血液分流　如某些先天性心脏病、肺血管畸形、ARDS 等，存在着自右向左的血液分流，则静脉血不经气体交换，直接混入动脉血，必然会引起 PaO_2 的下降。

二、急性低氧性呼吸衰竭的临床特征和诊断途径

（一）缺氧对机体的影响

机体的生理活动需要充分的能量供应，食物中的糖类、蛋白质、脂肪借氧分子的氧化磷酸化作用转化为高能磷酸键。无氧代谢的能量转化效率很低，而且形成大量乳酸，因而可引起代谢性酸中毒。故缺氧对机体的危害比二氧化碳潴留更严重，其危害程度不仅与缺氧程度有关，也与其发生速度、持续时间长短有关。心、脑、肺等重要脏器对缺氧极为敏感。

1. 缺氧对细胞代谢、电解质平衡的影响　在缺氧条件下组织细胞释放能量的生物氧化过程无法正常进行，机体的生理功能将不能维持正常，线粒体内氧分压至少应在 2mmHg（0.27kPa）以上，氧化磷酸化过程才能正常进行，同时生成酸性代谢产物——乳酸。其结果是能量供应不足，脏器功能失调。另外乳酸的堆积可导致代谢性酸中毒，又因能量供应不足，钠泵功能失调，钾离子到细胞外，钠、氢离子进入细胞内，可产生高钾血症及细胞内酸中毒。

2. 缺氧对神经系统的影响　中枢神经系统对缺氧十分敏感，缺氧的程度和发生的缓急不同，其影响也不同。大脑的耗氧量大约为 3mL/（100g·min），较长时间停止供氧，脑组织会发生不可逆损伤。当颈内静脉血氧分压低于 2.67kPa（20mmHg）时，患者即可进入昏迷状态。大脑皮层对缺氧十分敏感，轻度缺氧表现为注意力不集中，记忆力减退，定向力差，严重缺氧则可出现烦躁不安，意识蒙眬，昏迷、抽搐等。缺氧引起的脑水肿，与能量供应不足、钠泵功能失调及细胞内酸中毒、多种酶的功能丧失有关。

3. 缺氧对循环系统的影响　心血管系统对缺氧十分敏感。心肌的耗氧量为 10mL/

（100g·min）。急性缺氧早期通过化学感受器兴奋交感神经，可出现心率增快，血压升高，心排出量增加。但在老年人及原有心力衰竭患者，可不出现上述反应。缺氧早期的心排出量增加也与呼吸代偿性幅度增大，胸腔负压增大，回心血量增多有关。慢性缺氧时心排出量与周围循环变化不明显，但可使肺小动脉收缩，肺动脉压升高导致右心负荷加重，以后可逐渐发展成为慢性肺源性心脏病，右心功能不全。身体不同部位血管对缺氧反应不一，脑与冠状动脉扩张，肺血管、腹腔脏器血管、肾血管收缩，血流重新分布。缺氧对心搏节律的影响可出现较早，原有心脏病患者在 PaO_2 接近 8kPa（60mmHg）时，即可发生心律失常。这种心脏传导系统不稳定所致的心律失常，尤其容易出现在应用洋地黄及排钾利尿剂时。

4. 缺氧对呼吸系统的影响　缺氧主要通过颈动脉窦和主动脉体的化学感受器的反射作用来刺激通气。而呼吸中枢对低氧血症时的通气量增加反应较二氧化碳潴留为低。一般来说，只有当 PaO_2 降至 8kPa 以下时，通气量才开始增加，当 PaO_2 在 5.3 ~ 4kPa（40 ~ 30mmHg）时通气量增加达高峰。吸入氧气浓度低于 12% 时通气量才会有明显增加。其原因是，化学感受器对低氧血症的敏感性较差；另外，通气量增加后二氧化碳排除增多，$PaCO_2$ 下降反而对呼吸有抑制作用，严重缺氧也可引起不规则呼吸和潮式呼吸。

5. 缺氧对血液系统的影响　慢性缺氧可刺激骨髓造血功能，红细胞体积及数量增加。一方面可增加血液的携氧能力，但另一方面也增高了血液黏滞度，使血流阻力增加，加重心脏的负担。缺氧及血液黏滞度增加也是导致弥散性血管内凝血（DIC）的原因。

6. 缺氧对肾的影响　缺氧可使肾血管收缩，肾血流量减少，如再伴有低血压、DIC 等，很易产生肾功能不全，严重时可引起肾小管变性、坏死以至引起急性肾衰竭。

7. 缺氧对消化系统的影响　低氧血症是呼吸衰竭时产生消化道溃疡与出血的原因之一。肝细胞氧的供应来自氧分压较低的门静脉血，故易受缺氧的影响，缺氧可引起肝细胞水肿、变性，甚至坏死，因而可出现谷丙转氨酶增高，个别还可出现黄疸。多脏器、系统性功能衰竭的出现，是呼吸衰竭、缺氧的最为严重的并发症，可使病死率大大增加。

（二）临床特征和诊断途径

急性低氧性呼吸衰竭患者的基础疾病不同，其临床表现也千差万别。如果患者的中枢呼吸驱动功能完好，并且患者也无呼吸肌疲劳，低氧血症的患者可表现为呼吸急促和心动过速。当血红蛋白浓度下降（去氧饱和度）大于 5g/100mL 时，患者常有口唇和舌发绀（所谓中心性发绀）。急性低氧性呼吸衰竭的鉴别诊断相当广泛，而且往往需要紧急处理，临床医师必须富有实际经验且理论知识丰富。首先需获得基础病史以鉴别患者的危险因素。例如，心功能不全、肺部感染或吸入性肺炎、静脉血栓栓塞以及阻塞性肺部疾病。如果胸部有创伤，则应该考虑气胸、血胸和肺部挫伤。急性低氧性呼吸衰竭的少见原因也应当考虑到。临床查体的重点是心脏和呼吸系统，以确定患者有无充血性心力衰竭、有无肺实变或胸腔积液。同样，通过仔细的临床查体也能较为迅速和满意地诊断气胸，而不是单单依靠胸部 X 线检查来诊断气胸。

在进行急性低氧性呼吸衰竭鉴别诊断的同时，应该积极治疗。通常可以用"ABC"来表示，即：气道（airway）、呼吸（breathing）和循环（circulation）。一旦"ABC"得以保证，患者应该给予氧疗（如果合并高碳酸血症，则应当仔细调节氧流量）和建立静脉通道，并且应该进行心脏监护和氧饱和度监测。

所有患者都必须进行胸部 X 线、心电图、血常规和血液生化检查，并作血气分析和计算肺泡动脉氧分压差。如果在动脉低氧血症的情况下，而肺泡－动脉氧分压差正常，则提示低通气可能是低氧血症的唯一原因。血气分析对诊断酸碱失衡同样也相当重要。根据初步检查，可以考虑进一步的检查，包括支气管镜检查、胸部 CT 和超声心动图等。如果急性低氧性呼吸衰竭患者的胸部影像学检查正常，则其后的鉴别诊断范围大大缩小。此时，临床上应该考虑到肺栓塞和右向左的分流（例如：心内分流或肺动静脉分流）。

三、急性呼吸窘迫综合征的发病机制和病理生理

急性呼吸窘迫综合征（acute respiratory distress syndrome，ARDS）是一种以进行性呼吸困难和顽固性低氧血症为主要特征的急性呼吸衰竭。其实质上是多种原因所引起的急性肺损伤（acute lung injury ALI）。ARDS 是在严重感染、创伤、休克等之后出现的肺实质损伤为主要病因；以顽固的低氧血症、呼吸频速以及胸部 X 线上显示有双肺斑片状阴影为临床特征；以肺内分流增加、肺顺应性下降等肺功能改变为病理生理特征；以肺毛细血管内皮细胞和肺泡上皮损伤而导致的广泛肺水肿、微小肺不张等病理改变为特征的一组临床综合征。

（一）发病机制

ARDS 为多种原发疾病或病因所引起的，是一组具有病理和临床表现相似的综合征，其发病机制难以用一种效应细胞或介质予以解释，常常是多种因素在不同的环节下共同作用的结果。近年对 ARDS 发病机制的主要认识为：ARDS 的病程实质上是一种肺的炎性反应过程。炎性反应通常在严重创伤或感染后出现。许多效应细胞和炎性介质在组织损伤中起了不同的作用。总之，ARDS 的发病机制有如下特征：①感染、创伤等所引起的全身炎症反应，在 ARDS 的发生过程中起重要作用。②ARDS 时，各种效应细胞通过释放多种炎性介质参与 ARDS，介质之间可以相互刺激诱发，及生物活性的相互影响，构成一个极其复杂的调控机制。今后尚需确定在何种条件下，何种介质起主导或启动作用，需要探讨调控炎性介质合成与释放的机制。③中性粒细胞（PMN）等效应细胞激活释放氧自由基、血小板活化因子（PAF）、白三烯（LT）等介质损伤肺泡毛细血管膜，还可通过上述介质激活补体、凝血、纤溶和激肽系统及刺激巨噬细胞和肺血管内皮细胞，诱导其他介质释放，产生级联反应，出现恶性循环，这是 ARDS 难以治愈的原因之一。④ARDS 损害肺脏的气体交换和代谢功能，后者又可加剧 ARDS 的病变进展。⑤治疗、处理不当可加重 ARDS，如长时间持续吸入高浓度氧、机械通气使用较大潮气量或过高的气道压等。

（二）病理生理

1. 非心源性肺水肿和肺表面活性物质减少　ARDS 时由于肺泡上皮细胞毛细血管内皮细胞受损，肺泡毛细血管膜通透性增加，含蛋白的液体渗出血管外至肺间质和肺泡腔内，形成 ARDS 的特征——非心源性肺水肿。肺泡 Ⅱ 型上皮细胞受损，肺泡血液灌流不足，肺泡水肿、出血渗液的稀释破坏，加之高浓度氧的吸入，机械通气等因素均可影响肺表面活性物质，可使肺泡早期关闭，容量变小，导致广泛分布的肺不张，功能残气减少。

2. 气体交换　发病初期，ARDS 患者的突出临床表现为严重的心动过速和低氧血症。ARDS 时的低氧血症主要是由于广泛的右向左的肺内血流分流所致，常常占心排出量的 25%~50%。由于经过分流的血液不与肺泡气体相接触，故几乎没有氧补充，这也说明低氧血症的顽固性。ARDS 时的分流是由肺不张和充满液体的肺泡产生的持续灌注所造成的。通

常，缺氧性的肺血管收缩能减少通往通气不佳肺区的血流灌注，因而可减少通气不佳肺区的分流。但是，在某些 ARDS 患者中，低氧性的血管收缩可能是无效的或缺少的，因此实际上增加了分流量。

生理无效腔通气和肺内分流的增加，与心动过速和每分钟高通气有关，每分通气量的增加可使 ARDS 患者有效地排出 CO_2。无效腔通气量增加的另一个原因是，仍正常或相对正常的肺泡单元过度通气。这种通气可因机械通气而增加，由于应用 PEEP 或其他措施而使平均气道压力增加，造成肺泡单元过度充气，也可使无效腔通气增加。无效腔/潮气量之比的正常值为 0.3，但是在 ARDS 时，这一比例可增加到 0.6~0.9。换句话说，在严重的 ARDS 患者，90% 的潮气量是"浪费"的，这一潮气量不参加气体交换。结果，每分通气量为 30L 或更高，才有可能维持血中正常的 CO_2 分压，而正常人每分通气量才 8L。

如果 ARDS 患者好转较快，那么每分通气量和无效腔通气减少，并伴随用氧合的改善。如果 ARDS 病情进展，如发展为肺纤维化，这时尽管氧合状态有所改善，但是每分通气量仍然可很高。假定肺纤维化继续进展，许多血管将发生闭塞，这样也可使无效腔通气增加，即使肺泡性肺水肿和肺内分流有所好转。

3. 肺顺应性　ARDS 时由于肺间质和肺泡水肿、充血，（肺表面活性物质减少）肺容量变小，肺顺应性下降，从而增加了呼吸功，耗氧量增加。呼吸浅而速，潮气量减少，有效的肺泡通气量降低，缺氧加剧。

ARDS 患者接受通气治疗时，如果应用常规潮气量，那么总可以发现气道压力升高，这与肺顺应性的下降有关。例如，对于正常人来说，潮气量为每公升体重 8mL，其肺部顺应性，大于 $100mL/cmH_2O$，因而，如用机械通气且不伴有呼气末正压，在这一水平的潮气量下，静态扩张压力应小于 $6cmH_2O$。但是在 ARDS 时，其静态扩张压力通常要大于 $28cmH_2O$（也就是，顺应性 $<20mL/cmH_2O$）。为反应肺组织的实际弹性性质，顺应性可从充气的肺部计算而得。ARDS 时，由于肺泡中充满了液体造成了肺水肿，肺的充气容量常常下降。ARDS 时的肺泡表面活性物质也是异常的，此时，肺部充气容量的下降，部分也与肺不张有关。所以此时肺扩张压力的增加实际上也反映了肺水肿量的多少和肺不张的程度，而不是反应肺损伤本质。只有在发生肺纤维化后，肺实质的弹性发生改变，导致肺顺应性实质上的降低。ARDS 患者机械通气时，气道峰压（peak airway pressure）也增加，有时其增加程度超过了静态扩张压的增加。这表明气道阻力也是增加的。气道分泌物、水肿和各种介质的存在，可激发支气管痉挛，这些与气道阻力的增加有关。此外，气道阻力的增加也与气管内插管有关，插管可增加气道阻力，有关医疗的机械通气装置也在不同程度上增加了气道阻力。

4. V/Q 比例严重失衡，肺内分流量增加　上述原因可致巨大低 V/Q 区的存在。肺间质水肿，进入这些面积血管分支血流减少，加之缺氧，血液流速增快，而肺泡毛细血管膜增厚，气体交换弥散时间缩短，流经肺泡的静脉血得不到充分氧化，使肺内分流量增加，是低氧血症形成的重要机制。肺内小血管栓塞，血液灌流减少，可致生理无效腔增加，晚期患者可因生理无效腔增加，肺泡通气量下降而发生二氧化碳潴留而形成高碳酸血症。

5. 呼吸功　由于 ARDS 时肺功能改变，ARDS 患者的呼吸功也是增加的。ARDS 时呼吸功的耗氧量占全身耗氧量的 25%~50%。为维持这一水平的呼吸功，必须提供一定的能量，因而相应的血流必然从其他重要生命器官中分流出去。ARDS 时，应用机械通气辅助呼吸有利于降低患者的呼吸功，并使血流重新分布到重要生命器官中去。

6. 血流动力学改变　ARDS 时血流动力学改变并非特异性，随着急性肺损伤的进展、条件不同、血流动力学也有各种变化。实际上，血流动力学在各种特异类型的 ARDS 患者中的变化，主要反映其基础疾病本身。

然而，当有肺水肿存在时，较低的肺动脉楔压，则有力地支持非心源性肺水肿。但是，由于常常有液体容量过量，肺动脉楔压也可增加，其他并发症（如心肌功能不全）也可使临床表现不典型。一般而言，肺微血管压力大于 18mmHg（2.4kPa）时，静水压力升高后，才会发生肺水肿，这一水平的压力（18mmHg）常用于诊断 ARDS。许多 ARDS 的研究表明，ARDS 的肺动脉楔压比较低。18mmHg 可作为诊断 ARDS 的一个标准。

目前，ARDS 时的血流动力学的另一引人注目的特征为肺动脉高压。通常肺血压力只是轻到中度升高，但有些患者可发生右心室衰竭。肺血管阻力显著增加的患者，其预后较差。

ARDS 时，肺循环压力的增加是多因素的。如由于低氧血症所致的肺血管收缩以及某些血管活性物质的作用，如血栓素，血小板栓塞所致的血管管腔阻塞，血管周围水肿，肺组织发生纤维化后造成的血管闭塞等等。最初几天，血管活性物质的作用和血小板栓塞可能是最重要的因素。降低通向损伤肺区的血流，来改善通气/血流比值和降低肺泡内水肿液的蓄积，可以达到较好的效果。在晚期阶段、持续和继续恶化肺循环高压，可能反映了肺纤维化的程度。ARDS 后期的肺循环高压意味着预后不良，也直接表明了纤维化的程度。由于周围组织中，氧摄取的异常、ARDS 患者的耗氧量和氧输送量也是受损的。

7. 肺血管改建与肺纤维化的机制　ARDS 时除肺泡 - 毛细血管受损外，常常可发生肺血管改建，尤其可发生于存活较久的患者。肺泡管和肺泡伴行的细动脉出现平滑肌细胞前体，并发生肌化，肌型和部分肌型细动脉中膜增厚，管腔变细，甚至阻塞闭锁，以致肺血管的数目减少。闭锁的血管有时可再通。较大的肺动脉也可发生中膜与外膜增厚。肺动脉结构改建可能为 ARDS 患者肺血管阻力和肺动脉压增加的重要原因。ARDS 的病因如败血症等均可引起肺血管改建。

ARDS 时肺间质改变可继发于肺微血管和上皮细胞损伤，而发生弥漫性的病变。肺泡 - 毛细血管的基底膜可完整或成复层。除水肿出血外，基质中胶原增加、胶原类型改变，Ⅰ型增多，Ⅲ型与Ⅰ型之比显著下降，弹性蛋白、蛋白多糖和糖蛋白也有变化。间质内炎性细胞增加，间质细胞增生肥大，有的发生表型的改变；如在成纤维细胞间出现肌成纤维细胞（myofibroblast）。ARDS 发病 2 周后就可出现纤维化，慢性期肺间质增厚，肺泡 - 毛细血管膜被大量纤维组织所代替，肺泡腔与肺泡管内渗出物机化，发生间质与肺泡纤维化。

纤维化的发生机制可能为：①胶原、弹性蛋白、纤维连接蛋白等对成纤维细胞和单核细胞有趋化作用，可吸引成纤维细胞进入肺泡腔，肺脂质过氧化产物也可引起成纤维细胞浸润。②肺泡巨噬细胞和淋巴细胞产物、内毒素、纤维连接蛋白可影响成纤维细胞的代谢，促进其增殖，纤维连接蛋白又是成纤维细胞附着和生长的良好支持，成纤维细胞被激活后生成的前胶原增加，转变为胶原沉积。③血小板黏附于损伤组织，释放 PDGF 与表皮生长因子，促进成纤维细胞在损伤部位聚集增殖。④肺泡巨噬细胞表达特异性内源性纤溶酶原激活物的抑制物（plasminogen activator inhibiter，PAI）增加，正常肺内富含尿激酶，PAI 可调节其活性，ARDS 时 PAI 合成与释放增加，可抑制纤维蛋白溶解，可能为促进纤维蛋白机化的一个原因。⑤抑制胶原酶活性的因子多于增进其活性的因子，沉着与降解处于动态平衡状态，肺急性损伤改变其代谢，使修复反应不适当，胶原合成加快或降解缺陷，肺泡及间质胶原过度沉积，控制失调而导致愈合异常，发生肺纤维化。

（闫明宇）

第四节 高碳酸－低氧性呼吸衰竭

高碳酸－低氧性呼吸衰竭（HHRF）为一种威胁生命的严重病理状况，伴有 CO_2 的大量滞留，故也称为通气衰竭（ventilatory failure）。根据方程式：$PaCO_2 = K (V_{CO_2}/V_A)$，$PaCO_2$ 与肺泡通气（V_A）成反比关系，而 $PaCO_2$ 与单位时间内二氧化碳产量成正比。引起二氧化碳产生增加的原因有：体温升高、感染、败血症、癫痫等引起的肌肉抽搐以及不适当大量补充高二氧化碳负荷的营养物质（如葡萄糖）。相反，昏迷等致肌肉活动减低，物理降温及人工冬眠后二氧化碳产生减少。肺泡通气量为每分通气量与每分无效腔通气量之差，因而每分通气量减少或生理无效腔增大，均可发生高碳酸血症。

二氧化碳产量（V_{CO_2}）稳定状况下，每分钟生成的 CO_2 通常由患者的代谢所决定的。因而，$PaCO_2$ 水平的增加，通常是由肺泡通气的降低或低通气所致。CO_2 排出障碍，其机制随病情的不同而变化。在 COPD 或哮喘中，常常有严重的气流障碍（阻塞）、通气中枢改变（镇静药过量）或神经肌肉疾患。

HHRF 通常由 $PaCO_2$ 的水平来定义，然而找到一个绝对正确的数值来表示呼吸衰竭是相当困难的，因为这不仅取决于患者病情恶化的原因，而且与患者原发疾病有关。在 COPD 中，$PaCO_2 > 55mmHg$，如原先 $PaCO_2$ 正常，即可考虑呼吸衰竭。但是在急性哮喘、药物过量或神经肌肉疾病患者，$PaCO_2 > 45mmHg$ 就相当重要。对于已知有慢性高碳酸血症的患者，尚没有一个确切的 $PaCO_2$ 来提示病情的恶化。由于肾脏的代偿和剩余碱过量，动脉血 pH 总不能实际反应 $PaCO_2$ 的上升。25% 的急性呼吸衰竭患者在住院时，由于 V_A 的短暂增加，pH 可得到代偿。在低通气期间，$PaCO_2$ 和 PaO_2 的水平几乎以相等数量互换位置，而肺泡－动脉氧分压差并无明显增加。

例如，正常情况下：$PaCO_2$（40mmHg）+ PaO_2（90mmHg）= 130。如果 $PaCO_2$ 的改变数量不等于 PaO_2 的变化数量，除了单纯的低通气外，可能还有其他的低氧血症的原因。继发于 COPD 和哮喘所致的 HHRF，其低氧血症的主要机制为通气障碍的肺区灌注或通气－血流（V/Q 失衡）。$PaCO_2$（60mmHg）+ PaO_2（40mmHg）= 100，通过吸入 100% 的纯氧，可以发现较低的 V/Q 比值。

一、高碳酸－低氧性呼吸衰竭的病因和分类

（一）高碳酸－低氧性呼吸衰竭的病因

通常，临床上可将 $PaCO_2$ 升高所致的高碳酸血症原因归纳为以下几种：①通气驱动力下降所致的急性通气衰竭。②神经肌肉疾患和呼吸肌疲劳等产生的通气频率减慢、幅度缩小，而致每分通气量绝对不足。③限制性肺疾患所致的急性通气衰竭。④阻塞性通气障碍时，无效腔通气量增加，但因气道阻力增加，呼吸功增大，呼吸肌疲劳，每分通气量得不到足够的代偿性增加，而发生每分通气量相对不足。⑤血管疾病造成的急性通气衰竭。⑥各种原因所致二氧化碳产量增大，而肺泡通气量不能得到相应提高，在呼吸衰竭经机械通气治疗

· 187 ·

好转，脱离通气机之初，如补充大量高二氧化碳负荷的营养物质，使二氧化碳产量增高，因此时患者通气功能增加有限，往往可发生高二氧化碳血症，又需要机械通气。

（二）高碳酸-低氧性呼吸衰竭的分类

1. 通气驱动降低所致的通气衰竭

（1）药物所致：药物引起的通气驱动的降低相当常见，阿片是最强有力的通气驱动抑制剂，既能抑制缺氧所致的呼吸驱动，又能抑制高碳酸血症所致的呼吸驱动；但其他药物，如各种镇静药物、催眠药和抗焦虑药，只要服用剂量足够大，均可发生通气驱动的抑制。当药物从体内得以清除，患者可以逐渐恢复自主呼吸。

（2）疾病所致：肥胖低通气综合征，其特点为对低氧血症和高碳酸血症反应迟钝，某些情况下，患者首先出现的临床症状是急性通气衰竭，常常合并有严重的高碳酸血症和呼吸性酸中毒。患者典型的临床表现：体重增加、显著的水潴留和肺心病的临床特征。由于胸壁顺应性降低、心脏肥大和大量胸腔积液等因素，患者呼吸功的增加，可进一步加重低氧血症，这些也与呼吸肌群疲劳有关。黏液性水肿、因性腺功能减退而应用外源性睾丸激素治疗的患者，由于通气功能低下，同样也可以出现低氧和（或）高碳酸血症。急性卒中是引起急性通气衰竭的另一个通气驱动性疾病。

（3）原发性肺泡低通气（primary alveolar hypoventilation, PAH）所致：PAH 为一种原因不明的低通气疾病，其特征为慢性高碳酸血症和低氧血症，诊断原发性肺泡低通气时，需除外各种神经系疾病，呼吸肌衰竭或通气功能障碍所致的低通气。该疾病的发生可能与代谢性呼吸控制系统衰竭有关，使之产生中枢性呼吸驱动作用下降。大多数患者中，在睡眠时低通气更为加重，常有呼吸暂停的表现。因为 PAH 患者的自主呼吸控制系统是完整的，PAH 患者能应用过度通气来降低 $PaCO_2$ 至正常水平。PAH 是一种代谢性呼吸控制系统的病变，往往与化学感受器功能障碍或脑干神经元的功能不全有关，而并不是呼吸肌或通气功能障碍所引起的疾病。

2. 神经肌肉损伤所致的急性通气衰竭

（1）颈脊髓束损伤：颈脊髓束上部损伤可以损伤脑干呼吸中枢的呼吸信息传递到膈肌和其他呼吸肌群。因为供应膈肌的膈神经根起源于 C_3 到 C_5 的脊髓段，在这一水平造成的急性损伤患者，通常需要机械通气治疗。在 $C_1 \sim C_2$ 脊髓水平造成的损伤，患者需要终身机械通气治疗；而在 $C_3 \sim C_4$ 水平造成的损伤，患者最终可能部分依赖呼吸机。C_4 以下水平的损伤，患者可能不需要机械通气，除非患者还有其他并发症，例如胸内创伤或者精神状态的损伤。

脊髓束损伤的病理效应，在初期有肺容积的丧失，患者不能深呼吸（易产生肺不张），不敢咳嗽（易发生肺炎和其他并发症）和损害低氧性血管收缩，如果伴有肺不张或发生肺炎，易出现严重的和常常为难治性低氧血症。尽管患者的短期内病程与脊髓损伤的部位相关，但是，回顾性研究发现脊髓损伤的患者，如果和脊髓损伤的水平向比较，其病死率和住 ICU 的时间与发生肺炎以及其他呼吸系统并发症更为相关。

（2）影响膈神经的损伤或疾病：膈神经损伤可以导致膈肌麻痹，其原因大都为膈神经损伤，通常发生在单侧膈神经，往往与心脏手术有关。临床表现差异很大，轻者仅仅在放射学检查时被发现有异常，而无临床症状；重症患者则需要长期机械通气治疗。

双侧膈肌麻痹是急性通气衰竭的罕见原因，某些患者可能既无创伤也无手术治疗的病史，也不能发现系统性疾病或者某些特异的病因。神经肌肉疾病的最初表现可能为通气肌群无力，例如重症肌无力和肌萎缩性（脊髓）侧索硬化。

（3）神经肌肉疾病：急性麻痹和神经肌肉通气衰竭最常见的原因是急性炎症性脱髓鞘性多发性神经病（吉兰-巴雷综合征），患有此综合征的患者，约1/3可发生急性通气衰竭。血浆交换免疫球蛋白治疗能改善患者的预后，但仍然有3%~8%的患者死亡；存活的患者中，5%~10%可能仍然合并有严重的残疾。重症肌无力所致的急性通气衰竭相对而言较为少见。肌萎缩性（脊髓）侧索硬化和其他运动神经元疾病可以出现进行性的延髓性麻痹和通气肌群无力，其临床表现和进展情况各有异同。典型肌萎缩性（脊髓）侧索硬化病例在确诊之初，即可有通气肌群的无力。然而，呼吸困难或急性通气衰竭也可能是运动神经元疾病的最初临床表现。此外，肉毒杆菌中毒仍然是急性通气衰竭的重要原因。皮肌炎也可造成呼吸肌群的无力，如病情严重同样会伴发急性通气衰竭。

（4）重症患者伴有神经肌肉无力：重症患者伴有神经肌肉功能不全常常是难以撤离呼吸机的重要原因。以下几种情况见常：①长期使用神经肌肉阻断剂：机械通气患者中有时在应用镇静剂的同时，还应用神经肌肉阻断剂以降低氧耗量，如果患者有肝功能不全，尤其存在肾功能不全，则大部分神经肌肉阻断剂排出会变慢，这种清除延缓的后果常常可以造成长期的肌无力。②危重症疾病合并多发性神经病变和肌病：住入ICU的患者常常合并全身性炎症反应综合征（SIRS），如果进行神经生理检查可以发现患有危重症疾病合并多发性神经病变和肌病，临床上患者表现为严重的神经肌肉无力，并长期依赖呼吸机治疗，这种情况在没有控制的高血糖症患者中更易发生，神经传导试验或肌电图检查可以明确这一疾患。③急性四肢瘫痪性肌病：发生急性肌病后，患者表现为严重的衰弱，需要长期机械通气治疗，这种情况见于重症哮喘患者在使用皮质激素治疗的同时，也应用神经肌肉阻断剂，通常患者应用较大剂量的皮质激素，但是也可见于没有使用皮质激素和神经肌肉阻断剂的患者，这些患者的近端和远端肌群均可受到影响，包括膈肌，肌电图或肌活检可协助诊断。④呼吸机诱发膈肌功能不全：机械通气本身可以诱发膈肌功能不全。动物实验表明：3~10日的控制机械通气，如果无自主呼吸则膈肌的收缩能力会发生时间相关性降低。

3. 限制性通气功能障碍所致的急性通气衰竭

（1）胸壁和胸膜疾病：严重的脊柱后侧凸所致的肺部受限和通气肌群功能不全，常常可导致进行性呼吸功能障碍，可以表现为急性或慢性通气功能障碍急性发作。脊柱后侧凸的患者合并急性呼吸衰竭时，其肺和胸壁的功能均有功能不全的表现。胸腔积液或气胸也可能参与急性呼吸衰竭的发作，但患者往往存在限制性或阻塞性通气功能障碍。肥胖低通气综合征伴有失代偿性肺心病是慢性呼吸衰竭急性发作的另一种类型，常常表现为限制性通气功能障碍。

（2）肺实质疾病：特发性肺间质纤维化（IPF）和其他肺实质限制性疾病往往伴有高通气，而不是低通气。但是，在这些疾病的晚期阶段可并发急性通气衰竭，可以为原发疾病过程的临床表现，或者是合并肺炎，也可能是外科手术及患有其他伴随疾病的缘故。晚期IPF患者可以出现严重的肺部僵硬和阻力增加的表现，伴有急性通气衰竭和低氧血症，往往需要机械通气治疗。这些晚期肺间质疾病患者，如果出现通气衰竭，则预后相当差。

4. 气道阻塞所致的急性通气衰竭

（1）上气道阻塞：上气道阻塞偶尔可以引起急性通气衰竭。患者发病常常急剧发生，例如：外来异物阻塞声门，急性会厌炎造成会厌水肿等。病程亦可呈隐匿性，发病过程需要数月，例如：气管内肿物。进行性上气道狭窄，患者往往在静息时尚可以耐受，但是当气道直径狭窄至 5mm 时，为狭窄的最低限度，则易发生急性通气衰竭。当然，狭窄的部位和狭窄的变异程度也决定其临床表现。病理生理上，上气道阻塞引起急性通气衰竭的主要原因是气道阻力的增加，此时呼吸肌群不能再维持适当的每分通气量和二氧化碳的动态平衡。

（2）慢性阻塞性肺疾病（COPD）：COPD 急性加重是急性通气衰竭的最常见原因，细菌感染或病毒感染是最为常见的诱因，其他原因还有急性肺炎、充血性心力衰竭、肺栓塞、气胸和环境因素等。诱因破坏了呼吸系统通气储备与代谢需要之间的平衡，将导致 COPD 患者急性通气衰竭的发生。急性通气衰竭是呼吸肌群承受的高吸气负荷与既已存在的解剖和（或）生理异常相互作用的结果，是神经肌肉代偿能力与呼吸系统所承受的机械负荷之间的一种失衡，这种失衡触发了继发于呼吸肌疲劳的通气衰竭。其病理生理如下：

1）呼吸系统所承受的负荷增加：急性通气衰竭的各种诱因可通过减少胸壁和（或）肺的顺应性而增加弹性负荷，也可通过引起气道病变而增加非弹性负荷。另外，中枢驱动力的降低或神经肌肉的异常可降低呼吸泵功能，从而造成肺泡通气不足。

2）呼吸系统力学异常：气道阻力增加是 COPD 最重要的特征，所有其他病理生理异常都起因于气道阻力的增加。COPD 患者在呼气相时气道阻力增加明显，在高肺容量时，呼气相阻力与吸气相阻力之比为 2：1，而在低肺容量时上升到 10：1。低肺容量时气道阻力的显著增加与呼气时小气道的塌陷有关，其原因主要是肺泡壁和周围支持结缔组织结构的破坏。这些支持结缔组织可在呼气时，当周围压力超过气道内压力时，维持气道的开放。这些结构的丧失使气道在呼气相时发生塌陷，甚至在较高肺容量时也可发生，从而造成气流阻塞和气体陷闭。如果呼气时增加呼气力量，只能使已塌陷的气道更趋于闭塞，并不能增加呼气流速，这种现象有时被称为气流限制性"阻塞点"。COPD 急性加重期的机械通气治疗原则正是基于呼气气流受限这一概念。气道阻力的增加及呼气气流受限会妨碍肺泡充分排空，从而增加动态过度充气及内源性 PEEP（PEEPi）。PEEPi 是指呼气末肺泡内所产生的正压。肺脏不能回到功能残气位——对抗弹性力量的平衡点，于是肺的弹性回缩力就产生了一种正压。"动态过度充气"是指肺部气体排空延缓而引起呼气末肺容量增加，是产生 PEEPi 的原因。从本质上看，PEEPi 的发生与肺部完全排空所需时间超过呼气时间有关。产生肺部排空延缓或呼气时间缩短的因素见表 7-4。在呼气末，如果呼气肌群持续收缩，也可发生 PEEPi。这与腹内压升高传递到肺部有关。PEEPi 与外源性 PEEP 不同，并不能从外界随意调节，但是 PEEPi 对呼吸功和血流动力学的影响与外源性 PEEP 类似。在机械通气时，PEEPi 也称为隐性 PEEP，因为 PEEPi 的存在不能为常规压力测定技术所检测到。

表 7-4 PEEPi 的产生原因：肺部排空延缓或呼气时间缩短

排空延迟	呼气时间缩短
气道阻力增加	呼吸急促
动态萎陷	吸气时间延长
支气管痉挛	反比通气

排空延迟	呼气时间缩短
气道水肿	
分泌物增多	
肺顺应性增加	
气管插管口径小	
外源性 PEEP（无动态过度充气时）	
较高的 VT	
呼气时吸气肌群工作	

急性通气衰竭患者气流受限和被动性及动态性过度充气的总的结果是：维持正常肺泡通气所需的呼吸功将增加 2 ~ 3 倍，这使吸气肌负担加重。有人对机械通气的 COPD 患者吸气功的增加成分进行了分析，并与健康人比较，发现吸气功的静态成分和动态成分均增加，吸气功中所有的静态成分及吸气功总增加量的 57% 是由 PEEPi 引起的。COPD 患者在自主呼吸时，PEEPi 为 $13 \sim 15 cmH_2O$，而在机械通气时，可高达 $20 cmH_2O$。大部分动态功的增加是由高气道阻力引起，肺和胸壁的黏弹性行为以及时间常数的不等在动态功的增加中也起一定作用。

3）呼吸肌群功能异常：如前所述，许多诱因可引起呼吸肌群肌力的降低，COPD 患者呼吸系统的异常也能改变吸气肌的功能。肺容量增加使膈肌低平，肌小节平均长度变短、产生最大收缩力的能力下降。按照 Laplace 定律，横膈的曲度半径增加时，肌张力变大，使血流受阻。横膈和胸壁之间的并行空间缩小，使横膈对肋骨的束缚作用受限。由于胸壁的过度膨胀，使辅助吸气肌参与呼吸，增加了呼吸氧耗，与增加的血流阻力一起，使能量供求失衡，导致呼吸肌疲劳。

COPD 急性加重期，气道阻力增加，在特定肺容量时的气流下降。由于呼出气流在急性加重期之前已处于最高水平，患者只能在更高的肺容量下进行呼吸以维持气流。这样进一步加重了呼吸肌疲劳，导致急性呼吸衰竭。

4）血气异常：COPD 患者合并急性通气衰竭时，低氧血症是一个普遍的现象，高碳酸血症也很常见，尤其在严重急性通气衰竭时更为显著。V/Q 比例失调是引起低氧血症的主要因素，心排出量改变导致的混合静脉血氧分压的改变也是引起 PaO_2 降低的原因之一。肺泡水肿或肺炎时肺内分流的存在，使生理无效腔与潮气容积比（V_D/V_T）增加，机体通过增加每分通气量以使静息时 $PaCO_2$ 接近正常。当 V_T 保持不变时，每分通气量的增加是通过增加呼吸频率（RR）实现的，与正常人相比，RR 增加了 $50\% \sim 100\%$。V/Q 分布的不均一性也会导致高碳酸血症。浅快呼吸、氧疗、使用镇静剂及呼吸肌群的疲劳都能引起肺泡通气不足，从而引起高碳酸血症。

呼吸力学的异常、血气的改变、呼吸肌群过度负荷及呼吸肌功能异常之间相互作用，形成恶性循环，使呼吸功增加，呼吸泵的有效性丧失。纠正这些异常的唯一办法是治疗病因以减少呼吸肌群的负荷，或进行通气辅助治疗使呼吸肌群暂时处于无负荷状态。

5）心血管系统功能异常：肺气肿可造成肺毛细血管床丧失、肺血管横断面积减少。持续性低氧血症和呼吸性酸中毒可引起肺血管收缩。两者共同作用导致肺动脉高压的发生。血液黏稠度的增加和呼气气流阻塞所造成的胸膜腔内压增加在促进肺动脉高压的发生中也起一定作用。长期肺动脉高压可引起右心结构和功能紊乱。尸检发现约50%的COPD患者存在右心室肥厚。右心室射血分数有明显下降者达53%。即使在静息状态下右心室功能正常者，活动后也会出现心功能的异常。COPD患者左心室功能也受到影响，这是由于右心房压力增加和胸膜腔内压增加使静脉血回流减少以及右心室的扩张效应使左心室射血功能降低所致。肺脏的过度充气也会对心脏产生直接压迫作用。

6）睡眠 – 病态呼吸：重症COPD患者有很高的睡眠 – 病态呼吸发生率，估计阻塞性睡眠呼吸暂停在COPD患者中的发生率为10%~15%，高于一般人群的3%~4%。而且COPD患者经常出现与呼吸暂停无关的氧饱和度下降，有时非常严重，这在快速眼运动（REM）睡眠期间最易发生。醒时较低的PaO_2可提示这一点。这种现象至少部分是由于低通气所致，因为据报道氧饱和度下降时经皮$PaCO_2$升高。部分患者的氧饱和度下降被认为与通气血流比例失调有关，因为不是所有的病例均能以低通气解释。这种夜间气体交换紊乱扰乱了COPD患者的睡眠，使REM睡眠减少，总睡眠时间缩短，睡眠质量差。

（3）哮喘：哮喘所致的急性通气衰竭不常见。一般而言，只要哮喘患者坚持应用糖皮质激素吸入治疗、监测峰流速和按照峰流速率选择治疗方案，患者不会发生呼吸衰竭。但是，如果哮喘触发因素持续存在，呼吸道感染，糖皮质激素使用不当，水、电解质紊乱和酸中毒，精神因素，阿司匹林或其他非甾体类抗炎药物的不适当使用或出现严重的并发症，患者可以出现重症哮喘。通常，重症哮喘是指哮喘患者虽经吸入糖皮质激素（≤1 000μg/d）和应用长效β_2受体激动剂或茶碱类药物治疗后，哮喘症状仍持续存在或继续恶化，或哮喘呈爆发性发作，从哮喘发作后短时间内即进入危重状态。这类哮喘患者可能迅速发展至急性呼吸衰竭并出现一系列的并发症，既往也称之为"哮喘持续状态"。重症哮喘对常规治疗反应较差，与其特异的病理生理机制有关。重症哮喘发病机制中，支气管黏膜水肿和黏液栓塞比支气管痉挛起了更为重要的作用，因而其哮喘症状难以缓解且对支气管扩张剂反应欠佳，故哮喘持续状态是支气管哮喘临床上的危重症，可严重地影响气体交换，如病情不能得到有效的控制，可危及患者的生命。重症哮喘临床上可以分为两种类型：急性重症哮喘和急性窒息性哮喘。

1）急性重症哮喘：本组女性最为常见，约70%的患者发展为呼吸衰竭。患者病情往往难以控制而导致中到重的气流受阻。还有部分患者由于呼吸困难的主观感觉下降，对于慢性的气流阻塞有很大的耐受性，因而这部分患者发生重症哮喘甚至致死性哮喘的危险性更大。此外，由于这部分患者常规使用β_2受体激动剂，较少发生支气管痉挛，然而治疗反应慢，即使系统使用糖皮质激素效果也不好。但清除气道分泌物可大大改善患者的病情。

2）急性窒息性哮喘：有少数年轻重症患者从首次哮喘发作到呼吸停止往往不到3h，发作前症状很轻甚至无症状，但气道反应性很高。该类型哮喘可能与某种特异性变应原刺激有关，但具体是何种过敏源目前尚不明了。此种哮喘发作与急性支气管痉挛和中性粒细胞浸润有关，而与嗜酸性粒细胞无关。对于这部分患者若积极地使用支气管扩张剂往往能收到很好的效果。即使需要气管插管或机械通气治疗，也可能在短时间内改善病情。

重症哮喘的病理和病理生理机制：重症哮喘的气体交换、血流动力学均有明显的异常，气道的阻力明显升高。重症哮喘的组织学特点是气道壁水肿、黏液腺肥大、黏稠的分泌物广泛地阻塞大小气道。分泌物的成分包括黏液、脱落的上皮细胞、嗜酸性粒细胞、纤维蛋白原和其他血浆蛋白。黏液的嵌顿、细胞浸润、支气管黏膜和黏膜下水肿以及气道平滑肌的收缩导致了气道阻力在吸气和呼气时均大大增加。以上气道的病理学改变也引起了肺泡通气/血流比例的失调（在某些肺泡区 V/Q 比值降低）以及氧的弥散距离增大。在重症哮喘患者常见中度低氧血症，但此种低氧血症易被高流量的氧疗所纠正。采用多价惰性气体研究重症哮喘患者低氧血症的原因，结果表明低氧血症的发生并非真性分流所致，而是由于肺的大部分灌注区域 V/Q 比例失调，低氧血症的严重程度与肺活量异常的严重程度的关系不大。

小气道阻塞可导致肺泡过度充气以及相应区域毛细血管的灌注减低；灌注减低而通气正常会导致无效腔的增大，使有效通气量降低。哮喘急性发作时，多数患者表现为过度换气，通常动脉血 $PaCO_2$ 降低。若动脉血 $PaCO_2$ 正常或增高，临床医师应高度警惕呼吸衰竭的可能性或是否已经发生了呼吸衰竭。

气道阻塞可大大增加呼吸功。哮喘急性发作时，吸气相跨肺压可达 $50cmH_2O$（正常呼吸时吸相跨肺压为 $5cmH_2O$），此时呼气相也变成主动过程，患者用力呼气，将肺内残气排出狭窄的气道，但是此时的呼气流率明显降低，呼气时间延长，肺内残气量增加。肺的代偿性变化为过度充气，在这种情况下，呼出气流量超过肺容量，但最终可造成吸气肌肉起始收缩时的静息长度变短，吸气肌肉的收缩力下降。在肺内残气不能完全排空时，内源性呼气末正压（PEEPi）增大，导致吸气功耗增大。

哮喘持续状态时，也存在血液循环的紊乱。胸膜腔内压增高可降低静脉回流，虽然静脉回流的降低可通过增强吸气来代偿，但是随着右室充盈的增加，室间隔移向左室，导致舒张功能受损以及充盈不完全。吸气时胸内负压的增大可降低心室肌肉的收缩力，进而增加左心室的后负荷，肺动脉压力可因肺的过度充气而增高，肺动脉压的增高又可增加右心室的后负荷。以上病理生理改变最终将导致每搏量和收缩压的下降（收缩压在吸气和呼气末的变化更为明显）。重症哮喘时，若脉搏反常超过 $10mmHg$ 提示 $FEV_1 < 1L$。

肺过度充气会加重吸气肌的负荷，降低肺的顺应性。PEEPi 也是增加呼吸肌肉负荷的一个重要因素，肺过度充气时膈肌血流减少。哮喘持续状态患者若血清肌酐和乳酸水平升高可能提示呼吸肌的疲劳，此时若气道阻塞不迅速解除，潮气量将进行性下降，最终将会发生呼吸衰竭。

5. 血管疾病所致的急性通气衰竭　患有肺血管疾病时，由于生理无效腔的增加，相对于每分通气量而言肺泡通气量是下降的。在这种情况下高碳酸血症可能发生，但是稍增加总通气量即可预防，肺血管疾病患者很少发生急性通气衰竭。例如，肺血栓栓塞时，患者如果没有并发其他疾病（重症 COPD 或药物诱发的通气驱动低下），高碳酸血症很少见。肺循环疾病，如肺静脉空气栓塞，可能发生急性通气衰竭，但这种情况很罕见。此时，患者有高碳酸血症，动脉血二氧化碳水平和呼出气二氧化碳水平之间可有显著差异。

二、高碳酸－低氧性呼吸衰竭的临床特征和对机体的影响

（一）高碳酸－低氧性呼吸衰竭的临床特征

如果通气需要超过患者的通气供应能力（泵衰竭）或者由于患者的呼吸驱动不足，肺泡通气与二氧化碳生成相比较，就显得不足。尽管急性通气衰竭是一种肺泡通气衰竭，也常常存在低氧血症。按照气体交换方程式：$PaO_2 = PIO_2 - (PaCO_2/R)$，可以解释肺泡低通气

时出现动脉血氧分压下降的机制。应用方程式也能获得肺泡 PO_2，从而计算肺泡 – 动脉氧分压差。通过计算，能够分辨两种不同的低通气，一种为单纯的低通气，其肺泡 – 动脉氧分压差正常；其二是通气 – 灌注比例降低和右向左的分流。

如果气体交换严重恶化，高碳酸血症也可为低氧性呼吸衰竭的一个临床表现。ARDS 患者右向左的分流和通气 – 灌注比例降低，根据 Bohr 方程式，V_D/V_T 可以增加，从而影响二氧化碳的排出并造成高碳酸血症。急性 HHRF 可见于原先健康的正常人或原有基础肺部疾病的患者，常见原因见表 7 – 5。

表 7 – 5　低氧性和高碳酸 – 低氧性急性呼吸衰竭的临床特征

	低氧性呼吸衰竭	高碳酸，低氧性呼吸衰竭
生理	大量的右向左分流，低通气	COPD：因显著无效腔通气所致的低通气，V/Q 失衡伴 $P_{(A-a)}O_2$ 增加
		神经肌肉疾患：每分通气量降低所致，$P_{(A-a)}O_2$ 正常
解剖	广泛的肺水肿、肺不张或肺实变	支气管炎：黏液腺增生；肺气肿：肺泡壁破坏；哮喘：支气管平滑肌增厚和黏液栓塞，上气道阻塞
年龄	任何年龄	任何年龄，COPD 通常大于 55 岁
既往病史	无心脏病和高血压等病史	慢性气短、喘、憋气史
现病史	与目前严重病情（如：休克、败血症、创伤、胸痛等）有关的急性呼吸困难	近期上呼吸道感染，逐渐加重的气短、咳嗽、多痰、喘息，新近发生或逐渐增加的肌无力
查体	急性疾病的表现，呼吸急促（> 35 次/分），低血压，弥漫性啰音（crackle），肺实变的表现	呼吸急促（< 30 次/分），心动过速，呼气延长，呼吸音降低，喘息，下肢肿，肌力下降，意识改变
胸部 X 线	肺容量降低，白肺，多发性斑片状阴影，弥漫性浸润，肺不张或实变	肺过度充气，肺透光度增加，肺大疱，肋间隙增宽，COPD 或哮喘常伴有肺纹理增加，药物过量或神经肌肉疾病：肺低通气，"小而黑"的肺
心电图	窦性心动过速，急性心肌梗死；左心室肥厚	右心室肥厚，肺性"P"波，低电压
实验室检查	非特异，血红蛋白低于正常，呼吸性碱中毒，代谢性酸中毒，BUN上升	血红蛋白正常或升高，呼吸性酸中毒，混合性代谢和呼吸性酸中毒，低钾

1. HHRF 继发于每分通气量的下降　继发性的每分通气量下降所致的 HHRF 见于多种情况和疾病。每种疾病或病情情况，从症状、体征到基本病理改变都有其本身的特征。

呼吸衰竭可表现为急性发作，如：高位脊髓受损伤或肉毒中毒；亚急性发作可见于：多发性神经炎或重症肌无力；缓慢发生的呼吸衰竭常见于甲状腺低下和呼吸肌群的萎缩。脊柱侧突所致心肺疾病和肥胖 – 低通气综合征、睡眠 – 呼吸暂停综合征，到发生呼吸衰竭，常需数十年的时间。许多慢性神经肌肉或骨骼肌肉疾病中，一些微小的呼吸系统病变也许就能加重呼吸衰竭，如重症肌无力患者，发生吸入性肺炎等。

呼吸中枢受影响时，呼吸衰竭的程度与患者的意识水平并不一定相平行。这里最好的例子就是巴比妥和吗啡过量，巴比妥常导致昏迷，但并无 CO_2 的潴留，而吗啡中毒时，常常有明显的高碳酸血症而只有中等程度的意识障碍。对于所有患意识障碍和感觉迟钝的患者，都应怀疑呼吸衰竭的可能性，对于患有神经肌肉疾患的患者也如此。诊断呼吸衰竭应该依靠动脉血气分析的数据。所有患神经肌肉疾病的患者，都应定期测定其肺活量和负压吸气力。如当肺活量小于 1L 或吸气力不能超过 $15cmH_2O$，应该考虑到急性呼吸衰竭，应将患者转移到 ICU 密切观察。

2. HHRF 继发于下呼吸道疾病　COPD 和哮喘是急性 HHRF 的主要原因。许多患者常有急性发作的病史或过去曾有急性呼吸衰竭的病史。查体可发现患者有呼吸困难、焦虑和呼吸频率增加，发绀明显，但如无明显发绀也不能排除严重的低氧血症。偶可有视神经乳突水肿，球结膜水肿，多见于昏迷的患者，但是也可为呼吸衰竭的突出症状。严重的 COPD 患者常见室性心律失常和右心衰竭的症状。胸像可以发现慢性肺部病变或急性肺部浸润性改变，然而，许多 HHRF 患者的胸像帮助不大，白细胞增多意味着感染。

（二）高碳酸血症对机体的影响

$PaCO_2$ 升高对机体的危害程度与 $PaCO_2$ 的绝对值有关，但主要与 $PaCO_2$ 增高的速度有关。如 COPD 患者长期逐步形成的二氧化碳潴留，机体通过各种代偿机制已慢慢耐受，并不对机体产生大的危害。相反，如在短时间内 $PaCO_2$ 迅速升高，则对机体危害更大。高碳酸血症对机体的影响来自二氧化碳本身的直接作用及氢离子浓度升高两个方面，慢性二氧化碳潴留因机体代偿，pH 往往在正常范围，故对机体影响较少。

1. 对神经系统的影响　高碳酸血症对神经系统的影响包括以下几方面。

（1）对脑血流的影响：$PaCO_2$ 的升高可引起脑血管扩张，因而脑血流量增加，$PaCO_2$ 每升高 0.133kPa（1mmHg），脑血流量增加约 4%。脑血流过度增加可产生头痛、颅内压升高。

（2）对脑脊液的影响：与 H^+、HCO_3^- 相比二氧化碳较容易透过血脑屏障，在急性通气衰竭时，数秒钟内脑脊液 pH 即可发生改变。再加上二氧化碳本身的作用，呼吸中枢兴奋，通气量增加，并产生相应的细胞代谢改变。

（3）对意识的影响：二氧化碳潴留对中枢神经有类似氧化亚氮（笑气）的麻醉作用，出现所谓的"二氧化碳麻醉"，患者可出现嗜睡、昏迷，但也可表现为扑翼样震颤、抽搐等。

（4）对周围神经的影响：刺激交感神经，肾上腺、神经末梢，使儿茶酚胺分泌增多。

2. 对循环系统的影响　$PaCO_2$ 升高可使心率减慢、心肌收缩力下降，但这些作用可被儿茶酚胺的释放作用所掩盖，其结果是血管阻力轻度下降，心排出量增加，血压轻微升高。$PaCO_2$ 升高使血管平滑肌松弛，血管扩张，而继发的儿茶酚胺增多则引起血管收缩，其结果与单纯缺氧相类似，心、脑、皮肤血管扩张，血流量增加，肺、肾、腹腔脏器血管收缩，血流量减少。急性二氧化碳潴留也可引起心律不齐，有的呼吸衰竭患者在行气管插管时，偶可发生心脏骤停，可能与 $PaCO_2$ 升高加强了迷走神经对心率的抑制作用有关。

3. 对呼吸系统的影响　二氧化碳是强有力的呼吸兴奋剂 $PaCO_2$ 增高兴奋呼吸中枢，增加通气量，吸入 15% 以下二氧化碳时，$PaCO_2$ 每增高 0.133kPa（1mmHg）每分通气量可增加 2L，但 COPD 患者因长期二氧化碳潴留，中枢对二氧化碳反应并不敏感。$PaCO_2$ 升高引起肺小动脉轻度收缩，二氧化碳对支气管平滑肌的直接作用是使其松弛，但它也通过刺激迷走神经使平滑肌收缩。因 $PaCO_2$ 升高肺泡气二氧化碳分压（$PaCO_2$）相应升高，$PaCO_2$ 相应下降，PaO_2 亦可有一定程度下降。$PaCO_2$ 升高使血红蛋白氧解离曲线右移，有利于组织细胞对氧的利用。

4. 对肾及电解质的影响　轻度高碳酸血症对肾小球滤过率影响不大，当 $PaCO_2$ 大于 60mmHg（8kPa），pH 明显下降时，肾血流量可减少，引起少尿。为代偿呼吸性碱中毒近端肾小管回收碳酸氢钠增多，但当二氧化碳高度潴留时，这种能力可能会减弱。$PaCO_2$ 升高直接影响到 pH，可产生呼吸性酸中毒，继而钠离子和氢离子进入细胞内，钾离子转到细胞外，肾代偿性减少碱的排出，使碳酸氢根增多，并可因此产生低氯血症。

（王秀香）

第五节　急性呼吸衰竭的并发症

急性呼吸衰竭的并发症大致分为呼吸系统、心血管系统、胃肠道、肾脏、感染、营养和其他几个方面。

1. 呼吸系统　急性呼吸衰竭时的肺部并发症包括：肺栓塞、肺部气压伤、肺纤维化和应用机械通气后产生的直接并发症。监护病房中 1/4 以上的急性呼吸衰竭患者可发生肺栓塞，这种情况下，诊断较为困难，因为患者有广泛的肺部疾病，异常的气体交换，其临床表现、影像学检查以及病理生理改变，与肺栓塞有相似之处。肺部气压伤，是指患者接受机械治疗之后，正常情况下不含有气体的组织结构内，出现了肺泡以外的气体。常见于 ARDS 的患者。肺部气压伤的表现有肺间质气肿、气胸、纵隔气肿、气腹、皮下气肿和胸膜下含气囊肿等。急性肺损伤伴发 ARDS 之后，常出现肺纤维化。此外，应用高浓度氧吸入之后可加速肺纤维化的发生。临床上常用的检查方法，如肺动脉漂浮导管、气管插管和气管切开等也可产生某些肺部并发症。

2. 心血管系统　ARDS 患者的心血管系统并发症，包括高血压、心排出量下降、心律失常、心包炎和急性心肌梗死等。这些并发症常常与患者的基础疾病过程、机械通气或应用肺动脉漂浮导管有关。

3. 胃肠道　急性呼吸衰竭时主要的胃肠道并发症有：胃肠道出血、腹胀、肠梗阻、腹泻和气腹。急性呼吸衰竭时"应激性"溃疡相当常见，其相关的危险因素有创伤、各种原因所致的休克、脓毒血症、肾衰竭和肝病。

4. 感染　医院内感染是急性呼吸衰竭的一个常见并发症。其中以肺炎、脓毒血症和泌尿系统感染最为常见。这些感染常发生在应用某些医疗器具之后，包括气管插管和气管切开，应用中心静脉和肺动脉导管和导尿管等。医院内获得性肺炎在 ICU 内的发生率为 70%，尤其好发于 ARDS 患者。长时期机械通气往往是发生医院内获得性肺炎的先兆因素。呼吸衰竭患者如长期住在内科 ICU 也易发生医院内获得性肺炎，且有较高的死亡率。

5. 肾脏　10%～20% 的急性呼吸衰竭患者可发生急性肾衰竭。急性呼吸衰竭患者如发生急性肾衰竭，其预后较差且病死率较高。发生急性肾衰竭的原因相当多，其中包括因低血压和应用肾毒性药物所致的肾前性氮质血症和急性肾小管坏死。

6. 营养　急性呼吸衰竭患者营养方面的并发症，包括营养不良及应用经肠营养或肠外营养的各种并发症。经肠营养的并发症有经鼻胃管所致的鼻窦炎和吸入性肺炎。此外，呕吐、腹胀和腹泻也较为常见。肠外营养的并发症有静脉插管时发生气胸、感染（如导管相关的脓毒血症）或代谢的异常，如代谢性酸中毒、高血糖、高渗性昏迷和低磷血症等）。经肠营养或肠外营养所诱发的高碳酸血症可使通气储备受限的患者治疗更为困难。

（王秀香）

第六节　急性呼吸衰竭的抢救处理

急性呼吸衰竭是一种生命功能极不稳定的紧急状态，一旦发现患者处于呼吸衰竭，即须对患者做出准确、迅速的抢救处理。急性呼吸衰竭的抢救措施包括对通气、氧合等基本生命功能的紧急支持和对其原发病的治疗处理；在抢救节奏上则可分成三个层次，即紧急建立人工气道以尽可能确保通气安全、积极提供适当的呼吸支持以纠正通气和氧合障碍以及确定和处理造成呼吸衰竭的病理原因。

在现代的抢救监护中心，虽然不乏血气分析、血液生化、X线胸片和肺功能测量等实验室检查手段可为急性呼吸衰竭患者的病理生理和胸肺病变提供详细的诊断资料，但是面对紧急多变的病情，要把握时机、力挽狂澜，仍须依靠对患者情况的床边观察，可以说，在急性呼吸衰竭的处理中，对患者体征表现的评估是最关键的决策依据。

急性呼吸衰竭患者的体征评估应该聚焦于其意识状态、呼吸状态、皮肤黏膜发绀情况和胸肺听诊的仔细检查上。通常，根据这些信息，可以得出关于呼吸衰竭的大致状况、呼吸衰竭的基本原因以及抢救处理的重点方向等关键问题的判断，避免因为等待实验室检查程序和结果而延误抢救的开始。

在急性呼吸衰竭抢救开始时，临床上需要做出的最重要决定是，是否需要立即实施气管插管和通气支持。气管插管不仅为呼吸机治疗所必须，而且还在于对意识障碍患者提供气道保护，避免因为气道保护机制受损而造成的气管吸入和后继的呼吸道感染问题。一般，紧急气管插管的指征如下：

（1）意识障碍，特别是进入昏迷。

（2）呼吸浅表，呼吸频率极度减慢。

（3）严重呼吸困难。

（4）胸腹壁反向呼吸运动等呼吸肌疲劳征象。

（5）皮肤、黏膜和甲床的严重发绀。

（6）呼吸、心跳的停止随时可能发生。

临床上出现这些情况时，必须立即把气管插管作为必须立即执行的最优先的抢救措施；人工气道的建立是所有其他基本抢救的基础，只有建立了可靠的气道通路，才谈得上对通气和氧合的进一步抢救。

在进行每一例急性呼吸衰竭的抢救处理时都需要回答两个基本问题，即其基本或主导的病理生理变化是通气障碍还是氧合障碍，其是否已经处于中枢抑制，因为这两个问题决定着急性呼吸衰竭抢救的紧迫程度和基本方向。按这两条界线可以根据临床表现把紧急、复杂的急性呼吸衰竭患者分成三类，而给予重点不完全相同的抢救处理。

一、患者有意识障碍而且呼吸浅表而缓慢，呼吸困难则不明显

1. 基本表现　患者神志淡漠、嗜睡以至昏迷乃是皮层抑制的表现；如果呼吸变得浅表而缓慢则更表明中枢抑制加重，已经进一步抑制到皮层下呼吸中枢。中枢抑制不仅是严重呼

·197·

吸衰竭的标志，而且由其造成的呼吸道保护性反射的抑制使得患者有气道吸入的高度危险。因此，为确保通气安全，插管是这类患者抢救的最紧迫需要。

由于通气水平的下降，急性呼吸性酸中毒为这类患者动脉血气分析结果的基本表现，即 pH 下降和二氧化碳分压的明显升高，如果还伴随有肺内分流的病理变化则同时有动脉血氧分压的严重下降。

临床上，急性呼吸衰竭合并中枢抑制者较常见于：

（1）颅内病变。

（2）药物过量或中毒。

（3）COPD 合并二氧化碳麻醉。

2. 呼吸治疗抢救原则　原则上这类患者需要立即插管，以保护气道和实施通气支持。

二、患者意识清楚，表现为以浅促呼吸为特征的呼吸困难

1. 基本表现　患者烦躁、焦虑，但是意识清楚、无定向障碍；呼吸急促用力和颈及上胸部辅助呼吸肌的过度运用，这些征象都意味着呼吸中枢尚未受到抑制，也可排除存在着直接损害呼吸中枢的原发病因。但是，呼吸变浅、胸腹壁反向呼吸运动的出现，则提示患者已有呼吸肌疲劳和肺泡通气的明显下降，即已进入到通气障碍的失代偿阶段，因此需要考虑对患者提供通气支持。

这类患者的血气分析一般表现为急性呼吸性酸中毒或失代偿性慢性呼吸性酸中毒的共同特征，即 pH 下降和动脉血二氧化碳分压的提高，而且一般都合并有不同程度的低氧血症。

这类患者的病因常为：

（1）呼吸肌神经 - 肌肉疾患。

（2）COPD 急性发作。

（3）支气管哮喘。

（4）胸廓病变。

2. 呼吸治疗处理原则　除了病因治疗外，提供通气支持、纠正呼吸衰竭，是帮助这类患者渡过急性发作期的主要手段。

多数情况下通气支持需要借助人工气道即气管插管或气管切开。但是，如果患者意识清楚而且咳嗽、吞咽等反射良好，估计患者发生气管吸入的风险较小；或者患者仍有控制呼吸动作以配合机械通气的能力；甚至，某些患者拒绝插管等人工气道，在这些情况下都可暂缓气管插管或气管切开，而先试行非侵入性的正压通气，即通过面罩提供正压通气支持。如果效果不佳或情况恶化，可再改行常规的侵入性呼吸机治疗。

某些程度较轻的慢性呼吸衰竭急性发作的患者，特别是有睡眠呼吸紊乱背景而以夜间加重者，可以仅在夜间接受呼吸机支持。只要置于密切的观察之下，这些患者可以在家中，也可以应用 CPAP 或 BiPAP 的非侵入性正压通气方法。

急性失代偿性通气障碍或 COPD 急性加重的患者一般都有缺氧存在，但是多数程度较轻，经低流量给氧或通气水平恢复后缺氧多能纠正。不过部分患者如果发生肺炎或痰栓所致的阻塞性肺不张等并发症时，缺氧可以相当严重，在这种情况下必须将缺氧的纠正列为治疗上最优先的目标，而且要采取有效的措施尽快将其纠正。这在观念上必须突破不敢积极纠正缺氧的误区。必须认识到，严重缺氧对组织损伤和重要脏器的功能衰竭是最主要和紧急的威

胁；而且在现代技术条件下，即使因纠正缺氧而发生呼吸抑制，完全可以依靠气管插管和人工通气手段对其提供通气保障。所以现在一般都要求在脉氧饱和度仪的连续监护下，以适当的吸入氧浓度尽快将患者的氧饱和度提高到90%以上。

3. 各别病变诊断和处理特点

（1）COPD 急性发作：COPD 的基本病变包括支气管树的慢性炎性病变和阻塞性肺气肿。主要由于肺组织的破坏和肺弹性回缩特性的减退，致使细小支气管处于不可逆的塌陷、阻塞状态。当吸烟、气候、环境、过敏和呼吸道感染等因素引起支气管的急性炎症时，支气管内膜水肿和管腔内分泌物的增多，以及支气管平滑肌的痉挛即成为造成气道阻塞性病变明显加重和病情恶化的两大病理原因。如果呼吸肌过度疲劳不堪承受过重的通气负荷而导致通气水平急剧下降时，则可发生失代偿性的高碳酸血症性呼吸衰竭。

鉴于 COPD 长期反复发作的特点和发作时的病理改变，其急性呼吸衰竭的抢救处理虽然须受制于总的治疗原则，但在具体处理上则也因此而有某些相应的特点：

支气管痉挛和分泌物增多是 COPD 伴有急性呼吸衰竭时导致肺泡通气下降原因，所以在抢救处理时，抗呼吸道感染和解除支气管痉挛及促进咳嗽排痰等治疗措施极为重要。如果患者意识清楚、一般情况不是太弱，可以暂缓插管和通气支持，而先观察支气管扩张药物的雾化吸入或引流排痰的效果；常有 COPD 患者经过短暂的积极治疗后通气和呼吸衰竭有明显改善，而不再需要通气支持。在检查患者时须注意，COPD 时严重的支气管痉挛不一定表现为哮鸣音，肺内通气的极度减少可反使呼吸音明显降低甚至消失，有时可能造成疏漏；这类患者对支气管扩张药物的雾化吸入常有较好的治疗反应，及时检出和积极处理，有相当部分可能避免机械通气。

COPD 患者对高碳酸血症常有更高的耐受性，虽然有时动脉血气分析的变化相当严重，但是患者仍有较多暂不插管的机会通过非侵入性的面罩正压通气获得通气的改善。决定是否立即需要气管插管的主要是患者的临床表现而非单独的血气分析结果。

COPD 患者的高碳酸血症多数是慢性的，在最近情况恶化之前，体内的各种代偿机制一般早已发动。因此，以人工呼吸机来增加患者的通气时，如果体内积聚的二氧化碳排出过快，而体内作为代偿所增加的碱性物质则不可能相应地很快由代谢途径排泄，则将造成新的紊乱，使病情复杂化。所以呼吸机治疗与其他有关的内环境调整措施一样，必须非常注意治疗节奏，要为患者本身的代偿机制留有余地，尽可能避免内环境大起大落的变动。同理，呼吸机治疗的目标也不能定在使患者的动脉血二氧化碳分压完全恢复正常，这样的话患者体内的碱储将被调整到正常水平，在尝试脱机的阶段，将与患者固有的不可逆性气道阻塞病变和相应的轻度高碳酸血症的基础状态不相适应，而立即重新出现失代偿性的呼吸性酸中毒，以至于造成脱机的困难。

总体而言，对 COPD 患者，呼吸机工作参数的设定宜稍保守。除了治疗节奏的考虑之外，避免在机械通气过程中因为形成内源性 PEEP 或者称肺过度充气而造成肺压力性损伤也是重要的原因。尽可能地选择使患者有更多自主调节余地的呼吸机工作方式如 SIMV 或 CPAP + PSV、将指令通气的潮气量、呼吸频率和最大流量都尽量控制在较低的水平、以多种努力尽量延长患者的呼气相，都是有效降低胸肺内压的技术措施。

（2）神经肌肉疾患：侵及呼吸肌的神经肌肉疾患可以因为运动神经纤维的损伤、神经－肌肉接点上冲动的传导障碍或肌肉本身的病变而减低呼吸肌的收缩力量，使通气下降并造成高碳酸血症。这些疾病包括多发性神经根炎、重症肌无力、肌硬化等，许多毒物如有机磷和其他的神经药物也多因阻滞终板的冲动传导而造成呼吸的抑制。

凡涉及神经肌肉疾病的诊断，都应意识到有呼吸问题发生的可能。对于多数中毒病因，呼吸衰竭要在昏迷之后，发生昏迷后一般即应以气管插管来实施气道保护和呼吸支持，而不待呼吸衰竭的实际发生。神经肌肉疾患的起病则多以肢体无力开始，然后再累及呼吸肌。所以，一旦诊断明确或者怀疑这方面的诊断，即使尚无呼吸问题，也应开始对呼吸情况进行密切的观察。在发现呼吸明显加快或患者有呼吸费力的主诉后，两小时一次的肺活量和最大吸气压测定应该作为对病情发展的监护常规。必须意识到，在多发性神经根炎（Guillian - Barre综合征）、破伤风及肉毒症等疾病中，一旦呼吸肌受侵犯将没有任何办法阻止病变的发展，所以在不等情况进一步恶化之前即应开始积极的通气支持。

在神经肌肉疾病呼吸衰竭的急性期，须对患者提供完全的呼吸支持，以使呼吸肌得到充分的休息而有助于病变的恢复。一般而言，神经肌肉疾病患者的气道情况较为单纯，因此呼吸支持和脱机时都不会有太多的困难。也正因如此，可以无须顾虑过度的通气支持有造成脱机困难的可能；尽可能让呼吸肌充分休息以等待其病变的恢复，应是神经肌肉疾病急性呼吸衰竭通气支持的基本考虑。

（3）胸廓异常：正常的通气有赖于正常的胸廓扩张。凡胸廓的异常都可造成胸廓扩张受限而成为限制性通气障碍的部分原因。潮气量、肺活量和功能残气量的明显减少是胸廓扩张受限时肺功能下降的基本表现；也正因为肺活量的低下，使这些患者容易发生肺不张、肺炎等肺部病变，造成肺功能的进一步损害而形成急性呼吸衰竭。脊柱畸形便是体现这类胸廓异常呼吸衰竭发生规律的典型。

现代社会中常有发生高碳酸血症的过度肥胖者，由于其突出的问题系因肥胖通气水平低下所导致的动脉血二氧化碳分压增高和氧分压下降，所以临床上又称肥胖性低通气综合征（obesity - hypoventilation）。其发病机理可以简单地归结为由于厚实的胸壁造成扩张时的异常负荷；不过，有资料证明，这些患者吸入二氧化碳时刺激通气增加的反应性有明显的下降，因此其发病机制可能并不止于单纯的吸气时通气负荷的增加。在某些肺底部位通气特别低下者，可能由于肺不张的形成，低氧血症可以成为突出的问题；有些患者则同时合并有睡眠呼吸紊乱。对于这类患者的治疗，减肥应该成为增加肺活量和通气水平的重要措施。辅助性机械通气只限于有明显呼吸性酸中毒临床表现的患者，仅有血气改变而无明显症状者并不需要辅助通气；而且，呼吸机治疗的目标不应定于将二氧化碳分压完全恢复正常，而只宜让其恢复到急性呼吸性酸中毒前的基础水平。

胸廓受挤压而发生多发性复合性胸骨骨折时，由于局部胸壁失去与胸廓整体的骨性连接，如果软化的胸壁面积较大，呼吸时便可与胸廓主体呈反向运动，以致在吸气相胸膜腔内压不能有效地下降、肺脏的充盈因而受到限制，临床上可以出现呼吸窘迫和严重的限制性通气障碍。出现胸壁软化征象的多发性复合性胸骨骨折又称连枷胸（flail chest）。

复合性肋骨骨折的一端常发生在肋软骨结合处，由于X线片一般不能显示肋软骨的变化，因此不能因为在X线胸片上仅见肋骨体的骨折而轻易排除复合骨折的诊断，此时应特别对相应的肋软骨部位进行仔细的触诊检查。要高度警惕，某些患者在受伤初期由于胸壁肌肉的紧张，肋骨软化可以暂不出现或程度较轻，而迟至8~24h后才出现呼吸窘迫，甚至突然出现呼吸或心搏骤停。因此，凡有多发性复合性胸骨骨折而暂时无明显呼吸困难表现者，应对其呼吸作密切的观察；通常，对这些患者须以肺活量和血气分析作为监护指标，肺活量特别是血气的进行性恶化是早期插管和正压通气的指征。

对于呼吸困难轻微者，处理的原则是，在密切观察的同时鼓励患者保持支气管的净化和防止肺部并发症的发生。加压包扎或胶布固定局部胸壁后，应给予积极的止痛措施，在此基础上鼓励患者深呼吸和咳嗽排痰，如有必要还须给以支气管扩张药物的雾化吸入治疗。不过，胸壁的过度活动有可能使肋骨断面损伤胸膜，应注意避免。

对于有胸壁软化、出现呼吸窘迫者，需要对软化的胸壁进行固定，以恢复肺泡的有效通气并为骨折的愈合提供条件。现时，呼吸机正压通气已经完全取代传统的骨科手段而成为固定软化胸壁的标准方法。正压通气替代自主呼吸后，自主的胸廓运动消失，这样既可以恢复有效的通气又可使胸壁获得固定，所以连枷胸的呼吸机治疗又称呼吸机的内固定。有呼吸窘迫、肺活量降低到15mL/kg（正常者在60~70mL/kg）或者动态的血气分析监护显示通气受损趋势者，都须及时插管、接受通气支持。连枷胸内固定时，必须从各个方面包括呼吸机工作参数的设定来消除自主呼吸所造成的胸廓运动。选择指令通气时，吸气触发敏感度不能过低、潮气量和吸气流量都必须足够大；而如选择压力支持通气，则必须有足够的压力高度。呼气末气道正压力（PEEP或CPAP）对维持必要的功能残气量、改善氧合状态和稳定胸壁有着良好的效应，所有患者都需应用$5cmH_2O$左右的PEEP或CPAP。大部分患者需要10到21天左右的呼吸机支持，如果患者不能耐受气管插管可改行气管切开。

三、患者意识清晰，以严重的呼吸困难和周围缺氧为突出表现

1. 基本表现　患者神色焦虑、烦躁不安，有程度不同的皮肤湿冷、脉搏细弱等交感兴奋的表现，严重者有皮肤、黏膜和甲床处的明显发绀，呼吸困难突出，并以快而深的呼吸为特征。

这类患者的血气变化以低氧血症为特征，故多表现为动脉血氧分压和氧饱和度的明显下降，除非到晚期出现继发性的呼吸肌疲劳，否则动脉血二氧化碳分压一般都在正常范围，甚至还可能因为代偿性通气过度而有降低。

临床上，造成以氧合障碍为主的急性呼吸衰竭的常见原因有：
(1) 充血性心力衰竭、急性心源性肺水肿。
(2) 各种原因的休克。
(3) 肺炎。
(4) 肺不张。
(5) 肺栓塞。
(6) ARDS。

2. 呼吸治疗抢救原则　对动脉血氧分压降低而二氧化碳分压尚未有升高、即暂时还属低氧血症性呼吸衰竭者，须在氧疗的同时根据其病因给予相应处理。

凡动脉血氧分压低于60mmHg者应积极纠正其缺氧、尽快使其动脉血氧分压恢复到60mmHg以上，或搏动氧饱和度恢复到90%以上。由于动脉血氧分压大致与氧的吸入浓度成正比，因此在氧疗开始时可以据此大致估算出将其动脉血氧分压提高到60mmHg而须对患者提供的氧吸入浓度，并据此做出后续的调整。

不同给氧器具的供氧性能是不同的，临床上常需根据患者所需的不同氧吸入浓度来选择

适当的给氧器具。通常，鼻氧导管所能提供的氧吸入浓度最高达 40% 左右，氧气面罩在 35% ~ 55%，而非重复呼吸面罩则为 70% 以上。

如果低氧血症不能通过给氧而获得纠正，则须加用 CPAP 和 PEEP 即呼气末气道正压。呼吸机指令通气时造成的呼气末气道正压称 PEEP，PEEP 时呼气末正压由限制气流的被动呼出所形成，吸气时指令通气使气道内压在呼气末正压的基础上有进一步的增高；而 CPAP 的呼气末气道正压则由自主呼吸时通过外加连续气流和限制气流的呼出所形成，CPAP 时的自主呼吸使吸气相要较呼气相时的气道正压有所回落。由于 BiPAP 可借加压面罩分别控制气道开口处吸气相和呼气相的正压高度，因此现在已经越来越广泛地尝试用作 PEEP 治疗的非侵入性方法。吸氧不能纠正的低氧血症，其病理基础为肺内存在通气低下或失去通气并因此造成通气 - 血流比例失调的局部病变，如肺不张、肺炎和肺水肿等；呼气末的气道正压可以逆转这些病变肺泡的萎陷状态而迫使其在呼气末有一定的充盈容量，从而增加其顺应性，收到增加通气、减少呼吸功消耗、改善气体交换和纠正缺氧的效果。在一定范围内，PEEP 的高度是大致与氧合的改善成正比的，因此只要不出现不良反应，通常可逐步提高 PEEP，直至取得满意的氧合状态。

另一方面，呼气末气道正压必然伴随着肺泡内压和胸膜腔内压的升高，因而除了增加肺压力性损伤的机会外，还可能危及循环的稳定而引起心排出量和血压的下降。在实施 PEEP 要注意避免这些后果严重的不良反应。实施 PEEP 时，起码要有脉氧饱和度和血压的监护。原则上只要没有出现脉氧饱和度的逆转下降或血压的降低 PEEP 就还有进一步提高的余地，要在密切的监护下逐步把 PEEP 提高到既最大限度地改善了缺氧又没有不良反应出现的较为理想的状态。

为了支持呼气末气道正压的实施，须要注意全身情况的调整。如对病史和体征表现上出现有效循环血量不足的患者，在实施 PEEP 前应尽量补足血容量；而在 PEEP 治疗中出现血压下降，积极的血容量补充常可纠正心排出量不足的表现，而不一定需要降低或中止 PEEP。

在采用 PEEP 或 CPAP 治疗时，最好还需采取其他的呼吸机技术措施来配合呼气末的气道正压。首先，尽可能以压力支持通气（PSV）或压力控制通气（PCV）等定压型通气方式来取代定容型通气；在取得同样通气效果的前提下，定压型通气方式的平均胸膜腔内压要较定容通气明显为低，这也就增加了提高 CPAP 和 PEEP 的可能性。其次，递减型的吸入流量往往能提供较均匀的肺内气体分布，对于改善肺内气流分布不均和纠正难治性缺氧是适当的选择；压力型通气以递减型气流输入为特征，因而也为其另一优点。吸气相的延长常因缩短肺泡排空时间而造成内源性 PEEP，在难治性缺氧时有与 PEEP 同样的治疗效应，而且效果更好；正因为如此，吸气时间长于呼气时间的 PCV 即 PCIRV 常常作为 ARDS 时常规 PEEP 治疗无效时纠正难治性缺氧的最重要手段。

四、各别病变诊断和处理特点

1. 肺炎　通常，肺炎病变累及一叶以上便有发生急性低氧性呼吸衰竭的可能。就病原而言，肺炎球菌、流感嗜血杆菌、金黄色葡萄球菌等化脓所致的急性肺部感染则最常发生呼吸衰竭；但是，流感病毒、呼吸道融合病毒及腺病毒等所致的肺炎有时也可发生呼吸衰竭。值得注意的是，结核杆菌肺部感染有时也可产生呼吸衰竭，而且其临床表现与 ARDS 非常相似，有相当高的病死率。

有效抗生素的应用对细菌性肺炎的治疗极为关键。由肺炎所致的低氧血症多可由吸氧纠正；但是大面积的肺炎可能需要加用低度即 5~10cmH$_2$O 的 PEEP；不过，PEEP 对肺实变无效，过高的 PEEP 不仅不能进入实变肺泡而纠正其肺内分流，反可造成正常部位的无效腔效应而使缺氧加重，所以在肺实变存在时必须避免加用较高的 PEEP。

2. 肺栓塞　在急性呼吸衰竭的尸检中，肺栓塞的检出率约在 8%~27%，因此在急性呼吸衰竭的鉴别诊断中必须经常考虑肺栓塞的可能。下肢深静脉血栓脱落是肺内栓塞最常见的来源，长期病卧、血管缺陷都是造成深静脉血栓形成的常见原因。突起的剧烈胸痛合并急促的呼吸，而胸部体征相对缺乏，常为肺栓塞的典型表现；如果栓塞范围较大，则可出现严重的缺氧、低血压或右心衰竭征象，酷似急性心肌梗死。

如果患者系风湿性心脏病或慢性肺源性心脏病，并有明显右心扩大和心房颤动的证据时，则较为明确地提示右心血栓脱落和肺栓塞的可能。

肺栓塞典型的血气分析结果表现为低氧血症和呼吸性碱中毒，这是由于栓塞后无效腔样通气造成的通气－血流比例失调和代偿性的过度通气所致。肺栓塞时可伴有支气管痉挛和肺不张，此时可导致更严重的缺氧。

肺栓塞的诊断大约可分三个层次。首先，对有急起的胸痛、呼吸困难和缺氧的患者要想到有肺栓塞的可能，从而开始收集有关的实验室检查证据。其次，应用某些非创伤性的手段来对肺栓塞存在的可能做出评估。这些手段包括超声多普勒的下肢深静脉探查和胸部通气－血流的放射性核素扫描。如果放射性核素扫描显示肺内某一区域有正常的通气而缺乏血流灌注，自然对肺栓塞的诊断颇有价值。非创伤检查多非直接证据，所以以其结果所作肯定或否定的解释和推断都要客观、合理。最后，肺动脉造影有着相当确切的诊断价值，不过这种创伤手段相对来说有一定风险，所以在做出造影决定时要有值得一冒风险的需要。通常，如果患者的血流动力学情况不稳定、患者需要尽快做出诊断以进行有关治疗或者临床上高度怀疑但同位素扫描难以决定而深静脉多普勒检查为阴性者，都值得通过造影以获得确诊而开始溶栓治疗。

肺栓塞的治疗一般包括抗凝和溶栓，有时根据栓塞情况也有采取手术去除。

除非大面积栓塞，否则其缺氧多可由吸氧获得纠正；如果高浓度氧疗不能提供适当氧合，也可考虑正压通气支持，以减轻其呼吸功耗。由于其基本病变并非产生肺内分流，所以一般并无 PEEP 的需要，除非并发肺不张或肺梗死。

3. 肺不张　肺不张在监护病房中相当常见。咳嗽无力、卧床不动、潮气量小而固定的机械通气等，都可因为通气下降而常在肺底形成区域性的肺泡萎陷，这类微细肺不张可在 X 线胸片上表现为下肺野大致呈水平走向的线状或碟状阴影，又称亚肺段性肺不张（sub - segmental atelectasis）；而如因痰栓或异物堵塞主支气管或较大分支，则称小叶性肺不张（lobal atelectasis），在体征上可能表现为相应部位的呼吸音下降，而在 X 线片上则表现为片状阴影，并可能有邻近结构向其偏移的征象。由于不张肺组织通气下降或完全丧失所形成的肺内分流，患者甚至可能出现严重的低氧血症。

除了相应的吸氧措施外，无论对因痰栓或是呼吸浅表而造成的肺不张，包括使用肺活量锻炼器来鼓励或促使患者深呼吸和用力咳嗽、支气管扩张药物的雾化吸入、胸背拍打、体位变动以及积极吸痰，都是加强支气管内痰液清除、从根本上纠正肺不张和缺氧的主要措施。如果患者自主呼吸过浅、肺不张面积过大、其较为严重的缺氧不能通过吸氧而纠正者都需要加用正压辅助通气和中等高度即 10~12cmH$_2$O 的呼气末气道正压，以加大潮气量和肺功能残气量，从而改善通气－血流比例的失调。

4. 肺水肿　急性肺水肿是最常见的心肺急诊之一。临床上，除了程度不同的缺氧表现以外，以呼吸困难和两侧性的肺部湿啰音或水泡音为其特征，表明大量液体在肺泡内的积聚。

肺水肿的实质就是肺毛细血管内液体向肺泡内的转移。以形成机制而言，急性肺水肿可以由左室心肌顺应性下降或二尖瓣狭窄所致肺毛细血管内静水压的升高、低蛋白血症所致的血浆胶体渗透压的下降或者各种原因所致的肺毛细血管壁通透性的增高等三类原因所造成。临床上这三类不同性质肺水肿的治疗原则有不同，呼吸治疗的应用也有差异，这就需要对其性质做出鉴别。除了病史、体征外，肺楔压与血浆胶体渗透压测定结果的配比有鉴别诊断上的决定意义。肺楔压高于20mmHg以上者为心源性，足够剂量的血管扩张药物常使可肺水肿得到快速有效的控制；血浆胶体渗透压明显低于正常者，肺水肿的控制必须有赖于血浆清蛋白的补充；而如肺楔压与胶渗压均属正常则为肺毛细血管通透性增高所致，通常希望以大剂量激素来使通透性得到改善而有助于肺水肿的控制。

不同性质肺水肿的呼吸治疗也与一般治疗相似，心源性肺水肿的缺氧较易得到控制，如有得当的血管扩张疗法，通常并不需要正压通气；而非心源性肺水肿就不易控制，如果缺氧和困难严重或有呼吸肌疲劳征象，须加用正压辅助通气，吸气相的正压和10cmH$_2$O左右的PEEP都有助于肺间质内的液体从膜部转移到结合部，使得氧在膜部的弥散和肺的顺应性都可得到增加，缺氧和呼吸困难因为通气－血流比例的恢复和呼吸功耗的降低而获得有效改善。在插管前可先积极考虑以非侵入性的经面罩方式来提供正压辅助通气；如果呼吸窘迫不是太严重，非侵入性通气配合一般治疗可使多数患者的缺氧得到纠正而避免插管。

5. 急性呼吸窘迫综合征　急性呼吸窘迫综合征（ARDS）以呼吸窘迫和严重缺氧为临床特征，其主要的病理基础为广泛的肺间质水肿和肺泡萎陷，由此造成的肺内分流是难治性缺氧的根本原因。

ARDS的呼吸支持包括四个层次：

第一步，由于肺泡萎陷造成的肺内分流是缺氧的病理生理基础，而且不可能以吸氧来纠正，这就需要以呼气末气道正压为手段来使部分萎陷的肺泡重新得到开放，其结果可以减少肺内分流和增加肺损顺应性，从而取得改善缺氧和降低呼吸功消耗的治疗效果。如果血气分析显示单纯缺氧，同时尚未有呼吸肌疲劳的征象，可先尝试以面罩提供CPAP。

第二步，如果呼吸窘迫明显，或者已经出现呼吸肌疲劳的表现，原则上应提供正压通气支持。由于ARDS时肺容量明显减小、肺顺应性也明显降低，正压通气很容易造成胸肺压力的异常增高，并且容易因此而造成进一步的肺损伤，因此在应用定容型通气方式时，应以较低的通气水平来换取较低的胸肺内压。

1）潮气量宜定在4～6mL/kg，控制吸气峰压（PIP）不高于40cmH$_2$O。

2）呼吸频率16～20次/分。

3）容许一定程度呼吸性酸中毒的存在，pH可不低于7.2。

4）氧吸入浓度不应高于0.50，PEEP可从5cmH$_2$O逐步提升，至动脉血氧饱和度高于85%。

第三步，如果应用定容型通气方式不能将吸气峰压控制在35～40cmH$_2$O，即有必要改成定压型呼吸，即PSV或PCV。

（王秀香）

参考文献

［1］刘又宁．呼吸内科学高级教程［M］．北京：人民卫生出版社，2014.

［2］王红阳，李球兵，刘飒．呼吸内科并发症诊疗学［M］．北京：科学出版社，2013.

［3］吕坤聚，等．现代呼吸系统危重症学［M］．北京：世界图书出版公司，2013.

［4］朱毅．最新呼吸科疾病诊疗指南荟萃［M］．南京：东南大学出版社，2013.

［5］何权瀛．呼吸内科诊疗常规［M］．北京：中国医药科技出版社，2012.

［6］王浩彦．实用临床呼吸病学［M］．北京：科技文献出版社，2012.

［7］阎锡新，段争，孟爱宏．呼吸衰竭［M］．北京：科技文献出版社，2012.

［8］黄金银，倪晶晶．呼吸系统疾病患者护理［M］．杭州：浙江大学出版社，2014.

［9］吴小玲，万群芳，黎贵湘．呼吸内科护理手册［M］．北京：科学出版社，2015.

［10］钮美娥，钱红英．呼吸系统疾病护理实践手册［M］．北京：清华大学出版社，2016.

［11］赵艳伟．呼吸内科护理工作指南［M］．北京：人民卫生出版社，2016.

［12］赵建平．呼吸疾病诊疗指南［M］．北京：科学出版社，2016.

［13］李万成，姜轶．微创呼吸病学［M］．成都：四川科学技术出版社，2016.

［14］胡成平，罗百灵．呼吸科临床心得［M］．北京：科学出版社，2016.

［15］韩颖萍，李俊，刘勤社．实用呼吸病临床手册［M］．北京：中国中医药出版社，2016.

［16］杨岚，沈华浩．呼吸系统疾病［M］．北京：人民卫生出版社，2015.

［17］吴丛山，李勋光，顾锋，等．呼吸系统疾病的检验诊断与临床［M］．上海：上海交通大学出版社，2016.

［18］王辰．呼吸与危重症医学［M］．北京：人民卫生出版社，2015.

［19］胡建林，杨和平．呼吸疾病鉴别诊断与治疗学［M］．北京：人民军医出版社，2015.

［20］林典义．呼吸内科疾病诊疗新进展［M］．西安：西安交通大学出版社，2015.

［21］白春学，蔡柏蔷，宋元林．现代呼吸病学［M］．上海：复旦大学出版社，2014.

［22］朱惠莉，任涛，贝政平．呼吸系统疾病诊疗标准［M］．上海：上海科学普及出版社，2014.

［23］李云霞，王静．呼吸系统疾病［M］．北京：人民卫生出版社，2014.

［24］曾勉．呼吸治疗及临床应用［M］．北京：科学出版社，2014.

［25］罗彬，吴海峰，唐全．呼吸系统疾病诊疗技术［M］．北京：科学出版社，2014.

［26］梁群．呼吸重症疾病的诊断与治疗［M］．北京：人民卫生出版社，2014.

［27］许光兰，陈平．呼吸内科中西医结合诊疗手册［M］．北京：化学工业出版社，2015.

［28］韩明向，李泽庚．现代中医呼吸病学［M］．北京：人民卫生出版社，2012.

［29］苏惠萍，赵忠印．呼吸科－中医内科临证［M］．北京：人民军医出版社，2014.